U0097987

名醫家珍系列⑨

讀懂傷寒論

馮世綸 主編

文興出版事業

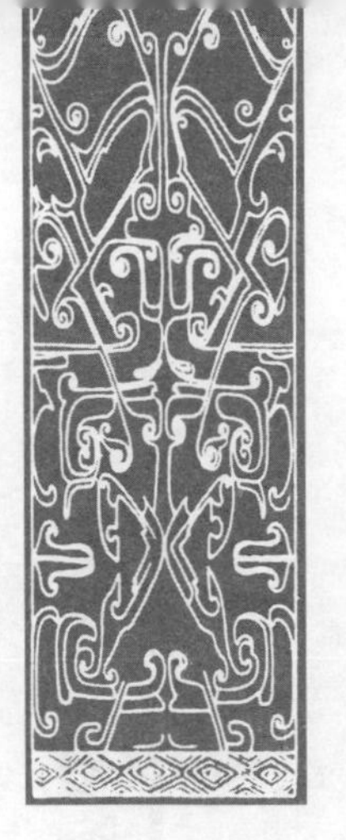

內容提要

本書是整理胡希恕先生畢生研究《傷寒論》的成果，以《傷寒論》的六經來自八綱爲指導，擺脫《傷寒論》研究史上的誤讀傳統，又緊密聯繫臨床實踐，解讀《傷寒論》每條條文和方證，並進一步探討明確每一方證六經歸屬，使讀者能夠讀懂《傷寒論》。

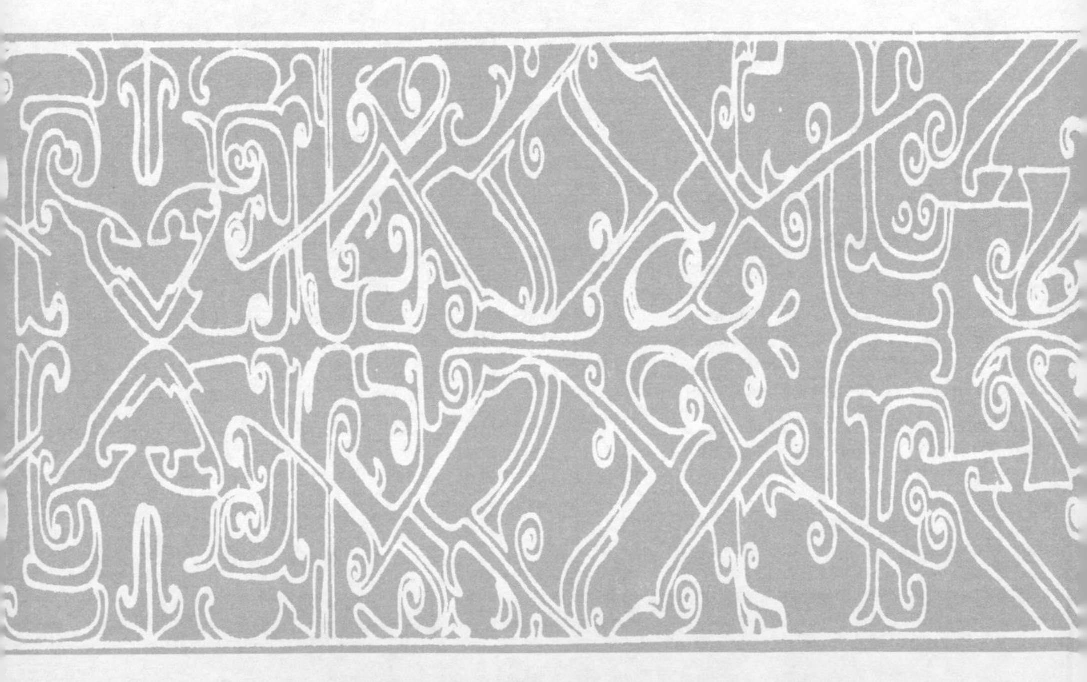

【前言】

正本清源讀《傷寒論》

讀這本書，是讓您能讀懂《傷寒論》，因書名爲讀懂《傷寒論》。

章太炎謂：“中醫勝於西醫者，《傷寒論》獨甚！”但千餘年來，尊張仲景爲醫聖，稱《傷寒論》爲聖典，一代一代人前仆後繼問道《傷寒論》，卻未能讀懂《傷寒論》，原因何在？李心機教授回答了這一問題：“儘管業內的人士都在說著《傷寒論》，但是未必都認眞地讀過和讀懂《傷寒論》，這是因爲《傷寒論》研究史上的誤讀傳統”。即未能認清《傷寒論》的學術淵源、六經實質、怎樣成書等，因讀不懂《傷寒論》。胡希恕先生經一生研究，率先提出：六經來自八綱！正本清源，開創了讀懂《傷寒論》的歷史。

爲了消除誤讀傳統，爲了讀懂《傷寒論》，業內人士做出了不懈努力，例如有者對《傷寒論》六經實質進行了探討；有者對《傷寒論》序進行了考證；有者對《傷寒論》的方證進行了研究……，而胡希恕先生集前賢之長，以“始終理會”的方法研究《傷寒論》，做出了突出貢獻，盡一生心血，正本清源解讀了《傷寒論》，惜由於種種原因研究成果未刊出。我有幸師承胡希恕先生，親炙襄診，聆聽授課，洞觀筆記，漸悟其三昧。有感於有責任，今將胡希恕先生對《傷寒論》原文的研究整理成冊，定名爲《讀懂傷寒論》，冀使衆人能讀懂《傷寒論》。

讀懂《傷寒論》，是學會用經方的入門功夫，而欲讀懂《傷寒論》，不但要靠苦心鑽研、長期臨證體驗，還須瞭解經方的起源和發展史，還須瞭解經方的主要理論體系，對此胡希恕先生已付出一生心血，做了深入研究，在師承過程中有所感悟。

我畢業于北京中醫藥大學，曾先後跟隨方藥中、宋孝志、董建華、趙紹琴等名老中醫學習，而跟隨胡希恕先生學習，走向傳承經方之路。最初跟胡希恕先生抄方時，面對每個病人，常囑我：“用大柴胡合桂枝茯苓丸”、“用小柴胡加石膏”、“用五苓散”……，因慣用臟腑辨證，不免奇怪問道：“胡老，您怎麼不辨證呀？”胡老對於我不禮貌的提問，可能聽到不止一次了，故笑而答曰："等我慢慢給您講吧？"於是利用週末、休息時間，陸續講經方方證、經方辨證施治理論體系、《傷寒論》原文等，漸入其室，始悟其道，又在臨床小試牛刀，即感效如桴鼓。遂想把胡老的研究經驗整理出版，因當時浮於日常事物，又實感不敏，未能潛心解讀胡老學術思想，當時只是想到把胡希恕先生對《傷寒論》原文的注釋刊出，讓大家共同探討。幾經寒暑，於上世紀80年代整理好初稿，但由於種種原因未能刊出，直至1994年改版刊出了《經方傳眞》。該書刊出後，不料引起中醫界高度關注，北京中醫藥大學教授劉渡舟先生高度稱讚胡希恕："每當在病房會診，群賢齊集，高手如雲，唯先生能獨排衆議，不但辨證準確無誤，而且立方遣藥，雖寥寥幾味，看之無奇，但效果非凡常出人意外，此皆得力於仲景之學也。"；日本漢方醫界也稱讚胡希恕先生是"中國有獨特理論體系的、著名的《傷寒論》研究者、經方家"。又恰遇國策發展中醫好時機，國內有志于經方者陸續前來切磋，促使、鼓勵、幫助我一步整理胡希恕先生學術思想，出版了《中國湯液經方》、《胡希恕講傷寒雜病論》、《胡希恕病位類方解》、《胡希恕經方用藥心得十講》等書，國內外中醫界對胡希恕先生學術思想漸有所瞭解。

胡希恕先生提出："仲景書本與《內經》無關"，是標明《傷寒論》是有別於《內經》的經方醫藥學體系；又首倡"《傷寒論》的六經來自八綱(寒、熱、虛、實、表、裏、陰、陽)"，是指導我們研究經方的主導思想。第一次聽胡老講課是1967年冬，胡老家住在雍和宮東邊後雍康胡同的平房，講述了經方辨證施治的形成和實質，提出"仲景著作大都取材于《湯液經》"。胡希恕先生的這一學術思想，主要是他仔細讀《傷寒論》原文，所謂"始終理會"而得出。同時是基於師承王祥徵先生及前賢的考證，尤其看到1948年楊紹伊的《伊尹湯液經》一書後，更充實了自己的觀點。

"《傷寒論》的六經來自八綱"！是讀《傷寒論》的指路明燈，我們曾整理胡希恕先生方證經驗書名爲《經方經燈》以示銘志。在不斷整

理胡希恕先生的著作同時，不斷學習前賢考證、研究資料，這樣更完整理解胡希恕先生的研究成果。例如“六經來自八綱！”一提出，許多人不能理解，是蒙昧于“中醫一切理論都來《內經》”的束縛。胡希恕先生唯一公開發表的一篇論文，是1980年在北京中醫學院學報刊出的“基於仲景著作的研究試談辨證施治”一文，刊出後就有人提質疑。本世紀初，我們整理胡希恕先生筆記時，發現了胡希恕先生抄錄的讀者來信，一讀者來信謂：“張仲景本無半表證之說，《傷寒論》第148條有‘此爲半在裏半在外也’一句，成無已《注解傷寒論》提出了半表半裏一語，實爲誤解”。對此來信胡希恕先生一字不漏全文抄錄下來(原信返還雜誌社保存)，可見對其重視。我們深受啓發，故特意把原文刊於書後(見《馮世綸經方臨床帶教實錄》人民軍醫出版社，2009年出版)，並表敬意，促使我們對半表半裏的研究，連續兩次召開半表半裏研討會，集思廣益，對半表半裏加強認識，因而更清晰地認識半表半裏實質、認清六經的實質。

通過多年的探討，我們意識到半表半裏是經方六經辨證理論形成的關鍵，於是在胡希恕先生學術思想啓發下，我們蒐集有關資料，結合讀《傷寒論》原文、結合臨床對六經實質進行進一步探討。如據中央電視臺10頻道2008年8月1日至3日的連續報導：中國社會科學院歷史研究所研究員王震中說：“神農時代大約距今10000年前到5000年前”，即在黃帝之前。我國考古工作者，于1979年至1984年對河北省蔚縣的多處遺址，進行了考古發掘工作，發掘出6處房屋形制基本相同，房屋都是坐北朝南、半地穴式建築，這些房屋，都是在生土層上向下挖約50釐米，四壁和居住面都用草拌泥進行抹平，然後用火焙烤，居住面平整而又堅硬，火堂位於屋子的中央。同時又發現許多石器、陶器等屬仰韶文化。又于1995年在河北省陽原縣姜家梁遺址考證，恰好與考古學上的仰韶文化所處的時代相吻合，也與史書中記載的神農氏時代相對應。這些考古資料證實了，我們的祖先在神農時代，生活於大自然環境中，逐漸適應環境、認識大自然，體悟：“人法地，地法天，天法道，道法自然”

之理。天(自然環境)有白天、黑夜、寒、熱、溫、涼陰陽變化，人體亦有相應變化。為了防寒、防止生病則蓋窩棚、房屋而居，為了進一步防寒，則於屋中央修建火堂取暖、門向南開；為了夏天防暑，把房屋建成半地穴式。顯然從生活上認識到“寒者，熱之；熱者，寒之”寒熱陰陽之理。日常生活即用八綱。而識證認藥治病亦用八綱，生活中難免疲勞受寒，引起頭痛、惡寒、發熱等症狀，用火烤感到舒服、熏烤或熱熨皮膚，使汗出而解；或服碗熱湯、熱粥同時蓋上棉被汗出而解；或用草藥煎湯熏洗而解、或用生薑、蔥、大棗等煎湯熱服及加蓋棉被取汗而解 (也因之經方又稱“湯液”) ，最多見者當屬外感一類疾病，在表的證，用發汗的相對藥物，生薑、蔥白、麻黃、桂枝等治表證經驗；並觀察到，有的病經發汗或未經治療而癒，但有的未癒而病入於裏，這時不能再用發汗治療，而是應用治裏的藥物，因裏證分陰陽，裏熱者，用清裏熱藥，如黃芩、石膏、大黃等；裏虛寒者，用溫補藥，如乾薑、人參、附子等。那時雖沒有文字，但其經驗代代相傳，至夏商時代有了文字，以文字記載，其代表著作即《神農本草經》，該書在漢代完善整理傳承，代表了經方單方方證的形成。《漢書•藝文志》(西元前24年～西元206年)做了精當記載：“經方者，本草石之寒溫，量疾病之淺深，假藥味之滋，因氣感之宜，辨五苦六辛，致水火之齊，以通閉解結，反之于平。及失其宜者，以熱益熱，以寒增寒，精氣內傷，不見於外，是所獨失也”。這一記載，實際標明了經方的起源和經方醫學的特點，即經方起源於神農時代，起始即用八綱認識疾病和藥物，即有什麼樣的證，用什麼藥治療有效，積累了疾病的證和治療該證的藥的證藥對應經驗，即單方方證經驗，其代表著作為《神農本草經》。疾病複雜多變，古人漸漸發現，有的病只用一味單方藥治療不力，漸漸摸索了兩味、三味……複方藥治療經驗，這樣積累了複方方證經驗，其代表著作為《湯液經法》，該書相傳商代伊尹所著，考無確據，但從傳承來講，其與《神農本草經》一樣，上繼神農，下承夏商，複方方證經驗積成於這個時代，其文字記載成書完善於漢代，《漢書•藝文志》因有《湯液經法》三十二卷記載。值

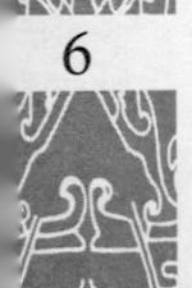

得注意的是，《漢書•藝文志》所記載的經方所用理論仍是八綱。時至東漢，經方發展有重大進展，主要成就是，由八綱辨證發展爲六經辨證。據皇甫謐《甲乙經•序》："伊尹以元聖之才，撰用《神農本草》以爲《湯液》，漢張仲景《論廣湯液》爲十數卷，用之多驗。" 皇甫謐生於張仲景同期稍晚，可謂對張仲景最瞭解者，其稱張仲景《論廣湯液》爲十數卷，而不稱撰《傷寒雜病論》十數卷，可證漢代無《傷寒雜病論》書名，至西晉王叔和整理仲景舊論後，方有《傷寒雜病論》名，但無論書名叫什麼，由於王叔和的收集整理，使我們得以看到張仲景《論廣湯液》的內容，也從而知道張仲景《論廣湯液》與《湯液經法》最主要不同是，增加了六經辨證。而六經實質，由六經提綱看，皆是以八綱述證。

反複讀《傷寒論》可知，半表半裏是產生六經的關鍵。通過文獻分析，我們認爲：漢代方出現半表半裏理念。考證《本經》、《漢書•藝文志》、《傷寒論》可見確切軌跡。半表半裏概念仍是八綱病位概念，是表和裏的衍生概念，產生於《傷寒論》。如第97條："血弱、氣盡、腠理開，邪氣因入，與正氣相搏，結於脇下"、第147條："傷寒五六日，已發汗而複下之，胸脇滿、(陽)微結、小便不利、渴而不嘔、但頭汗出、往來寒熱、心煩者，此爲未解也，柴胡桂枝乾薑湯主之"、第148條："傷寒五六日，頭汗出、微惡寒、手足冷、心下滿、口不欲食、大便硬、脈細者，此爲陽微結。必有表，複有裏也……此爲半在裏半在外也。"有關於此，我們從楊紹伊以特殊考證中可看出：以上有關半表半裏諸條文，在漢前的《湯液經法》中尚無記載，恰是張仲景及其弟子論廣後加入的(參見《解讀伊尹湯液經》)。這裡要注意的是，楊紹伊對半表半裏並不清楚(他認爲《傷寒論》主要理論是一表二裏)，不過提出：《湯液經法》原文沒有丟失，完全保存在《傷寒論》中，他的考證方法，更客觀地反映了半表半裏出現于東漢。八綱理念及辨證早已存在于《神農本草經》、《湯液經法》、《傷寒論》書中，尤其與《神農本草經》不同的是，《傷寒論》出現(增加)了半表半裏理念，從而發展爲六經辨證，故胡希恕先生率先提出：六經來自八綱！並提六經八綱辨證的順序：病之見於證，必有病位，復有病情，故八綱只有抽象，而六經乃具實形(以其有定形)。完善解讀了《傷寒論》六經的實質，《傷寒論》的六經，不是來自《內經》的六經，不是經絡臟腑概念，而是八綱概念。

胡希恕先生提出《傷寒論》的六經來自八綱，以此指導讀《傷寒論》就變得容易了。

本書是整理胡希恕先生對《傷寒論》的全部原文注解，版本是近代流行的帶有序號的趙開美本。為了方便解讀胡希恕先生研究成果和進一步研究《傷寒論》，書中亦加入了我們的體悟和認識，又便於學術探討，凡是胡希恕先生的注解原文皆用注解：按：標明。凡是我們的體悟認識皆用【解讀】標明。

祝 大家能讀懂《傷寒論》！做一代經方傳人！

胡希恕名家研究室 馮世綸

2013. 4. 15

【導讀】

胡希恕論經方辨證理論體系概要

一.論《傷寒論》獨特理論體系

辨證施治，是說明中醫以藥治病的方法，亦常被稱爲辨證論治，我以爲辨證施治更較樸實。本來嗎，有是證即用是藥，還要引經據典地議論一番，幹什麼？舊時社會爲了寫給富貴老爺們看，顯得自家儒氣，便於售技討飯，這種可憐像，現在沒必要了，因此乃採用辨證施治，作爲本著討論的專題。

中醫治病，之所以辨證而不辨病，是於它的發展歷史分不開的，因爲中醫發展遠在數千年前的古代，當時既沒有進步科學的依據，又沒有精良器械的利用，故勢不可能有如近代西醫面向病變的實質和致病的因素，以求疾病的診斷和治療，而只有憑藉人們的自然官能，於患病人體的症狀反應，探索治病的方法經驗，經實踐復實踐，不但爲促進了四診的進步、藥性的理解和方劑配製的發達，而且對於萬變的疾病，亦終於發明了一般的規律反應，並於此一般規律反應的基礎上，試驗成功了通治一般疾病的種種驗方，所謂《伊尹湯液經》即集驗方的最早典籍，不過這亦和《神農本草經》、《黃帝內經》一樣，本是難以數計的民衆，於長期不斷的疾病鬥爭中所取得的豐碩成果，卻記在帝王宰相們的功德薄上。湯液經見於《漢書•藝文志》，晉皇甫謐於《甲乙經•序》中，謂仲景論廣湯液爲十數卷，用之多驗。可見仲景著作大都取材于《湯液經》，謂爲論廣者，當不外以其個人的學識經驗，或間有博采增益之處，後人以用之多驗。《湯液經》又已失傳，遂多誤爲張氏獨出心裁的創作，因有方劑之祖、醫中之聖等無稽過譽的推崇。試問：在科學還不發達的古代，只是于變化莫測的疾病證候反映上，探求疾病一般的發展規律和治療準則，並制定出種種必驗的治方，若不是在長久的年代裡和衆多的人體上，歷經千百萬次的反復試驗、觀察，反復實踐，又如何可能完成這樣百試百驗的精確結論？故無論伊尹或張仲景都不會有這樣奇績的發明，而只能是廣大勞動群衆，在不斷的疾病鬥爭實踐中，逐漸積累起來的偉大成果。它有很長的歷史發展過程，而決不是，亦不可能是某一個時代，更不要說是某一個人便能把它創造出來。《湯液經》的出世即標誌了辨證施治的方法長成，但《湯液經》亦不會出於遙遠的商代，更與伊尹拉不上關係，至於張仲景，要不外是《湯液經》的傑出傳人，《湯液經》已不可得，賴有仲景書，則辨證施治的規律法則和多種多樣的證治驗方，幸得流傳下來，此又不能不說是仲景功也。

仲景書本與《內經》無關，只以仲景序言(《傷寒論序》)中有"撰用《素問》、《九卷》……"的爲文，遂使注家大多走向附會《內經》的迷途，影響後來甚大。其實細按其序文，絕非出自一人手筆，歷來識者亦多疑是晉人作僞，近世楊紹伊辨之尤精，今擇要介紹於下，以代說明。

楊紹伊在其所著《伊尹湯液經》中寫到：知者以此篇序文，讀其前半，韻雖不高而清，調雖不古而雅，非駢非散，的是建安。天布五行，與省疾問病二段，則筆調句律，節款聲響，均屬晉音，試以《傷寒例》中詞句，滴血驗之，即知其是一家骨肉……再以文律格之，勤求古訓，博采衆方，在文法中爲渾說，撰用《素問》、《九卷》等五句，在文法中爲詳舉，凡渾說者不詳舉，詳舉者不渾說，原文當是：感往昔之淪喪，傷橫夭之莫救，仍勤求古訓，博采衆方，爲《傷寒雜病論》，合十六卷。此本詞自足，而體且簡，若欲詳舉，則當雲感往昔之淪喪，傷橫夭之莫救，乃撰用《素問》、《九卷》、《八十一難》、《陰陽大論》、《胎臚藥錄》併《平脈辨證》爲《傷寒雜病論》，合十六卷，不當渾說又後詳舉也。……且《素問》、《九卷》、《八十一難》、《陰陽大論》三書，三陽三陰篇中無一語道及，《辨脈平脈》之答曰師曰類，又非仲景自作，其《傷寒例》一篇，爲叔和之作，篇中已有明文。而《傷寒例》，即首引《陰陽大論》，篇中之語，亦悉出此三書，是三書乃叔和撰用之書，非仲景博采之書也。再以叔和撰次者證之，叔和撰次之篇有《平脈法》一篇，此撰用之書，有《平脈辨證》一種，此撰用之《平脈辨證》，即《平脈法》出處之注腳，《平脈法》即爲出於《平脈辨證》，則《平脈辨證》必非仲景所博采。又三陽三陰篇中，叔和撰次之可考，見者，除問曰答曰之《辨脈法》類，與問曰師曰之《平脈法》類外，無第三類，此撰用之書，除《素問》、《九卷》、《八十一難》、《陰陽大論》三書，爲撰《傷寒例》之書外，亦唯《胎臚藥錄》、《平脈辨證》二種，《平脈法》之問曰師曰類，既爲出於《平脈辨證》，則《辨脈法》之問曰答曰類，必爲出於《胎臚藥錄》無疑，由是言之，叔和之作僞，實欲自見其所撰用之書，下之二段爲自述其淵源所自而已。

仲景書古文古奧，本來難讀，向來讀者又惑于叔和的僞序，大都戴上了《內經》的帶色眼鏡，因而不可能更客觀地看待仲景書，惟其如此，也就不可能通過仲景書，以闡明辨證施治的方法體系和其精神實質了。中醫的辨證施治，是廣大勞動群衆與疾病鬥爭實踐中總結出來的，而不是什麼生而知之的聖人創造出來的，關於這一點，是無人加以否認的吧？惟其是來自於實踐，當然必有其客觀的形式和眞理，形式即以上所說的辨證施治的方法體系，眞理即以上所說的辨證施治的精神實質。但此實踐的總結，今只有見之于仲景書，則于辨證施治的研究，若捨仲景書，又於何處求之呢？本著即透視仲景書的證治精神，和結合臨證的實踐而進行深入探討。

二.論六經與八綱

中醫辨證主要是六經八綱，中醫施治，亦主要是在六經八綱基礎上制定治療的準則，所以對於中醫辨證施治的研究，則六經和八綱是首應探討的核心問題，爲便於說明，以下先從八綱談起。

八綱，是指表、裏、陰、陽、寒、熱、虛、實而言，其實表、裏的中間還應有個半表半裏，按數來講本來是九綱，由於言表裏，即含有半表半裏在內的意思，故習慣常簡稱之爲八綱，今依次述之於下。表、裏和半表半裏：表指體表，即由皮膚、肌肉、筋骨等所組成的機體外在軀殼，則謂爲表，若病邪集中地反應於此體部，即稱之爲表證。裏指機體的極裏面，即由食道、胃、小腸、大腸等所組成的消化管道，則謂爲裏，若病邪集中地反應於此體部，即稱之爲裏證。半表半裏指表之內，裏之外即胸腹二大腔間，爲諸臟器所在之地，則爲半表半裏，若病邪集中反應於此體部，即稱之爲半表半裏證。總之，表、裏、半表半裏三者，爲固定的病位反映，或爲表，或爲裏，或爲半表半裏，雖有時表與裏、或與半表半裏、或半表半裏與裏、或表與半表半裏、又與裏同時出現，但絕不出此三者範圍。

按以上所謂病位，是指病邪所反映的病位，不是指病變所在的病位，雖病變在裏，但病邪集中地反映於表位，中醫稱之爲表證，亦或稱之爲邪在表、或病在表。反之，雖病變在表，但病邪集中反映於裏位，中醫即稱之爲裏證，亦或稱之爲邪在裏、或病在裏，以下同此，不另說明。

陰和陽：陰指陰性證，陽指陽性證。人如患了病，未有不影響機體的機能改變的，尤其首先是代謝機能的改變，而其改變不是較正常爲太過，便是較正常爲不及，如其太過，則患病機體亦必相應的要有亢進的、發揚的、興奮的等等這類太過的病徵反映出來，即稱之爲陽證。如其不及，則患病機體，亦必相應的要有衰退的、消沉的、抑制的等等這類不及的病徵反映出來，即稱之爲陰證。故疾病雖極複雜多變，但概言其爲證，不爲陰，便爲陽。

寒和熱：寒指寒性證，熱指熱性證，若患病機體反映爲寒性的證候者，即稱之爲寒證。若患病機體反映爲熱性證候者，即稱之爲熱證。基於以上陰陽的說明，則寒爲不及，當亦陰之屬，故寒者亦必陰，則熱爲太過，當亦陽之屬，故熱者亦必陽。不過寒與熱，是一具有特性的陰陽，若泛言陰，則不定必寒，若泛言陽，則不定必熱，故病有不寒不熱者，但絕無不陰不陽者。

虛和實：虛指人虛，實指病實，病還未解，而人的精力已有所不支，機體的反映顯示出一派虛衰的形象者，即稱之爲虛證。病勢在進，而人的精力並亦不虛，機體反映顯示出一派充實的病徵者，即稱之爲實證。由於以上的說明，可見虛實亦和寒熱一樣，同屬陰陽中的一種特性，不過寒熱有常，而虛實無常，寒熱有常者，即如上述，寒者必陰，熱者必陽，在任何情況下永無變異之謂。但虛實則不然，當其與寒交錯互見時，而竟反其陰陽，故謂無常，即如虛而寒者，當然爲陰，但虛而熱者，反而爲陽。實而熱者，當然爲陽，但實而寒者，反而爲陰。以是則所謂陽證，可有或熱、或實、或亦熱亦實、或不熱不實、或熱而虛者，則所謂陰證，可有或寒、或虛、或亦虛亦寒、或不寒不虛、或寒而實者，此可以下表明之(見表1)。

表1　證之陰陽寒熱虛實關係

陽證						陰證					
種類	陽	寒	熱	虛	實	種類	陽	寒	熱	虛	實
陽證	★					陰證	☆				
陽熱證	★		★			陰寒證	☆	☆			
陽實證	★				★	陰虛證	☆			☆	
陽實熱證	★		★		★	陰虛寒證	☆	☆		☆	
陽虛熱證	★		★	★		陰實寒證	☆	☆			☆

六經是指太陽、陽明、少陽的三陽，和太陰、少陰、厥陰的三陰而言，《傷寒論》雖稱之爲病，其實即是證，而且是來自於八綱，今先就其相互關係說明於下。

基於以上八綱的說明，則所謂表、裏、半表半裏三者，均屬病位的反映，則所謂陰、陽、寒、熱、虛、實六者，均屬病情的反映，不過病情勢必反映於病位，而病位亦必因有病情的反映而反映，故無病情則亦無病位，無病位則亦無病情，以是則所謂表、裏、半表半裏等證，同時都必伴有或陰、或陽、或寒、或熱、或虛、或實的爲證反映，同理則所謂陰、陽、寒、熱、虛、實等證，同時亦都必伴有或表、或裏、或半表半裏的爲證反映，由於寒、熱、虛、實從屬於陰、陽(如表1)，故無論表、裏、或半表半裏，均有陰陽二類不同的爲證反映，三而二之爲六，即病之見於證的六種基本類型，亦即所謂六經者是也，今示其相互關係如下表(表2)。

表2 病位病情與六經

八綱		六經
病位	病情	
表	陽	太陽病
裏	陽	陽明病
半表半裏	陽	少陽病
裏	陰	太陰病
表	陰	少陰病
半表半裏	陰	厥陰病

【按】中醫的發展原是先針灸而後湯液，以經絡名病習慣已久，《傷寒論》沿用以分篇，本不足怪，全書始終貫串著八綱辨證精神，大旨可見。惜大多注家執定經絡名稱不放，附會《內經》諸說，故終弄不清辨證施治的規律體系，更談不到透視其精神實質了。其實六經即是八綱，經絡名稱本來可廢，不過本著是通過仲景書的闡明，爲便於讀者對照研究，因並存之，《傷寒論》對於六經各有概括的提綱，今照錄原文，並略加注語如下：

"太陽之爲病，脈浮，頭項強痛而惡寒"。

注解 太陽病，即表陽證，意是說，太陽病是以脈浮，頭項強痛而惡寒等一系列證候爲特徵的，即是說，無論什麼病，若見有脈浮，頭項強痛而惡寒者，即可不確斷爲太陽病證，便不會錯誤的。

"陽明之爲病，胃家實是也"。

注解 陽明病，即裏陽證。胃家實，謂病邪充實於胃腸的裏面，按之硬滿而有抵抗或壓痛的意思。大意是說，凡病胃家實者，即可確斷爲陽明病。

“陽明外證雲何？答曰：身熱汗自出，不惡寒，反惡熱也”。

注解 胃家實，爲陽明病的腹證，此外還有陽明病的外證，可供我們診斷。身熱、汗自出、不惡寒、反惡熱這一系列證候，即其外證，凡病見此外證者，亦可確斷爲陽明病。

“少陽之爲病，口苦，咽乾，目眩也”。

注解 少陽病，即半表半裏陽證，意是說，少陽病是以口苦、咽乾、目眩等一系列證候爲特徵的，凡病見此特徵者，即可確斷爲少陽病。

“太陰之爲病，腹滿而吐，食不下，自利益甚，時腹自痛，若下之，必胸下結硬”。

注解 太陰病，即裏陰證，意是說，太陰病是以腹滿而吐、食不下、自利益甚、時腹自痛等一系列證候爲特徵的，凡病見此一系列證候者，即可確斷爲太陰病。太陰病的腹滿爲虛滿，與陽明病胃家實的實滿大異，若誤以實滿而下之，則必益其虛，將致胸下結硬之變。

“少陰之爲病，脈微細，但欲寐也”。

注解 少陰病，即表陰證，這是對照太陽病說的，意即是說，若前之太陽病，脈見微細，並其人但欲寐者，即可確斷爲少陰病。

“厥陰之爲病，消渴，氣上撞心，心中痛熱，饑而不欲食，食則吐蛔，下之利不止”。

注解 厥陰病，即半表半裏陰證，大意是說，厥陰病常以消渴、氣上撞心、心中痛熱、饑而不欲食、食則吐蛔等一系列證候反映出來，凡病見此一系列證候者，即可確斷爲厥陰病。半表半裏證不可下，尤其陰證更當嚴禁，若不愼而誤下之，則必致下利不止之禍。

按以上只是說明一下大意，至於詳解，均見於分論各章，故此從略。

表裏相傳和陰陽轉變：在疾病發展的過程中，病常自表傳入於裏、或傳入於半表半裏、或自半表半裏傳入於裏、或自表傳入於半表半裏而再傳入於裏，此即謂表裏相傳。病本是陽證，而後轉變爲陰證、或病本是陰證，而後轉變爲陽證，此即謂爲陰陽轉變。

併病和合病：病當表裏相傳時，若前證未罷，而後證即作，有似前證併於後證一起而發病，因名之爲併病，如太陽陽明併病、少陽陽明併病等均屬之。若不因病傳，於發病之始，則表、裏、半表半裏中的二者、或三者同時發病，即謂爲合病，如太陽陽明合病、三陽合病等均屬之。

六經八綱辨證的順序：關於六經和八綱，已述如上，茲順便談一下有關辨證的順序問題：病之見於證，必有病位，複有病情，故八綱只有抽象，而六經乃具實形。八綱雖爲辨證的基礎(因六經亦來自八綱)，但辨證宜從六經始(以其有定形)。《傷寒論》以六經分篇，就是這個道理。六經既辨，則表裏分而陰陽判，然後再進行寒熱虛實的分析，以明確陰陽爲證實質(參看表1)。至此則六經八綱俱無隱情了，是亦自然而然的辨證順序也。

按半表半裏爲諸臟器所在之地，病邪充斥於此體部，往往誘使某一臟器或某些臟器發病，以是則證情複雜多變不如表裏爲證單純容易提出概括的特徵，即如少陽病的口苦、咽乾、目眩，雖可說明半表半裏的陽熱證，但陽證不熱或少熱，即不定有此特徵。至於厥陰病所述，亦只是對照少陽病一些證候說的(參看分論)，尤其不夠概括，以是則少陽、厥陰之辨，便不可專憑上述的特徵爲依據，而不得不另想辨證之道了，其法亦很簡易，因爲表、裏易知，陰、陽易辨，若病既不屬表又不屬裏，當然即屬半表半裏；其爲陽證則屬少陽，其爲陰證則屬厥陰，《傷寒論》三陽篇先太陽，次陽明而後少陽，三陰篇，先太陰，次少陰而後厥陰，均將半表半裏置於最後，即暗示人以此意。有的後世注者以其排列與《內經》傳經的次序同，因附會《內經》按日主氣之說，謂病依次遞傳周而復始，不但仲景書中無此證治實例，而且實踐證明亦沒有陽明再傳少陽之病，尤其六經傳遍又複回傳太陽，眞可稱爲怪哉病了。至於三陽先表後裏，三陰先裏而後表，乃從以外爲陽，裏爲陰，故陽證之辨因從表始，陰證之辨因從裏始，別無深意。

三.論治則

此所謂治則，即通過六經八綱的施治準則，今略述於下：

太陽病，病在表宜發汗，不可吐下，如桂枝湯、麻黃湯、葛根湯等均屬太陽病的發汗劑。

少陰病，雖與太陽病同屬表證，亦宜汗解，但發汗須酌加附子、細辛等溫性亢奮藥，如桂枝加附子湯、麻黃附子甘草湯、麻黃附子細辛湯等，均屬少陰病的發汗劑。

陽明病，熱結於裏而胃家實者，宜下之，但熱而不實者，宜清熱。下劑如承氣湯；清熱如白虎湯。若胸中實，則宜吐，不宜下，吐劑如瓜蒂散。陽明病不宜汗。

太陰病，虛寒在裏只宜溫補，汗、下、吐均當嚴禁。

少陽病，病在半表半裏，只宜和解，汗、下、吐均非所宜，如柴胡湯、黃芩湯等，皆少陽病的解熱合劑。

厥陰病，雖與少陽病同屬半表半裏，法宜和解而禁汗、下、吐的攻伐，但和宜溫性強壯藥，如當歸四逆湯、烏梅丸等均屬之。

寒者熱之，熱者寒之：寒者熱之者，謂寒證宜溫熱以驅其寒，如乾薑、附子、烏頭等配劑屬之。熱者寒之者，謂熱證宜寒涼藥以除其熱，如梔子、黃芩、石膏等配劑屬之。

虛者補之，實者攻之：虛者補之者，謂虛證宜強壯藥以補益其不足，汗、下、吐均當禁用。實者攻之者，謂實證宜以汗、下、吐等法徹底以攻除其病，強壯補益等藥大非所宜，例如理中湯、建中湯等皆補虛劑；麻黃湯、承氣湯等皆攻實劑也。

按表、裏、陰、陽之治已括於六經，故於八綱只出寒、熱、虛、實四則。

四.論方證

六經和八綱，雖然是辨證的基礎，並且於此基礎上，亦確可制定施治的準則，有如上述，不過若說臨證的實際應用，這還是遠遠不夠的，例如太陽病依法當發汗，但發汗的方劑爲數很多，是否任取一種發汗藥即可用之有效呢？我們的答覆是不行、絕對不行，因爲中醫辨證，不只要辨六經八綱而已，而更重要的是還必須通過它們，以辨方藥的適應證，太陽病當然須發汗，但發汗必須選用適應整體情況的方藥，如更具體地講，即於太陽病的一般特徵外，還要細審患者其他一切情況，來選用全面適應的發汗藥，這才可能取得預期的療效，即如太陽病，若發熱、汗出、惡風、脈緩者，則宜與桂枝湯；若無汗出、身體疼痛、脈緊而喘者，則宜與麻黃湯；若項背強几几、無汗、惡風者，則宜與葛根湯；若脈浮緊、發熱、惡寒、身疼痛、不汗出而煩躁者，則宜與大青龍湯。以上諸方，雖均屬太陽病的發汗法劑，但各有其固定的適應證，若用得其反，不但無益，反爾有害。方藥的適應證，即簡稱之爲方證，某方的適應證，即稱之爲某方證，如桂枝湯證、麻黃湯證、葛根湯證、大青龍湯證、柴胡湯證、白虎湯證等等。方證是六經八綱辨證的繼續，亦即辨證的尖端，中醫治病有無療效，其主要關鍵就是在於方證是否辨的正確。不過方證之辨，不似六經八綱簡而易知，勢需於各方的具體證治細玩而熟記之，詳見分論各章，于此從略。

五.論食水瘀血致病

食、水、瘀血三者,均屬人體的自身中毒,爲發病的根本原因,亦中醫學的偉大發明,因特提出討論於下.

食毒:

大都不善攝生、飲食無節，因致腸胃功能障礙,或宿食不消,或大便秘結而使廢物不得及時排出而促使毒物的吸收，因成自身的一種中毒證，仲景書中謂爲宿食者，即食毒的爲病，今擇要述之。

"脈緊如轉索無常者，有宿食也"。

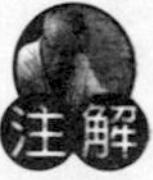

脈按之緊，而尋其內有如轉索起落無常，實即滑急之脈，爲有宿食的脈應。

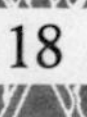

“脈緊，頭痛，風寒，腹中有宿食不化也”。

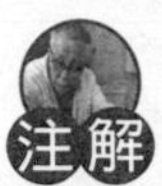
脈緊、頭痛，乃風寒表邪常見證，但腹中有宿食不化，亦每見之，不可不知。

“問曰：病有宿食，何以別之？師曰：寸口脈浮而大，按之反澀，尺中亦微而澀，故知有宿食，大承氣湯主之”。

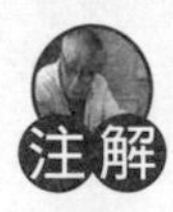
見大承氣湯條。

“脈數而滑者，實也，此爲有宿食，下之癒，宜大承氣湯”。

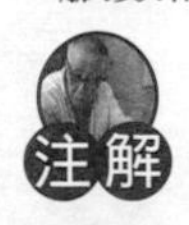
見大承氣湯條。

“下利不欲食者，有宿食也，當下之，宜大承氣湯”。

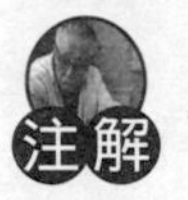
見大承氣湯條。

“宿食在上脘，當吐之，宜瓜蒂散”。

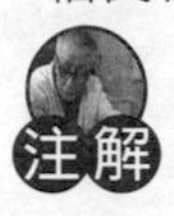
見瓜蒂散條。

水毒：

水毒大多由於腎機能障礙而使液體廢物蓄積的結果，他如汗出當風、久傷取冷亦往往使欲自皮膚排出的廢物滯留於體內，因成自身中毒證。仲景書中謂爲濕、飲、水氣者，即皆水毒之屬，今擇述如下。

“太陽病，關節疼痛而煩，脈沉而細者，此名濕痹，濕痹之候，小便不利，大便反快，但利其小便”。

注解 太陽病關節疼痛而煩，頗似傷寒表實證，但傷寒脈浮緊，今脈沉而細，乃濕著痹閉之應。小便不利，濕著不行，水穀不別，大便反快，此爲濕痹之候，故但當利其小便則治。

“濕家之爲病，一身盡疼，發熱，身色如薰黃也”。

一身盡疼，發熱，爲濕熱俱盛之候，濕家病此，身必發黃。

“濕家，其人但頭汗出，背強，欲得被覆向火，若下之早則噦，或胸滿，小便不利、舌上如胎者，以丹田有熱，胸中有寒，渴欲得飲而不能飲，故口燥煩也”。

注解 濕家系在太陰，若轉屬陽明，濕散而熱實者，原可議下，今其人但頭汗出，裏還不實，背強、欲得被覆向火，寒濕仍盛，此即下之，故責其過早。胃被攻伐遂虛，濕乘逆膈故噦，甚或水氣逆而不下，則胸滿小便不利，水逆於上，而熱陷於下，因以丹田有熱，胸上有寒明之。舌白滑如胎，即有熱之候。熱則渴欲得飲，水氣逆於上，竟不能飲，以是則口燥煩也。

“濕家身煩疼，可與麻黃加朮湯發其汗爲宜，愼不可以火攻之”。

見麻黃加朮湯條。

“病者一身盡疼，發熱，日晡所劇者，名風濕，此病傷於汗出當風、或久傷取冷所致也，可與麻黃杏仁薏苡甘草湯”。

見麻黃薏苡甘草湯條。

“風濕，脈浮、身重、汗出惡風者，防己黃耆湯主之”。

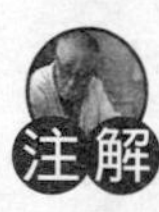

見防己黃耆湯條。

“傷寒八九日，風濕相搏，身體疼煩，不能自轉側，不嘔，不渴，脈浮虛而澀者，桂枝附子湯主之；若大便堅，小便不利者，去桂加白朮湯主之”。

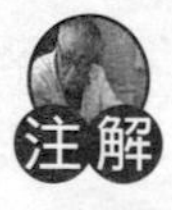

見桂枝附子湯條。

“風濕相搏，骨節疼煩，掣痛不得屈伸，近之則痛劇，汗出短氣，小便不利，惡風不欲去衣，或身微腫者，甘草附子湯主之”。

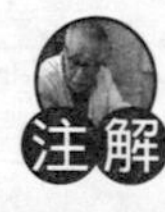

見甘草附子湯條。

“問曰：四飲何以爲異？師曰：其人素盛今瘦，水走腸間，瀝瀝有聲，謂之痰飲；飲後水流在脇下，咳唾引痛，謂之懸飲；飲水流行，歸於四肢，當汗出而不汗出，身體疼重，謂之溢飲；咳逆倚息，短气不得臥，其形如腫，謂之支飲”。

注解 水不化氣外充形體，而反下走腸間，故其人素盛今瘦腸鳴瀝瀝有聲，此爲痰飲。其流於脅下，咳唾引痛者，則爲懸飲；其歸於四肢而身體疼重者，則爲溢飲；其上迫於肺，咳逆倚息不得臥者，則爲支飲。

“夫心下有留飲，其人背寒冷如掌大”。

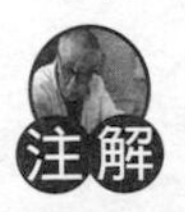

注解 水性寒，故胃中有留飲，則當胃的背部寒冷如掌大。

“膈上病痰， 喘咳吐，發則寒熱，背痛腰疼，目泣自出，其人振振身 劇，必有伏飲”。

注解 膈上病痰，則勢必喘滿咳吐，由於潛伏有水飲，往往因風寒而發作，發則寒熱背痛腰疼，有似外感，但喘滿咳唾，目泣自出，其人振振身 劇，皆飲之爲狀，故知其必有伏飲。

“夫病人飲水多，必暴喘滿，凡食少飲多，水停心下，甚者則悸，微者短氣”。

注解 病人胃氣未復，若飲水過多，停而不消，上迫胸隔必暴喘滿，食少者胃氣多虛，故凡食少而飲多者，勢必留飲不消而爲水停心下證，其劇甚者則心悸，輕微者則短氣。

“病痰飲者，當以溫藥和之”。

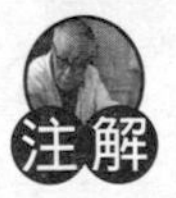

注解 胃須溫而健，飲須溫而行，故胃氣虛而病痰飲者，當以溫藥和之。

“心下有痰飲，胸脇支滿，目眩，苓桂朮甘湯主之”。

注解 見苓桂朮甘湯條。

“夫短氣有微飲，當從小便去之，苓桂朮甘湯主之；腎氣丸亦主之”。

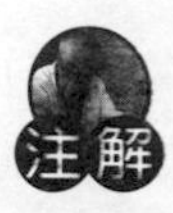

見苓桂朮甘湯條。

“病者脈伏，其人欲自利，利反快，雖利心下續堅滿，此爲留飲欲去故也，甘遂半夏湯主之”。

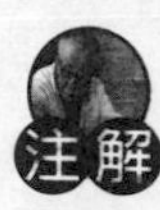

見甘遂半夏湯條。

“脈沉而弦者，懸飲內痛，病懸飲者，十棗湯主之”。

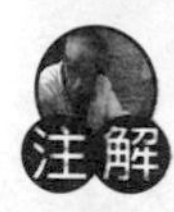

見十棗湯條。

“病溢飲者，當發其汗，大青龍湯主之；小青龍湯亦主之”。

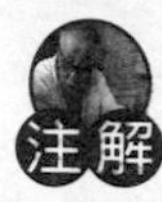

見大青龍湯條。

“膈間支飲，其人喘滿，心下痞堅，面色黧黑，其脈沉緊，得之數十日，醫吐下之不癒，木防己湯主之，虛者即癒，實者三日復發，復與不癒者，宜木防己湯去石膏加茯苓芒硝湯主之”。

見木防己湯條。

“心下支飲，其人苦冒眩，澤瀉湯主之”。

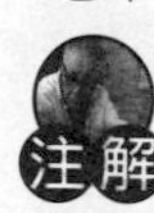

見澤瀉湯條。

“支飲胸滿者，厚朴大黃湯主之”。

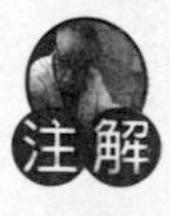

見厚朴大黃湯條。

“嘔家本渴，渴者爲欲解，今反不渴，心下有支飲故也，小半夏湯主之”。

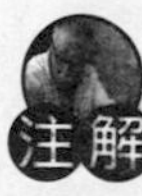

見小半夏湯條。

“腹滿，口舌乾燥，此腸間有水氣，己椒藶黃丸主之”。

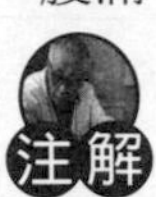

見己椒藶黃丸條。

“卒嘔吐，心下痞，膈間有水，眩悸者，半夏加茯苓湯主之”。

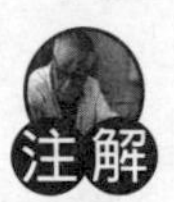

見小半夏加茯苓湯條。

“假令瘦人，臍下有悸，吐涎沫而顛眩，此水也，五苓散主之”。

見五苓散條。

“咳家，其脈弦，爲有水，十棗湯主之”。

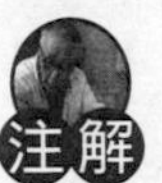

見十棗湯條。

“久咳數歲，其脈弱者，可治；實大數者，死。其脈虛者，必苦冒眩，其人本有支飲在胸中故也，治屬飲家”。

注解 久咳脈弱，人雖虛而病不實，故爲可治。若實大數，人虛則病實，故必死。其脈虛者，以本有支飲在胸中，則必苦冒眩，去其飲則咳與冒眩當均治，故謂治飲家。

“咳逆倚息不得臥，小青龍湯主之”。

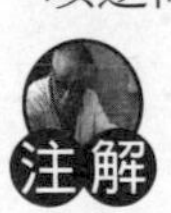

見小青龍湯條。

“師曰：病有風水，有皮水，有正水，有石水，有黃汗。風水其脈自浮，外證骨節疼痛，惡風；皮水其脈亦浮，外證跗腫，按之沒指，不惡風，其腹如鼓，不渴，當發其汗；正水其脈沉遲，外證自喘；石水其脈自沉，外證腹滿不喘；黃汗其脈沉遲，身發熱，胸滿，四肢頭面腫，久不癒，必致癰膿”。

注解 水腫而兼外邪者爲風水，故其脈浮、骨節疼痛而惡風。水行皮中爲皮水，皮在外故脈亦浮，無外邪故不惡風，以水在皮故其腹如鼓，而內空無物，水在外而不渴者，當發其汗。正水在裏，故脈沉遲，以水位於上則外證自喘。石水亦在裏，故脈自沉，以位於下，則外證腹滿而不喘。黃汗汗出沾衣如柏汁，其脈沉遲為裏虛，濕熱外鬱，故身熱、胸滿、四肢頭面腫，久則傷及榮血必致癰膿。

“脈得諸沉，當責有水，身體腫痛，水病脈出者，死”。

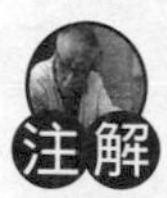
凡脈得諸沉，當責有水，則身體腫痛，水病而脈反暴露於外者，死。

“夫水病人，目下有臥蠶，面目鮮澤，脈伏，其人消渴。病水腹大、小便不利、其脈沉絕者，有水，可下之”。

目下腫如臥蠶、面目鮮澤、脈伏，皆水病的為候。飲水則聚而不化，故其人消渴。若病水腹大、小便不利以至其脈沉絕者，此裏有水，可下之。

“問曰：病下利後，渴飲水，小便不利，腹滿因腫者，何也？答曰：此法當病水，若小便自利及汗出者，自當癒”。

下利後，以體液亡失，故渴欲飲水，但胃氣未復，多飲難消，若更小便不利、腹滿因腫者，此為病水。若小便自利和汗出，則水有出路，而不至病水，病當自癒。

“師曰：諸有水者，腰以下腫，當利小便，腰以上腫，當發汗乃癒”。

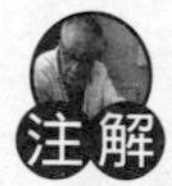
腰以下腫，水有趨下之勢，故當順勢以利小便。腰以上腫，水有向外之機，故當適機以發汗。

“問曰：病有血分、水分何也？師曰：經水前斷後病水，名曰血分，此病難治；先病水後經斷，名曰水分，此病易治。何以故？去水其經自下”。

經斷後而病水，則水因以經斷而致，應責在血，因稱之為血分；若先病水而後經斷，則經斷以病水所致，因稱之為水分。血分病深故難治，水分病淺故易治。

【按】水病有血分水分之別，並不限於婦人，男人亦同，以上設例述之，不過為了易於理解，今之肝硬變腹水即屬血分。

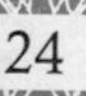

“風水，脈浮、身重、汗出、惡風者，防己黃耆湯主之”。

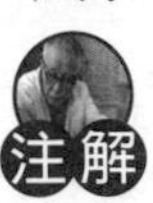

見防己黃耆湯條。

“風水，惡風，一身悉腫，脈浮不渴，續自汗出，無大熱，越婢湯主之”。

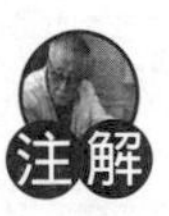

見越婢湯條。

“皮水為病，四肢腫、水氣在皮膚中、四肢聶聶動者，防己茯苓湯主之”。

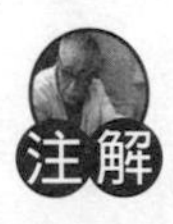

見防己茯苓湯條。

“裏水，越婢加朮湯主之；甘草麻黃湯亦主之”。

見越婢加朮湯條。

“水之為病，其脈沉小屬少陰，浮者為風，無水虛脹者為氣。水發其汗即已，脈沉者，宜麻黃附子湯；浮者，宜杏子湯。

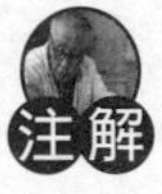

見麻黃附子湯條。

“問曰：黃汗之病，身體腫，發熱，汗出而渴，狀如風水，汗沾衣，色正黃如柏汁，脈自沉，何從得之？師曰：以汗出入水中浴，水從汗孔入得之，宜耆芍桂酒湯主之”。

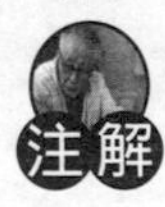

見黃耆芍藥桂枝苦酒湯條。

“心下堅，大如盤，邊如旋盤，水飲所作，枳朮湯主之”。

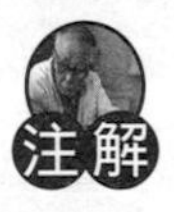

見枳朮湯條。

瘀血：

瘀血古人亦謂為惡血，它不但失去血液的功能，而反足以為害，故亦可稱之爲血毒。婦人由於月經障礙或產後惡露不盡，均可致惡血的蓄積。男人瘀血大都來自於遺傳、他如外傷、瘡癰以及內臟炎症、出血等，亦均可促使瘀血的形成。仲景書中對瘀血的證治論述亦多，今略述如下。

“病人胸滿，唇痿，舌青，口燥，但欲漱水，不欲嚥，無寒熱，脈微大來遲，腹不滿，其人言我滿，爲有瘀血”。

注解 此胸滿與熱入血室的胸脇下滿同，和唇痿、舌青均爲瘀的應　。熱在血分，故但欲漱水不欲咽；不關乎風邪，故外無熱。脈大來遲，爲瘀血的脈應。以上皆瘀血之候，病人見此，故肯定爲有瘀血。

“病者如熱狀，煩滿，口乾燥而渴，其脈反無熱，此爲陰伏，是瘀血也，當下之”。

注解 病人如熱狀，即指煩滿、口乾燥而渴等症言，但診其脈反無熱象，此爲有熱潛伏于陰血，肯定是瘀血也，當下其瘀血。

“婦人宿有癥病，經斷未及三月，而得漏下不止，胎動在臍上者，爲癥痼害。妊娠六月動者，前三月經水利時，胎也。下血者，後斷三月，衃也。所以血不止者，其癥不去故也，當下其癥，桂枝茯苓丸主之”。

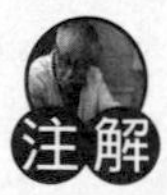
見桂枝茯苓丸條。

“師曰：產婦腹痛，法當以枳實芍藥散，假令不癒者，此爲腹中有乾血著臍下，宜下瘀血湯主之”。

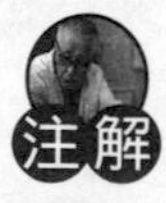
見下瘀血湯條。

“問曰：婦人年五十所，病下利數十日不止，暮即發熱，少腹裏急，腹滿，手掌煩熱，唇口乾燥，何也？師曰：此病屬帶下，何以故？曾經半產，瘀血在少腹不去，何以知之？其證唇口乾燥，故知之，當以溫經湯主之”。

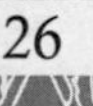

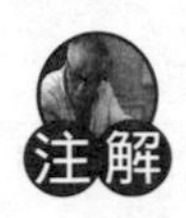

見溫經湯條。

“五勞虛極羸瘦，腹滿不能食，食傷、憂傷、飲傷、房室傷、饑傷、勞傷、經絡榮衛氣傷、內有乾血、肌膚甲錯、兩目黯黑者，緩中補虛，大黃蟄蟲丸主之”。

見大黃蟄蟲丸條。

“太陽病不解，熱結膀胱，其人如狂，血自下，下者癒，其外不解者，尙未可攻，當先解其外，外解已，但少腹急結者，乃可攻之，宜桃核承氣湯”。

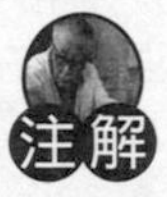

見桃核承氣湯條。

“陽明證，其人喜忘者，必有蓄血，所以然者，本有久瘀血，故令喜忘，屎雖硬，大便反易，其色必黑，宜抵當湯下之”。

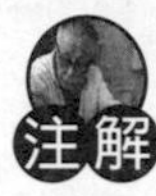

見抵當湯條。

關於食、水、瘀血的說明和其直接爲病的證治已大略介紹如上，茲再就其間接致病的作用，即如篇首謂其爲發病的根本原因者，進行討論。

人體本有抗禦疾病的良能，此在前已有說明，而人之所以發病，概由於患病的機體隱伏有食、水、瘀血三者中的一種、二種或三種的自中毒，減弱其抗病機能的結果，即今之所謂傳染病，若機體無上述的自中毒，恐亦不能成立。任一事物發展的根本原因，不是在事物的外部，而是在事物的內部，在於事物內部的矛盾性，此爲辨證法的普遍眞理。疾病的發作亦不例外，主要不是由於病菌、病毒的作用，而是由於機體自中毒的內因。物必先腐而後蟲生，病菌、病毒雖有作用疾病，但於抗菌、抗毒旺盛的健康人體，則病菌、病毒無從生存。若其人潛伏有食、水、瘀血等自中毒的存在，則不但減弱其機體抗菌、抗毒的能力，且由於中毒的機體反適於病菌病毒的生息繁殖，以是則傳染病乃得發生。總之，凡病的發作，概由於患者的機體隱伏有食、水、瘀血的自中毒，其他所謂爲病因者，要不外是誘因或近因而已。

古人于經久的臨證實踐中，不但深知食、水、瘀血的毒害，並且有精細的辨之之道，和治之之方，這不是極可珍視的偉大發明嗎！

六.論經方脈診

脈象雖亦和症狀一樣，同是患病機體有異于健康時的一種反映，不過由於它比一般症狀尤富於敏感性，舉凡表裏陰陽寒熱虛實無不映之於脈，故於辨證亦有其一定的指導作用，這就自然而然地促進了中醫診脈的研究和發展。診脈原有《內經》、《難經》二法，《內經》講的是遍診法，《難經》則獨取寸口，前法不行已久，於此不擬討論，今只就後者述之於下。

脈的部位：寸口即指撓骨動脈而言，診時以中指端向高骨動脈處按之，即爲關位，然後下食指和無名指，前指所按即寸位，後指(無名指)所按即尺位。

平脈與病脈：在《傷寒論》，把無病健康人之脈稱謂爲平脈。平，即平正無偏之謂，故不以象名。人若有病，則脈失其平，就其不平者名之以象，即爲病脈，我們經常所稱的浮、沉、數、遲、大、細等等，即皆 病脈的象名。

脈象兩大類別：人體有病千變萬化，如以陰陽屬性來分，則不外陰陽兩類。同理，脈象雖極複雜多變，但概言之，則不外太過和不及兩類。太過者，謂較平脈爲太過也；不及者，謂較平脈爲不及也，如浮、數、滑、大等即屬太過的一類脈；沉、遲、細、澀等即屬不及的一類脈。

脈象的三個方面：脈有來自脈動方面者，如數、遲是也；脈有來自脈體方面者，如大、細是也；脈有來自血行方面者，如滑、澀是也。脈動、脈體、血行即脈象來自的三個方面，與上述之脈象兩大類別，合之則爲脈象生成的根源，對於脈象的識別甚關重要，今依次釋之如下。

(一)來自脈動方面的脈象：

浮和沉：這是來自脈動的淺深。若脈動的位置較平脈淺浮於外者，即謂為浮；若脈動的位置，較平脈深沉於內者，即謂為沉。故浮屬太過，沉屬不及。

數和遲：這是來自脈動次數的多少，若脈動的次數，較平脈多者，即謂為數；若脈動的次數較平脈少者即謂為遲。故數屬太過，遲屬不及。

實和虛：這是來自脈動力量的強弱。若按之脈動較平脈強實有力者，即謂為實；若按之脈動較平脈虛弱無力者即謂為虛。故實屬太過，虛屬不及。

結和代：這是來自脈動的間歇。若脈動時止，而止即複來，則謂為結。結者，如繩中間有結，前後仍相連屬，間歇極暫之意；若脈動中止，良久而始再動，則為代。代者，更代之意，脈動止後，良久始動，有似另來之脈，因以代名。平脈永續無間，故結代均屬不及。

動和促：這是來自脈動的不整。動為靜之反，若脈動跳實而搖搖者，即謂為動；促為迫或逼之謂，若脈動迫逼于上、於外，即關以下沉寸脈獨浮之象，即謂為促。平脈來去安靜，三部匀調，故動促均屬太過。

【按】《脈經》謂促為數中一止，後世論者雖有異議，但仍以促為數極，亦非。《傷寒論》中論促共有四條，如曰："傷寒脈促，手足厥逆，可灸之"，此為外邪裏寒，故應之促(寸脈浮以應外邪，關以下沉以應裏寒)，灸之，亦先救裏而後救表之意；又曰："太陽病下之後，脈促胸滿者，桂枝去芍藥湯主之"。太陽病下之後，其氣上沖者，可與桂枝湯，今胸滿亦氣上沖的為候，但由下傷中氣，雖氣沖胸滿，而腹氣已虛，故脈應之促，芍藥非腹虛所宜，故去之。又曰："太陽病，桂枝證，醫反下之，利遂不止，脈促者，表未解也，喘而汗出者，葛根黃芩黃連湯主之"。于此明文提出促脈為表未解，其為寸脈浮又何疑之有！關以下沉，正是下利不止之應。又曰："太陽病下之，其脈促，不結胸者，此為欲解也”。結胸證則寸脈浮關脈沉，即促之象，今誤下太陽病，雖脈促，但未結胸，又無別證，亦足表明表邪還不了了而已，故謂為欲解也。由於以上所論，促為寸脈獨浮之象甚明。

(二)來自脈體方面的脈象：

長和短：這是來自脈體的長度。平脈則上至寸而下至尺，若脈上出於寸，而下出於尺者，即謂為長；反之，若脈上不及於寸，而下不及於尺者，即謂為短，故長屬太過，短屬不及。

大和細：這是來自脈體寬度。若脈管較平脈粗大者，即謂為大；反之，若脈管較平脈細小者，即謂為細。故大屬太過，細屬不及。

強和弱：這是來自脈體直的強度。若脈管上下，較之平脈強直有力者，如琴弦新張，即謂為弦；反之，若脈管上下，較之平脈鬆弛無力者，如琴弦鬆弛未張緊，即謂為弱。故弦屬太過，弱屬不及。

緊和緩：這是來自脈體橫的強度。若脈管按之，較平脈緊張有力者，即謂為緊；反之，若脈管按之，較平脈緩縱無力者即謂為緩。故緊屬太過，緩屬不及。

(三)來自血行方面的脈象

滑和澀：這是來自血行的利滯。尋按脈內血行，若較平脈應指滑利者，即謂為滑；反之，若較平脈應指澀滯者即謂為澀。故滑屬太過，澀屬不及。

以上是人體的平脈和病脈的基本脈象，可列表於下。

表3 基本脈象

脈象來自方面及其具體內容	平脈	病脈	
		太過	不及

來自脈動方面者			
脈動位置的淺深	不浮不沉	浮	沉
脈動次數的多少	不數不遲	數	遲
脈動力量的強弱	不實不虛	實	虛
脈動的間歇	不結不代		結、代
脈動的不整	不動不促	動、促	
來自脈體方面者			
脈體的長度	不長不短	長	短
脈體內寬度	不大不細	大	細
脈體直的強度	不弦不弱	弦	弱
脈體橫的強度	不緊不緩	緊	緩
來自血行方面者			
血行的利滯	不滑不澀	滑	澀

(四)複合脈(兼脈)

在臨床所見，脈現單純一象者甚少，而常數脈同時互見，如脈浮而數、脈沉而遲、脈浮數而大、脈沉而細等等。習慣亦有爲兼象脈另立專名者，如洪，即大而實的脈；微，即細而虛的脈；浮大其外，按之虛澀其內者，則名爲芤；芤而複弦者，又名爲革。按芤爲浮大中空之象，所謂中空，即按之則動微，且不感血行應指也，實不外浮大虛澀的兼象。世有謂浮沉候之均有脈，唯中候之則無脈，亦有謂按之脈管的兩側見，而中間不見者，均屬臆說，不可信。

另有微甚脈：病脈既爲平脈的差象，故不論太過與不及，均當有微或甚程度上的不同。例如：微浮，甚浮；微沉，甚沉；微數，甚數；微遲，甚遲等等。習慣亦有爲微甚脈另立專名者，如甚數的脈，常稱之爲急；甚沉的脈，常稱之爲伏。常見的複合脈可見表4。

表4 複合(兼) 脈

名稱	微或甚	兼象	太過或不及	
急	數之甚		太過	
伏	沉之甚			不及
洪		大而實	太過	
微		細而虛		不及
芤		浮大虛澀		不及
革		芤而弦		不及

【按】芤、革二脈，本外太過而內不及，但就主證言之，故列入不及，此合表 1 共二十六脈，均見於仲景書，後世還有一些脈名，大都爲微甚或兼象之屬，茲不贅述。

診脈和辨脈：診脈指診查脈象言，辨脈指據脈辨證言，今分述於下。

由於病脈爲平脈的差象，故平脈當爲診察病的準繩，若醫者心中沒有個不浮不沉的平脈，又何以知或浮或沉的病脈！同理，若醫者心中沒有不數不遲、不大不細、不滑不澀等等的平脈，當亦無從以知或數或遲、或大或細、或滑或澀等等的病脈。可見欲求診脈的正確，則勢需先于平脈的各個方面有足夠的認識才行。不過此事，並非容易，同是健康無病的人，老壯兒童，男女肥瘦，脈亦互異，況又有春夏生髮，脈常有餘；秋冬收藏，脈恆不足。爲了豐富對平脈的標準知識，就必須於多種多樣的人體，做平時不斷的練習，才能達到心中有數，指下明瞭的境界，此爲學習脈診勢需必做的首要功夫。

診脈時，要分就脈動、脈體、血行等各方面的內容逐一細審，尤其初學更宜專心於一，不可二用。例如診察脈動位置的深淺時，不要旁及次數的多少；診察脈動次數的多少時，亦不要旁及位置的深淺。若這樣依次推敲，一一默記，豈有脈難知之患？當然熟能生巧，已有多年經驗的中醫，指下非常敏感，異常所在，伸手可得，但此非一朝一夕之功，任何科技，都從煆煉中來，診脈亦不例外也。

三部九候：寸關尺爲脈之三部，浮中沉爲脈之三候，三部各有浮中沉，三而三之爲九，因謂爲三部九候。寸關尺三部，以應病之上下左右部位，即寸以候胸以上至頭諸病。關以候膈以下至臍諸病。尺以候臍以下至足諸病。病在左見於左，病在右見於右，病在中見於兩手。浮中沉以應病之表裏內外，浮即浮脈，沉即沉脈，中即不浮不沉的平脈。浮以候表，沉以候裏，中以候半表半裏，例如數脈主熱，若浮取而數者，爲表有熱；若沉取而數者，爲裏有熱；若中取而數者，爲半表半裏有熱，餘可依此類推。以上即三部九候診法的概要，至於三部分配臟腑的說法，出之臆測，不可信。

太過與不及：太過脈主有餘，不及脈主不足。太過脈主有餘者，謂浮、數、實、大、滑等太過一類脈，則主陽、熱、實等有餘之證；不及脈主不足者，謂沉、遲、虛、細、澀等不及的一類脈，則主陰、寒、虛等不足之證。不過此爲脈應於病的一般常規，在個別的情況下，太過脈亦有主不足者，而不及脈亦有主有餘者。惟其如此，論治者必須脈證互參，綜合分析，不可偏執一端也。仲景書於每一篇首，均冠以"脈證並治"字樣，即示人以此意，具體論述，書中條文尤多，學者細玩，自易理解，於此不擬多贅。脈主病概要，則列表述之如下(表5)。

表5 病脈概要

太過脈		不及脈	
名稱	主病	名稱	主病
浮	主表、主熱亦主虛	沉	主裏、主虛寒，亦主水飲
數	主熱，但久病脈數多屬虛損故亦主虛	遲	主寒、主虛，但裏實極脈亦遲
實	主實，多屬可攻之證	虛	主虛
動	主痛、主驚，驚則胸腹動悸，故亦主動	結	主虛、主瘀血實證

太過脈		不及脈	
促	主表，上實下虛多見，亦主結胸	代	主虛，久病見之難治
長	主實，稟賦厚者脈多長，不以病論	短	主虛，亡津血見之難治
大	主熱、主實、主虛勞	細	主虛、血不足
弦	主痛、筋脈拘緊急，主實、水飲、津血虛	弱	主虛，主津血少、自汗、盜汗
緊	主實、主痛、主宿食，亦主水飲	緩	主津血少
滑	主實、主熱、主邪盛	澀	主虛、血少
洪	主熱盛，大熱之證脈多洪	微	主氣血俱虛
急	初病爲邪盛，久病多凶	伏	主虛寒、水飲、裏有所結
		芤	主虛勞、血不足
		革	主亡血、婦人漏下、男子失精

七.論辨證施治實質

辨六經，析八綱，再辨方證，以至施行適方的治療，此即辨證論治一整套的方法體系，有如以上所述。不過這種治病方法的精神實質是什麼？還有待進一步探討。

基於前之六經八綱的說明，可得出這樣的結論：即不論什麼病，而患病人體的反應，在病位則不出於表、裏、半表半裏，在病情則不出於陰、陽、寒、熱、虛、實，在類型則不出於三陰三陽。驗之於臨床實踐，這都是屢經屢見的事實。以是可知，則所謂六經八綱者，實不外是患病人體一般的規律反應。中醫經方辨證即以它們爲綱，中醫施治，也是通過它們而製定施治的準則。故可肯定地說，中醫的辨證論治，其主要精神，是於患病人體一般的規律反應的基礎上，講求疾病的通治方法。為了便於讀者理解，玆以太陽病為例釋之如下。

如前所述，大陽病並不是一種各別的病，而是以脈浮、頭項強痛而惡寒等一系列的證候為特徵的一般的證。有如感冒、流感、傷寒、痲疹等等，于初發病時，經常發作這樣太陽病之證，中醫即依治太陽病的發汗方法治之，則不論原發的是什麼病，均可給以徹底治癒。試想，以基本不同的各種病，而竟都發作太陽病這樣相同的證，這不是患病人體一般的規律反應是什麼？依治太陽病證的同一發汗方法，而能治癒各種基本不同的病，這不是於患病人體一般的規律反應的基礎上，而講求疾病的通治方法又是什麼呢？再就方證的說明來看，對於六經八綱治則的執行，勢必遵循適應整體用藥的嚴格要求，顯而易見，則中醫的辨證論治，還具有適應整體治療的另一精神，也就是說，中醫辨證論治，雖然是於患病人體一般規律反應的基礎上，講求疾病的通治方法，但同時必須在適應整體的情況下施行之。若為中醫辨證論治下一個簡明的定義，那就是：於患病人體一般的規律反應的基礎上，而適應整體，講求疾病的通治方法。衆所周知，中醫以一方常治多種病，而一種病常須多方治療，即這種治療精神的有力證明。

對於辨證論治的精神，雖如上述，但它究竟治療疾病的實質是什麼？這一本質的問題還未明確，因而也就無從知其所以有驗的道理。解答這個問題，只有弄清患病人體之何以會有六經八綱這樣一般的規律反應才行。基於唯物辯證法："外因是變化的條件，內因是變化的依據，外因通過內因而起作用"這一普遍眞理，則患病人體之所以有六經八綱這樣一般的規律反應，其主要原因，當亦不是由於疾病的外在刺激，而是由於人體抗禦疾病機制的內在作用。衆所周知，冬時天寒則多溺，夏時天熱則多汗。假如反其道而行之，人于夏時當不勝其熱，而于冬時將不勝其寒，此皆人體抗禦外來刺激的妙機。若論疾病的侵害，則遠非天時的寒熱所能比，人體自有以抗禦之，又何待言！中醫謂為正邪交爭者，意即指此，屢有不治即癒的病，均不外於正勝邪卻的結果。不過往往由於自然良能的有限，人體雖不斷鬥爭，而病終不得解，所謂"邪之所湊，其氣必虛”，於是則正邪相拒的情況，亦隨時以證的形式反應出來。如所謂表證，即是人體欲借發汗的機轉，自體表以解除其病的反應。如所謂裏證，即是人體欲借排便或湧吐的機轉，自消化管道以解除其病的反應。如所謂半表半裏證，即是人體欲借諸臟器的功能協力，自呼吸、大小便、出汗等方面以解除其病的反應。此爲基於人體的自然結構，勢所必然的對病鬥爭的有限方式，是則表、裏、半表半裏便規定了凡病不逾的病位反應。若人體的機能旺盛，則就有陽性的一類證反應於病位；若人體的機能沉衰，則就有陰性的一類證反應於病位。一句話，疾病侵入於人體，人體即應之以鬥爭，疾病不除，鬥爭不已，以是則六經八綱便永續無間地而見於疾病的全過程，成爲凡病不逾的一般的規律反應。古人于此早就有明確的認識，以下介紹有關論說，以供參考。

《素問•評熱病論》曰：“今邪氣交爭於骨肉，而得汗出者，是邪卻而精勝也。精勝則當能食，而不復熱。復熱者，邪氣也。汗者，精氣也。今汗出而輒復熱者是邪勝也，不能食者，精無俾也。病而留者，其壽可立而傾也。”

此段大意是說，今邪氣與精氣、正氣交爭於體表的骨肉間，此原是人體欲藉以發汗的機轉而解除病邪，故一般說來能得汗出者，大都是病邪卻而精氣勝。精氣來自穀氣，化生於胃，如果精氣眞勝，則其人當能食。邪氣使人發熱，如果邪氣眞卻，則必不復熱，若復熱，爲邪氣還在，汗出，爲精氣外越，今汗出而還發熱，顯繫邪勝而精亡，而不得謂爲邪卻而精勝也。若更不能食，則精氣斷絕而邪氣獨留，故不免於死。

《傷寒論》第97條：“血弱氣盡，腠理開，邪氣因入，與正氣相摶，結於脇下，正邪分爭，往來寒熱，休作有時，嘿嘿不欲食，臟腑相連，其痛必下，邪高痛下，故使嘔也，小柴胡湯主之。”

這一條是說，傷寒初作，則邪氣與精氣交爭於骨肉，即太陽病在表的一般病理過程。若精氣已不足拒邪於外，則退而衛於內。是體表的血弱氣盡，腠理遂不密守而開，邪乃乘虛入於半表半裏，與正氣相摶，結於脇下，因而胸脇苦滿，這就進入少陽病的病理階段了。正邪分爭，即正邪相拒的意思。正進邪退，病近於表則惡寒，邪進正退，病近於裏則惡熱，故往來寒熱。分爭時則寒熱作，否則寒熱亦暫息，故休作有時。熱邪郁集於胸脇，故嘿嘿不欲飲食。胸脇之處，上有心肺，旁及肝脾，下接胃腸，故謂臟腑相連。邪熱激動胃腸中的水氣，則腹痛。邪高於胸脇之上，而痛在胃腸之下，故使其人欲嘔，此宜小柴胡湯主之。

【按】以上《內經．素問》一段雖是論陰陽交的死證，但與表證時，人體欲汗的抗病機制同理，尤其對或精勝或邪勝的闡述頗精詳。《傷寒論》一段，是說太陽病自表傳入半表半裏，亦由於人體抗病機制的改變所致。古人對於疾病的體驗，達到如此精深境界，正所謂實踐出眞知也。

六經八綱的來歷既明，對照前述的治則，顯而易見，則中醫的辨證施治，恰爲適應人體抗病機制的一種原因療法，其所以有驗自非偶然。爲證明所言非虛，再以太陽病證爲例釋之。

如前所述，太陽病是以脈浮、頭項強痛而惡寒等一系列證候爲特徵的，今就這些證候分析如下。

脈浮：這是由於淺在動脈的血液充盈所致。

頭項強痛：因爲上體部血液充盈的程度爲甚，故在上的頭項體部，更感有充脹和凝滯性的痛疼。

惡寒：體表的溫度升高，加大了與外界氣溫的差距，故覺風寒來襲的可憎。

由於以上的證候分析，正足以說明人體已把大量體液和邪熱，驅集于上半身廣大的機體表面，欲汗出而不得汗出的一種情況。太陽病的治則是發汗，這不正是適應人體欲汗出的病機，而使達到汗出的原因療法嗎？由以上可看出，適應人體的抗病機制的治療，可以說是最理想的一種原因療法，即號稱進步的近代西醫，恐亦不免以爲是一種理想而已。但中醫的辨證施治，其實質不是別的，而恰是這種最理想的治療方法，難道這在治療學上，不是極可診視的一大發明嗎？

目　錄

第一篇　辨太陽病(表陽證)脈證並治

第三篇　辨少陽病(半表半裏陽證)脈證並治

(起263條迄272條)

第四篇　辨太陰病(裏陰證)脈證並治

(起273條迄280條)

第五篇　辨少陰病(表陰證)脈證並治

(起281條迄325條)

第六篇 辨厥陰病(半表半裏陰證)脈證並治

(起326條迄381條)

附篇一 辨霍亂病脈證並治

(起382條迄391條)

附篇二 辨陰陽易差後勞復病脈證並治

(起392條迄398條)

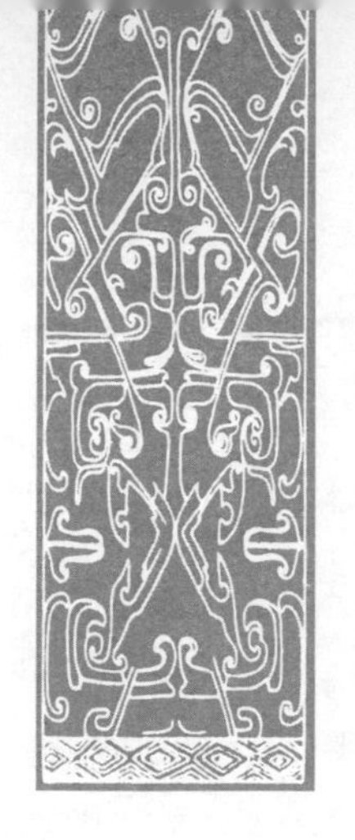

第一篇

辨太陽病（表陽證）脈證並治

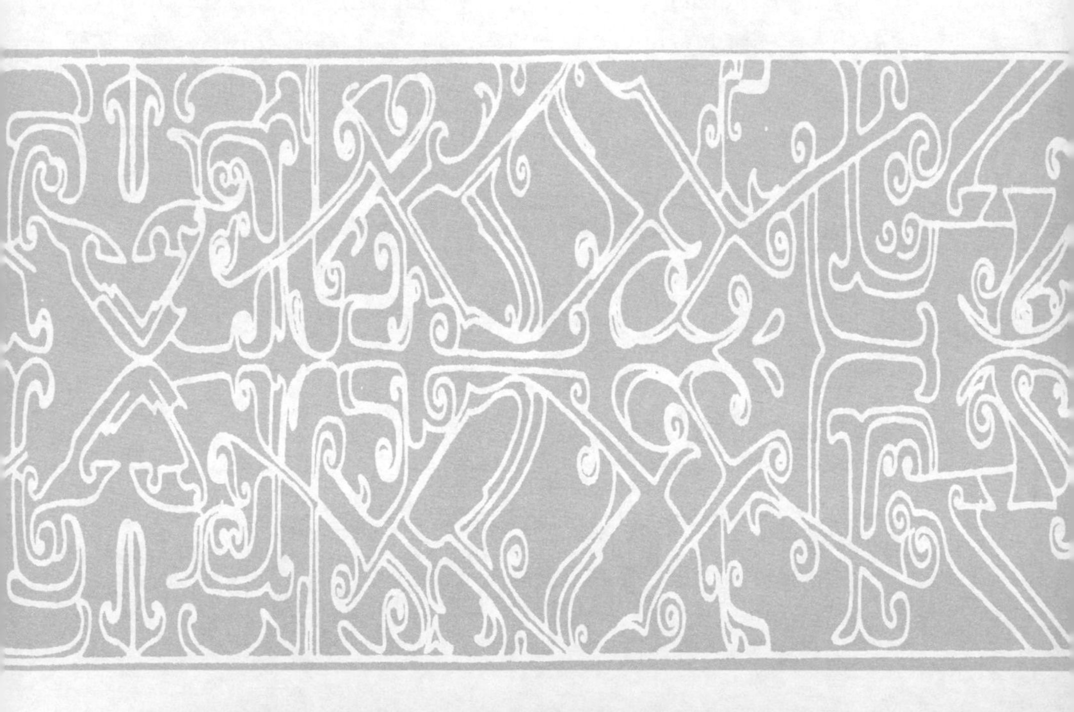

第一章 辨太陽病(表陽證)脈證並治上

(起1條迄30條)

1.太陽之為病，脈浮、頭項強痛而惡寒。

注解 太陽病，即是表陽證，它經常以脈浮，頭項強痛而惡寒等一系列證候反映出來，故無論什麼病，若見其脈浮、頭頂強痛而惡寒者，即可確斷爲太陽病，便不會錯誤的。

後世稱本條爲太陽病提綱證，即太陽病的綱領，概括了太陽病的特徵，凡是太陽病必須有這樣的特徵。太陽病不是一個類似于現代"肝炎"、"肺炎"這樣的具體的病，雖然叫做太陽病，卻不是指一個具體的病說的，是說只要具有脈浮、頭項強痛而惡寒這組症狀的，都叫太陽病。平常見到的感冒、流感、傷寒、癮疹，一開始發作都有這種症狀，具備這種特徵都叫太陽病，按照太陽病的方法治療，是不會錯的。

脈浮，即脈向外浮出，就是淺在動脈充血，實際不是病後血液增加，而是水份體液增加。尤其是頭項部，充血更加厲害，"強"有兩解，一種說法讀qiang(ㄑㄧㄤˊ)，是板硬強直之意。一種說法讀jiang(ㄐㄧㄤˋ)，是僵硬的意思。仲景是河南南陽人，現在河南人形容身體某個部位僵硬不適時，還說某某部位強(qiangㄑㄧㄤˊ)，可見"強(qiangㄑㄧㄤˊ)"確是河南方言。這種充血是上半身厲害，且越向上越厲害，大家都有體會，感冒時頭部血管都會綳脹起來，說明淺在動脈都充血，以上半身更爲嚴重。惡寒是因體表有熱，平時人體體表溫度與外界氣溫是有一個相對穩定的差距的，所以人體能夠適應，體表溫度升高，與外界氣溫的差距驟然加大，就會感覺外界空氣寒冷，就會惡寒。人要出汗以前，血管要擴張，大量體液往外來，這時脈就浮，而上體部面積較大，容易出汗，這樣體液就被大量輸送到上體，熱就隨著液體一起波動，使體表溫度升高，人就會感到寒冷。通過描述可以看出這是出汗前驅的一種證候，要出汗而沒能出汗，所以太陽病就是要出汗而未能達到汗出的病理現象。中醫有一種傳統說法非常正確，也非常重要，叫"正邪交爭"。我們得病時，機體就會和疾病進行鬥爭，太陽病時，機體爲解除疾病，就要出汗。所以太陽病這個表證，正邪鬥爭的位置是在表。機體利用發汗的機能，把疾病排出於體外，假如排出去，疾病就好了，可是人自癒的能力是有限度的，往往達不到把疾病排出的程度，就出現了太陽病這種情況。假如人體沒有衛外的這種機能的話，人是不能生存的，人體遇到外在刺激和內在刺激，都會起來鬥爭，就是"正邪交爭"。

【按】血液充盈於淺在動脈，故脈應之浮，尤以上體部血液的充盈爲更甚，故使頭項強痛。邪熱郁集於體表，增大了與外界氣溫的差距，故感風寒來襲的可憎，以是可見，則所謂太陽病，乃機體驅集大量體液于上半身廣大的體表面，欲汗出而不得汗出的一種病理現象。

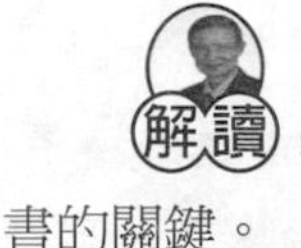

胡希恕先生以八綱解六經，即六經提綱是八綱概念，不是經絡臟腑概念。因提出太陽病爲表陽證，這是解六經、解仲景書的關鍵。

值得注意的是，王叔和謂《傷寒論》六經即《素問•熱論》的六經，其後成無已始注解《傷寒論》，亦以經絡、臟腑釋六經，謂："經曰：尺寸俱浮者，太陽受病……太陽主表，"受其影響，後世遂不注重提綱的症狀反應特點，而多以太陽經絡病變附會，如張志聰等認爲："太陽者，巨陽也，主氣主表，屬膀胱經。"形成了"《傷寒論》研究史上的誤讀傳統"(李心機語)。

仲景書是仲景論廣《湯液經法》而成，《湯液經法》是否已有六經提綱？六經提綱何時出現？值得探討。僅據楊紹伊的考證則顯示，仲景在世時還未出現提綱，而是仲景去世後，其弟子整理遺論時出現了提綱。此雖是一家之言，但它體現了經方醫學的發展規律，即在遠古時代以八綱爲理論，積累了單方藥方證經驗，到秦漢時積累了豐富的複方方證經驗，促使理論的昇華，即由八綱上升到六經辨證，提綱亦即規律的總結，通過反復臨床實踐、反復整理，有著漫長的歷史過程，仲景對此做出論述，其弟子記錄下來，是較爲客觀的史實。

必須注意，解讀提綱，不能受"六經只限於傷寒"觀點的影嚮，提綱不只是急性病、外感病辨證提綱，也是慢性病、內傷病各種常見病的辨證提綱。

2.太陽病，發熱、汗出、惡風、脈緩者，名為中風。

注解 成無己曰："惡寒者，嗇嗇然憎寒也，雖不當風，而自然寒矣；惡風者，見風之至則惡，若得居於密室之內，幃帳之中，則坦然自舒也"，此解可從。大意是說，上述的太陽病，若同時更見發熱、汗出、惡風、脈不緊而緩者，則名之爲中風證。

太陽病，就是指上條提到的"脈浮，頭項強痛而惡寒"，這時又有發熱汗出，這種汗出不是大汗出，爲潮乎乎地出汗，汗並不太多，沒有臭味。不但惡寒而且惡風，惡風甚於惡寒。緩脈與緊脈相對，比如香煙，裹的很緊，手上界限分明，感覺很清楚，要是將煙絲倒出一點，按之不再飽滿硬實，就像緩脈，脈緩即是因爲出汗後，水份喪失一部分，下條所講傷寒，因爲一點兒汗也不出，所以脈緊。太陽病中，"發熱，汗出，惡風，脈緩"這類的證候叫做中風。"中"就是用箭射中的意思，"中者中於內也"，言其邪深也，這個邪，就是病邪，表邪所在的地位比傷寒要深，古人有句話叫"邪之所湊，其氣必虛"，由於外表出汗，皮膚疏鬆，所以病邪可以趁虛而入，向內侵入，到達了肌肉這一層，後面要講"桂枝本爲解肌"，就不叫發表了。中風證，病邪不在表皮這一層，而在肌肉這一層，"中"字的應用是很有道理的，但是關於"風邪"的說法現在就不恰當了。惡風是當然的，身上發熱又有汗，一遇風是肯定要惡風的，以洗澡爲例，洗過熱水澡，汗出後，必然怕風，非披衣不可。由於惡風，古人說他是"風邪"，是拿一種現象當作本質，這是不對的，但是中風和傷寒的命名在辨證施治上有著重要意義。

解讀 經方中風、傷寒的概念、定義是症狀反應所屬，不是病因所屬，章太炎明確指出："傷寒、中風、溫病諸名，以惡寒、惡風、惡熱命之，此論其證，非論其因，是仲景所守也"。這裡的中風判定，不是根據受邪的不同，而是據人體患病後所出現的症狀。而成無己及後世的張志聰等用外邪的性質爲病機推理附會，認爲："風，陽也。寒，陰也。風則傷衛，發熱、汗出、惡風者，衛中風……"這種解釋遠離了經方理論。

讀本條要聯繫上一條和下一條理解，即上一條提綱有脈浮，本條中風爲太陽病，脈亦自然見浮，故本條的脈緩，當理解爲脈浮緩；同理傷寒的脈陰陽俱緊，實質是脈浮緊。

本條中風有汗出、惡風、脈緩，脈緩是因汗出後津液虛，脈充盈較差，可知第3條的脈陰陽俱緊者是無汗出

3.太陽病，或已發熱，或未發熱，必惡寒、體痛、嘔逆，脈陰陽俱緊者，名為傷寒。

太陽病，遲早必發熱。無論其或已發熱，或還未發熱，但必惡寒。此外，若複見有身體痛，嘔逆，按其脈寸關尺三部俱緊的，便可命名爲傷寒證。

太陽病，爲表陽證，是遲早要發熱的，不過開始得病的時候，或已發熱，或未發熱，必惡寒，一定是怕冷的，所以惡寒是表證的一個特徵。而且不汗出的怕冷(麻黃湯證)要比出汗的怕冷(桂枝湯證)嚴重的多，大青龍湯證怕冷就更厲害。一點不出汗，人體的氣息不得旁達，俱向上撞，故而嘔逆。中風的桂枝湯證也不是不往上撞、身體不疼，其亦有乾嘔、身上疼，但是沒有傷寒證嚴重。傷寒證全身的血管都充血疼痛，就不光是頭項疼了。這就是有汗無汗的區別，有汗的脈緊，無汗的脈緩。這個陰陽俱緊，就是上下脈都緊，界限分明。這一類的太陽病，就叫做傷寒證。古人因爲這類太陽病必惡寒，惡寒明顯，故稱“傷寒”，這個命名是很有味道的，“傷者傷於外也”，就是皮表不開，汗不得出，只要一汗出，病就好了，病邪比較淺，故名“傷寒”。

這三條，第一條講述太陽病的提綱，也就是概括的特徵，在這種太陽病裡再細分，有兩種，一種太陽中風，一種太陽傷寒，主要的差別，一個是汗出，一個是無汗，由汗出、無汗，產生的證候就不同了。

【按】中風與傷寒爲太陽病的兩大類型，前者由於汗出則敏於惡風，因名之爲中風；後者因無汗則不惡風，或少惡風，但重於惡寒，因名之爲傷寒。曰風，曰寒，即風邪、寒邪之意，此亦古人以現象當本質

的誤解。不過對於風曰“中”，對於寒曰“傷”，實有深意。蓋上述的太陽病，本機體欲以發汗的機制，自體表以解除疾病，但往往限於自然的良能，或雖得汗出，病邪反乘汗出之虛，深據於肌腠之內。中者，中於內，名爲中風者，暗示在表的邪較深也。或不得汗出，病邪郁集於膚表，只是不得其汗而去。傷者，傷於外，名爲傷寒者，暗示在表的邪淺也。中風、傷寒均是證名，不要以爲中風，即眞的中於風；傷寒，即眞的傷於寒，尤其風傷衛，寒傷營，更是無稽謬說，不可信。

解讀 胡希恕先生以“中”和“傷”做了精彩說明，顯然與後世用病因解釋中風、傷寒有根本不同。這裡特別強調一下，這前三條是讀《傷寒論》的入門功夫，誤讀傳統的關鍵亦主要在這三條，即如以病因學說理解這三條，就不能正確理解《傷寒論》的主要內容。

這裡要仔細讀胡老的按語，後世所以多認爲“中風是中於風”，“傷寒是傷於寒”，是受王叔和、成無已以《內經》注解影響：“風則傷衛，寒則傷營”，由“風爲陽，寒爲陰”，推理爲“中風中於表，傷寒傷於裏”，甚者，認爲“中風爲表證，傷寒爲裏證”。這種不顧臨床實際，強引《內經》附會其說的注解，完全脫離仲景原義，把後世讀仲景書引入歧途。

風和寒往往同時犯人，臨證怎能單獨區分？不論何種外邪侵犯人體後，正邪相爭出現的症狀，皆可表現爲中風或表現爲傷寒，這才是臨床實際。故胡希恕先生對中風、傷寒的注解，強調以症狀反應，不是依據受的哪種邪氣，這才反映《傷寒論》原旨。第2條、第3條是體現了這一重要法則。這一認識，來自對仲景書原文潛心研讀，來自于對經方理論體系的系統理解，不但是理解中風、傷寒的關鍵，也是理解太陽病的關鍵，更是理解六經實質的關鍵。

全書開篇僅以上三條，就明確了太陽病、中風、傷寒概念，明確了中風和傷寒是太陽病中最常見的於兩大證，即中風除具有太陽病提綱的特點外，還同時兼見：發熱、汗出、惡風、脈浮緩；傷寒除具有太陽病提綱的特點外，還同時兼見：或已發熱，或未發熱，必惡寒、體痛、嘔逆，脈陰陽俱浮緊。這裡標明中風、傷寒的鑒別點是脈象。由第2條可知，中風的脈浮緩是因汗出津液虛損，脈管充盈不滿而呈緩，由此亦可知，傷寒的脈陰陽俱浮緊，是因無汗出，此參看第11條後小結可更明瞭。簡而述之，中風、傷寒的主要鑒別爲：中風有汗出、脈浮緩；傷寒爲無汗、脈浮緊。

應當特別注意：經方、仲景書的傷寒概念即本條所示，全書皆本之此概念，並無“廣義傷寒”、狹義傷寒之分。“廣義傷寒”概念，是因王叔和把仲景書定名《傷寒論》後,遂以《難 》“傷寒有五”釋傷寒造成的，是“家乘中不系祖禰而譜牒東鄰”的結果。

4.傷寒一日，太陽受之。脈若靜者，為不傳，頗欲吐，若躁煩，脈數急者，為傳也。

注解　傷寒，包括普通的感冒，一開始都發生太陽病，如果脈象非常平靜，就是不特別大、不特別快，就說明病勢較輕，這樣的病肯定不會傳。《傷寒論》講表裏相傳，表病會向裏傳，傳入半表半裏，傳入裏。大夫應該知道病輕病重，一開始太陽病，如果脈比較平靜，就沒什麼事，服用發汗藥如感冒沖劑、桑菊飲片，甚至於喝點姜湯就會痊癒。如果頗欲吐，就是內傳少陽，柴胡證“心煩喜嘔”的情況。頗，很也，心中非常煩亂而欲吐。若躁煩，是內傳陽明，熱在內人就會躁煩，躁者亂也，比煩更甚。脈數急者，數是快，急是更快，說明這個病比上面的病嚴重的多，就是傳變了。大夫在疾病一開始就應該知道這個病的輕、重，傳與不傳了。應該看到，如果內傳，依法治療，也不會馬上就好，因爲內傳的變化發展是非常迅速的。傷寒病得之第一日，大都發爲太陽病，脈若平靜而不數急者，此爲比較輕證，則不至傳裏或半表半裏。若其人頗有欲吐和躁煩不寧樣子，而脈又數急者，則病正在發展變化，肯定是必傳之證。

【按】病常自表傳入於裏、或半表半裏，亦常自表傳入半表半裏，而再傳於裏，此即稱之爲病傳。

解讀　“太陽受之”，解讀這一條，應特別注意，病證的傳與不傳，是依據患者的症狀，不遵《內經》一日一傳。成無已

謂：“太陽主表，一日太陽受邪，至二日當傳陽明”是以《內經》經絡相傳附會其說，仔細讀原文自可識其謬。

5.傷寒二三日，陽明、少陽證不見者，為不傳也。

注解 上文論述疾病剛剛開始，這節討論疾病發展到兩三天的時候，如果內傳他經，一定會有某些徵兆，由表傳內，傳至陽明經則會有陽明經見證，傳至少陽經則會有少陽經見證，陽明、少陽證都沒有，那就是不傳。

這兩段看的是以脈、證對太陽表證的輕重緩急、傳與不傳進行判斷。在臨床上，最常見到的就是太陽病二三天時，傳入少陽經，高燒不退，身倦乏力，胸脅滿悶，嘔逆，脈浮細。患傷寒經過二三日時，如其要傳，亦必當必有預兆，若毫不有見陽明和少陽證的出現，則肯定其爲不傳也。

【按】傷寒證輕者，治之得當，則於太陽病的階段可以治癒；重者，即便依法治之，也只能在太陽病時挫其凶勢，一般多癒于少陽病的末期，或陽明病的初期。不過若經誤治，雖不傳的輕證，亦可使之內傳。若在重證，那就不堪設想了。此雖論述傷寒病，但其他急性病的初期，亦多發作太陽病，當亦不逾這種規律。輕病重病，傳與不傳，醫家必須心中有數。

按語是胡老多年親身體會，認清疾病發展規律，對指導臨床及認識六經有重大意義。

6.太陽病，發熱而渴，不惡寒者，為溫病。若發汗已，身灼熱者，名風溫。風溫為病，脈陰陽俱浮，自汗出，身重，多眠睡，鼻息必鼾，語言難出；若被下者，小便不利，直視失溲；若被火者，微發黃色；劇則如驚癇，時瘛瘲，若火熏之，一逆尚引日，再逆促命期。

注解 這個病，也是頭項強痛，也是脈浮，很像太陽病，但是主要症狀是渴，是一個裏熱證的表現。例如巴甫洛夫條件反射實驗，用電線強烈刺激饑餓的狗之後給予食物，開始狗很痛苦，經過一段時間，形成條件反射後，對食物的渴望大大超出了刺激身體的反映，機體對電刺激的感覺即被抑制。陽明病的裏熱對大腦刺激非常大，所以陽明病可以見到譫語，說胡話，裏熱刺激過於亢奮時，惡寒就被抑制了，所以他不惡寒反惡熱。發熱而渴，不惡寒者，爲溫病，是個裏熱證。上文“名爲中風”、“名曰傷寒”，這節“爲溫病”，是相對於太陽病而言的，而不是太陽病裡的證，是另一種病，即是溫病，就不能根據太陽病的方法來治療了，就不能發汗了，裏熱是忌發汗的。若誤認爲是太陽病而發汗，最傷人津液，此時越發汗則越熱，如同燒水，本來爐子就熱，如果一撤水，就會燒得更快。發汗後，身灼熱，身上乾熱難耐如被火烤，名曰風溫，就從溫病變爲風溫。“風溫”的命名，就是根據太陽中風的證候而來，均有發熱、汗出，是類似於中風的一種溫病。風溫爲病，脈陰陽俱浮，浮既主表，又主熱，在這裡就是主熱。自汗出，和中風證的汗出不透、病邪未解不同，陽明病時就會講到身灼熱而自汗出，汗是由裏往外蒸騰。身重，說明身體皮膚組織裏有濕，雖然裏面熱，身上還有濕，說明裏面還不實，陽明病的裏熱最傷人津液，熱實到極點時，津液也就枯燥了，大便也就乾燥了，因爲水和火這兩種物質是相互排斥的，火盛水就少，水多火就熄，所以從裏熱而身重上可以看出裏熱還不實。多眠睡，鼻息必鼾，語言難出，都是熱向上壅的反映。吳鞠通在《溫病條辨》中使用甘溫的桂枝湯，是不可以的，不僅不能用桂枝湯，而且連銀翹散、桑菊飲也不可以用，這個病就要用白虎湯，因爲他是一個裏熱而非表熱，解表無效，越表越壞。若被下者，小便不利，直視失溲，所謂瀉下，就是將腸中應吸收而未能吸收之物以藥力催下，無論發汗、瀉下，都會傷人津液、血液，瀉下之後，津液大傷，小便沒有即因津液喪失太甚，雙目失于榮養則直視，瀉下還可傷人臟器，如果眞裏實，下之則可，裏尚未實，下傷臟器，雖然津虛小便不利，但是膀胱受累，稍有尿液，不能藏儲，故而失溲，小便淋漓而出，這個病就比上面的病更重了。若被火者，即火攻，如火針、熨背等，均取大汗，猶如抱薪救火，微發黃色，非黃疸之色，乃是萎黃之色。劇則如驚癇，時瘛瘲，陣發驚恐、抽搐。若火熏之，身上顏色像火烤一般，黃河一樣的顏色。一逆尚引日，再逆促命期，就是指瀉下雖然病重，卻尚能存活，若火攻之後，身如熏肉色，則難活命。

這段講的很清楚，溫病不能發汗，不能瀉下，更不能用火攻，相對來說，須以清解立法，方選白虎湯，後世陳修園等認爲，溫病裏實明確時可用大劑麥冬、生地、元參、大黃加入白虎湯中，經臨床實踐十分有效，但需譫語、大便乾等裏實證備的情況下方能使用，不必囿于溫病忌下之言，然而僅是攻下是不可以的，還需加入強壯滋陰解熱之品，且用量宜大，如麥冬可用一兩。有人講仲景不治溫病，實際仲景是講溫病的。陽明病篇講到“陽明病外證云何：身熱汗出，不惡寒反惡熱也”就是溫病，方用白虎湯，渴者白虎加人參湯，是符合溫病治療原則的，所以看書要前後參照。太陽提綱證中爲加重語氣，將惡寒前加“而”置於句尾，以示強調，是太陽病不可缺少的症狀，而溫病的辨證要點在於：渴而不惡寒，仲景在太陽病中提到溫病，就是提醒醫家不要將溫病當作太陽病治療，因其邪不在表，若以太陽病立法治之，命幾不保。

【按】中風、傷寒均屬太陽病的一種證，故論中不稱之爲病，今于溫名之爲病，顯示與太陽病無關。熱在表則發熱惡寒，熱在裏，則發熱不惡寒，熱在半表半裏，則往來寒熱，此爲辨熱在表、在裏、在半表半裏最確切的鑒別法。溫病發熱不惡寒，故知其熱在裏，而渴更屬熱盛傷津之征，所以不可發汗。裏雖熱，只津虛而熱不實，故亦不可下。至於火攻，乃古人劫使汗出的治病方法(後有詳細論述)，對於太陽病又當戒用，施之于溫病，更屬逆治。治溫惟有寒涼除熱的一法，以其與太陽病形相似，故特先提出，免以治太陽病的發汗法與以誤治。

解讀 以上是胡老講義、筆記內容，當講解太陽病有惡寒，陽明病不惡寒時，常引用巴甫洛夫學說作精彩說明，在正確對待中西醫結合上做出了典範。本條明示了太陽病、溫病、風溫概念，這樣仲景書對傷寒、中風、溫病、風溫都已說明，並強調了其治療原則。也就是說，《傷寒論》已具體論述了溫病的證治。認爲《傷寒論》是“專論治傷寒，不論治溫病”顯然是錯誤的，是因爲未眞正讀懂《傷寒論》。

要讀懂《傷寒論》，必先明確它是經方辨證理論體系，是從症狀反應上判定傷寒和溫病，並未說傷寒是傷于寒，溫病是傷于溫(熱)。王叔和、成無己以《內經》注《傷寒》是造成誤讀《傷寒》的主要原因。

本條重點論述風溫治療的注意事項，強調不能誤下、誤用火攻，實際包括不可發汗，胡老多次講課指出：吳鞠通在《溫病條辨》中用桂枝湯治療風溫是錯誤的，即強調風溫不可發汗。

7.病有發熱惡寒者，發于陽也；無熱惡寒者，發于陰也。發于陽，七日癒；發于陰，六日癒。以陽數七、陰數六故也。

注解 病始在表，若發熱惡寒者，為太陽病，故為發于陽也；若無熱惡寒者，為少陰病，故為發于陰也。發于陽者，七日癒，發于陰者，六日癒，皆約略之詞，不定準確。至於"陽數七，陰數六"乃附會水火的成數，更屬無稽的玄說，不可信。

解讀 經方的六經，是辨證的提綱，不是具體的一個病，而是反應疾病症狀的病位、病性特點的證。如太陽病，不是指具體的病，是指各種病在患病過程中出現的在表的陽證，即表陽證。這種在表的陽證，由於正邪相爭隨時在變化、傳變，傳變與否主要依據症狀，如前面的第5條，論中有許多五六日、八九日、十三日……皆是不定之詞，本條提出"七日時"、"六日癒"，顯系不明經方六經實質的後人所加。

8.太陽病，頭痛至七日以上自癒者，以行其經盡故也。若欲作再經者，鍼足陽明，使經不傳則癒。

注解 本段接續上文"七日癒"而言，若外感症狀於第七日消失，則表明其病獲癒，不會繼續傳經發展，如果傳于足陽明，可針刺三里穴，使其不傳，可作參考。實際情況中，太陽病發病四五日時多見傳為少陽病，六七日時多見傳為陽明經病，但亦有六七日傳為少陽病，這時足鍼陽明就沒有意義，所以這裡的"欲作再經"，應是專指足陽明經。

【按】歷來注家，大多據《內經》六經遞傳之說解釋本條，此實大錯，實踐證明，病有自表傳於裏或半表半裏者，亦有自半表半裏傳於裏者，並亦有自表傳於半表半里而又傳於裏者。試問，有誰見有陽明病而傳于少陽？尤其六經傳遍，回頭複再從太陽病起，可眞說是怪哉病了。書中爲文確有語病，如前之“傷寒一日太陽受之”，和此條“欲作再經者”，詞意均欠清楚，但全書精神一貫是表裏相傳，而無一條涉六經遞傳者，故讀者決不可以詞害意。

解讀　後世注家多以本條爲據，謂《傷寒論》六經是《內經》的六經，章太炎曾進行有力批判。胡老在這裡作了更進一步解釋，指出本條文和其他條文存在一定語病，是用心讀仲景書全文的體會。又《傷寒論》是張仲景論廣、又經王叔和多次整理而成，鍼刺的內容是否是《湯液經法》原有，值得探討。對待這類條文、這類問題，胡老提出要聯繫仲景書全文，要“全書精神一貫”，是讀仲景書的重要方法。

有的注家以本條出現“七日”，即認爲仲景講“七日節律”，也是不符合臨床實際的，看下條有十二日癒即可知。

9.太陽病欲解時，從巳至未上。

注解　午時爲一日正中，巳居午前，未居午後，爲一日中陽氣最盛之時，太陽經氣最旺，最易向癒，此說可供參考，不必強加解釋。

【按】此附會運氣之說，不可信。以下各篇均有這種照例說法，均不再釋。

解讀　胡希恕先生明確指出前之“七日癒”及本條“欲解時”爲附會運氣學說，不可信，是研究仲景全書內容得出的。

道可道，非常道；名可名，非常名。運氣學說、《內經》的六經、《傷寒論》六經，各有其科學理論體系，各有其道，不能牽強附會以此釋彼。經方的六經病，實質是六證，後世注家認爲是發於一個經上的病，而推論病癒時間。章太炎明確指出，五行、玄學加入中醫理論是中醫的劫難：“中國醫藥，來自實驗，信而有徵，皆合乎科學，中間

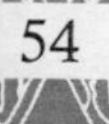

曆受劫難，一爲陰陽家言，摻入五行之說，是爲一劫，次爲道教，摻入仙方丹藥，又一劫；又受佛教及積年神鬼迷信影響；又受理學家玄空推論，深文週內，離疾病愈遠，學說愈空，皆中國醫學之劫難”。“理學家玄空推論”，是指魏晉時期以何晏、王弼爲首的玄學家，以唯心主義形而上學爲主，強調事物的發展主在外因，不重視事物的內因。其“深文週內”的劫難，不但深侵《內經》，而且重創仲景醫學，如把《傷寒例》、《平脈辨證》、《經絡臟腑辨證》等硬塞入《傷寒論》；欲解時、七日癒、六日癒更是顯而易見。

經方辨證施治主要依據症狀反應，人患病、病癒皆是正邪相爭，內、外因相互作用的結果，並非只決定外因。白天黑夜的氣候變化對人體有一定影響，但《傷寒論》全書沒有欲解時的記載，臨床上亦看不到太陽病欲解時的規律。人類的干預卻是很明顯，如服藥、蓋衣被、空調等，白天患太陽病表陽證，晚上喝碗薑糖水或熱水，加蓋棉被出點汗，太陽病證就消除了，此常見於子時，這是人們的常識。經方、張仲景的六經辨證論治理論體系，其主旨是，根據病人患病後出現的症狀來進行辨證論治，對病情的變化、預後也是根據症狀反應，故胡老明確標明附會運氣“不可信”。

10.風家，表解而不了了者，十二日癒。

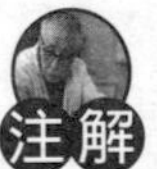

風家，即是太陽中風，表已解，但尚有餘症不了了，如身酸痛，大約十二日癒，亦爲約略之辭。

解讀

本條的“風家”，亦屬胡老所稱“書中爲文確有語病”者，胡老明確爲太陽中風證，符合臨床所見。中風證因榮衛不和，發汗解表可祛邪，但正氣虛邪易犯表，故易拖延十余日方癒。

本條提出十二日，前幾條提出六日、七日，可見是約略之數，無特定意義。可證，“太陽病欲解時，從巳至未上”這種推測無意義。

11.病人身大熱，反欲得衣者，熱在皮膚，寒在骨髓也；身大寒，反不欲近衣者，寒在皮膚，熱在骨髓也。

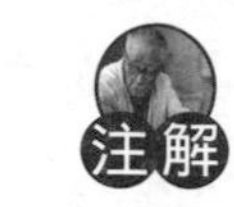

病人的身表雖似大熱，但其人反欲加覆衣被者，是外假熱而內眞寒也；病人的身表雖似大寒，但其人反欲去其衣被者，是外假寒而內眞熱也。

【按】寒熱有眞假之辨，醫者不可誤於表面的假像，便處方藥，如手足逆冷的白虎湯證、顏面潮紅的四逆湯證均屬其例。

解讀

本條的“皮膚”、“骨髓”，作內外解，說明疾病的內在本質和外在現象有矛盾時，當從病人的徵象和喜惡作周密的觀察和分析，才能判斷出寒熱在裏還是在表，才能判定寒熱的眞假。

辨太陽病(表陽證)脈證並治上前11條小結

以上共11條，可視爲太陽病的總論。太陽病即是表陽證，脈浮、頭項強痛而惡寒，爲此證最正確的概括特徵。太陽病又可分爲中風和傷寒二種類型，它們的區別，以自汗和無汗爲主要鑒別點。中風由於自汗出，脈內水分被奪，故脈按之緩；傷寒以無汗，脈內血液充實，故脈按之緊。此外，另有一種形似太陽病的溫病，不過太陽病熱在表，雖發熱而必惡寒；溫病以熱盛於裏，故不惡寒但發熱而且渴，亦易區分。急性病初作，大都出現表證，表證有陰陽二類，太陽病即表陽證，少陰病即表陰證。最明顯的鑒別法，爲發熱惡寒和無熱惡寒，即論中所謂“病有發熱惡寒者，發于陽也，無熱惡寒者，發于陰也。”此均關於辨證的重要事項，學者應熟記。

解讀

於11條後做小結，僅見于胡希恕老師後期筆記，顯示經多年研究仲景書，體會深邃，學術思想臻于完善，亦顯示此11條在解讀全書上，居於重要地位。

首先應明瞭，以上11條，是由神農至商周積累的《湯液經法》經驗，又經漢晉諸多醫家包括張仲景、王叔和等，經多次整理的《湯液經法》原文，其條文是在古代積累的方證經驗基礎上，上升到理論的總結，這便是古代一代一代的經方家，用八綱理論總結的方證經驗，至張仲景時發展爲六經辨證理論體系。這11條體現了反復整理、反復臨床實踐的結果，因此具有綱領經性、邏輯性、系統性，也就最具科學性。惜王叔和以《內經》的學術觀點注釋仲景書，使後世難於理解原文。

胡希恕於此做一小結，正是告 醫家，讀仲景書首先要具備正確的入眼功夫，這便是以八綱解六經，傷寒、中風、溫病、風溫等病證概念，在仲景書有明確科學地說明，是經方原有的理論體系的概念，是與《內經》不同的概念。眞正讀懂這11條，再讀全書將變得容易理解。尤其值得注意的是，明確指出"七日癒"、"六日癒"、"欲解時"是附會運氣學說，不可信，明此可以解脫誤解傳統。

12.太陽中風，陽浮而陰弱，陽浮者，熱自發；陰弱者，汗自出。嗇嗇惡寒，淅淅惡風，翕翕發熱，鼻鳴乾嘔者，桂枝湯主之。

注解 外為陽，內為陰，陽浮而陰弱者，謂脈有浮於外而弱於內的形象，即輕取則浮，但重按則甚緩弱之意。陽浮者，熱自發，謂陽浮之脈，為發熱之應。陰弱者，汗自出，謂陰弱之脈，為汗出之應。嗇嗇，為縮縮狀。嗇嗇惡寒，即縮縮然而惡寒也。淅淅，為身被冷水狀，淅淅惡風，謂淅淅然而惡風如身被冷水也。翕翕，為合而不開狀，翕翕發熱，謂邪熱郁集於體表，翕翕然而難開也。氣沖熱壅，故鼻息有聲而乾嘔也，此為太陽中風證，桂枝湯主之。

【按】如前所述，太陽病本是機體欲借發汗的機制，自體表以解除疾病的為證反應，亦即《內經》所謂"邪氣交爭於骨肉者"是也。邪指病邪，氣指精氣(即津液)，今得汗出，理應表解不復發熱，而反復發熱表不解者，是精氣虛，不足以勝邪也，故以甘溫滋液的桂枝湯，覆汗以解之。

解讀 岐黃之術與農伊之術，皆產生於我國古代，其理論各具特色，但有相通、相同之處，如八綱理論，胡老所引即屬此，為了更容易理解桂枝湯，引用了《內經》有關內容。胡老筆記僅引"邪氣交爭於骨肉者"，但每次講解，皆詳述"陰陽交"內容，即《素問•評熱病論》："有病溫者，汗出輒復熱而脈躁疾，不為汗衰，狂言不能食，病名為何？岐伯對曰：病名陰陽交，交者死也。帝曰：願聞其說。岐伯曰：人所以汗出者，皆生於穀，穀生於精。今邪氣交爭於骨肉而得汗者，是邪卻而精勝也。精勝則當能食而不復熱，復熱者，邪氣也。汗者，精氣也，今汗出而輒復熱者，是邪勝也，不能食者，精無俾也。”這裡主要是說：汗出身熱是邪氣盛，精氣虛。汗出爲精液外溢，此時邪乘虛入於肌表，正氣爲陽，邪氣爲陰，正氣與邪交爭於肌表故稱陰陽交。此時精氣流於外，邪氣入於裏，故病死。桂枝湯證雖不全同於《內經》所說的陰陽交之死證，但正邪交爭於肌表、汗出身熱的病機是相同的。桂枝湯的主要性能是甘溫健胃，通過調和營衛使精氣勝而表固，邪氣不再入侵，故使汗止而熱除，也即甘溫除熱的道理。而後世有注家認爲，中風是中於風邪，桂枝湯是辛溫發汗袪風邪，是望文生義、片面猜測，未能理解桂枝湯本方證，更不能理解桂枝湯加減諸方證。因此，有必要解讀一下有關仲景對本方證的論述。

【桂枝湯方】

桂枝三兩(去皮)，芍藥三兩，甘草(炙)二兩，生薑(切)三兩，大棗(擘)十二枚。

上五味，㕮咀，以水七升，微火煮取三升，去滓，適寒溫，服一升。服已須臾，歠熱稀粥一升餘，以助藥力。溫覆令一時許，遍身漐漐微似有汗者益佳；不可令如水流漓，病必不除。若一服汗出病差，停後服，不必盡劑；若不汗，更服，依前法；又不汗，後服小促其間，半日許令三服盡。若病重者，一日一夜服，周時觀之，服一劑盡，病證猶在者，更作服；若汗不出，乃服至二、三劑。禁生冷、粘滑、肉面、五辛、酒酪、臭惡等物。

【按】《金鑑》曰：“桂枝湯，桂枝下有去皮二字，夫桂枝氣味辛甘，全在於皮，若去皮，是枯木矣，如何有解肌發汗之功？宜刪此二字”，此說是也，故去之，後仿此。

後世注家皆認爲是去皮外之粗皮，宜從後世注家。

爲了便於研究，方藥的組成及劑量、煎服法，皆遵原書，以下同。

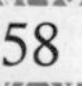

【方解】桂枝、生薑均屬辛溫發汗藥，但桂枝降氣沖，生薑治嘔

逆，可見二藥均有下達之性，升發之力不強，雖合用之不至大汗，並以均有健胃作用，合於大棗、甘草純甘之品，益胃氣而滋津液。芍藥味苦微寒，既用以制桂、姜的辛散，又用以助棗、草的滋津。尤其藥後少食稀粥，更有益精卻邪之妙。故本方者，既是發汗的解熱藥，又是安中養液藥，即所謂的“甘溫除熱”的良方也。

解讀 原書藥用劑量折合現代劑量有大概標準，即古之一兩，今爲一錢、或3克，書中桂枝三兩，今用三錢，或9克、或10克，爲約略之數，實際用量要結合臨床。古代煎藥用水，多以容積(合、升、斗)估算，煎得後，多是先服三分之一，之後據病情決定用藥。故用藥劑量與病情、服法緊密相關，書中有多處論述，宜注意。

桂枝湯方解，是認識桂枝湯方證的起步，眞正認識還要看以下諸多方證。

仲景書把治療中風的桂枝湯方證首先列出，是因表證以桂枝湯方證最多見，因表、裏、半表半裏合病以桂枝湯加減的方證更多見。由臨床觀察可知，桂枝湯方及其加減方，不但能治療急性病，亦能治療慢性病，不但能治療外感病、傳染病，亦能治療內傷雜病。

13.太陽病，頭痛、發熱、汗出、惡風，桂枝湯主之。

注解 凡屬太陽病，只若見其頭痛、發熱、汗出、惡風者，即宜桂枝湯主之，不要以爲它是中風的專用方，自在言外。

【按】中醫講辨證施治，只若方證適應，用之即驗，不必管它是什麼病也。

解讀 在這裡，胡希恕老師強調：不能以爲桂枝湯是中風專用方，要細心體會。同樣不能以爲麻黃湯是傷寒專用方，提示經方治病，重在辨方證，而不在辨病。因此有關桂枝湯方證的論述就有22條(包括《金匱要略》1條))之多，由桂枝湯加減的方證就更多了，以下集中論述桂枝湯和其加減方證

14.太陽病，項背強几几，反汗出惡風者，桂枝加葛根湯主之。

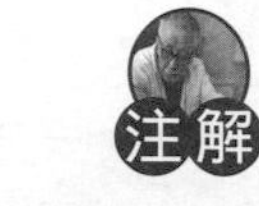

几几，為伸頸狀，即項背強急，俯仰不自如的狀詞。太陽病汗出惡風，是桂枝湯證，今以項背強几几，故更加主治是證的葛根治之。

【按】葛根湯，治太陽病項背強几几，無汗惡風者，而桂枝加葛根湯治項背強几几汗出惡風者，因謂為反汗出惡風，暗示二方應用的鑒別點，而用一“反”字傳其神，古文簡妙如此。

【桂枝加葛根湯方】

葛根四兩，桂枝(去皮)三兩，芍藥三兩，生薑(切)三兩，大棗(擘)十二枚，甘草(炙)二兩。

上六味，以水七升，煮取三升，去滓，溫服一升。不須歠粥，餘如桂枝法將息及禁忌。

【注】原書本方方名為桂枝加葛根湯，但實際組成是葛根湯，林億有說明，故本書直改方藥組成為桂枝加葛根湯。

【方解】葛根清涼解熱解肌，主治項背強急，加於桂枝湯，故治桂枝湯證而項強急者。

葛根，《神農本草經》謂：“味甘，平。主治消渴，身大熱，嘔吐，諸痹，起陰氣，解諸毒。”胡希恕老師對藥味的解說，多依據《神農本草經》及仲景書，同時出自親身多年體會，“葛根清涼解熱解肌”即如此，是分析了有關的方證，對比麻黃、桂枝辛溫而體會葛根為清涼。桂枝加葛根湯治桂枝湯證又見項背強几几者，仍是強調辨方證，而不是辨病。葛根有治項背強几几的特能，有汗出惡風者加于桂枝湯中治之；若無汗惡風者加于麻黃湯中；若喘而汗出、下利不止者加于黃芩黃連湯中……現今臨床常見，不問寒熱虛實，凡遇項背強几几即用葛根，甚至以降血壓、擴張血管為目標，皆與經方理論相違，臨床亦難以取效。

15. 太陽病，下之後，其氣上沖者，可與桂枝湯，方用前法，若不上沖者，不得與之。

注解 太陽病爲在表，宜汗不宜下。誤下後，其氣上沖者，說明未因誤下而邪內陷，病還在表，故可與桂枝湯，如前食稀粥覆取微汗法以解表。若不氣上沖者，則已成誤下的壞病，以無表證的存在，當然不得再與桂枝湯以解表了。

【按】古人于長期臨床的實踐中，得知氣上沖爲下後表未罷的應徵，依此而用本方當可無誤，不過爲了探討其所以然之理，仍有加以說明的必要。太陽病，原是機體欲以發汗的機轉，自上半身廣大的體表面，以解除疾病，此時自裏以下之，正給機體機制以相反的打擊，若機體的機能較弱，便不能保持原來的抗病機制，則病當去表而內陷；若機體的機能旺盛，反而振奮地與此逆治以回擊，堅持了原來的抗病機制，氣上沖即此振奮回擊的一種反應。由於下傷中氣，損津液，雖病還在表，也不宜用麻黃湯，而宜用桂枝湯。

解讀 胡希恕老師強調桂枝降沖逆體悟於此。標明桂枝湯有調和營衛、益氣解表作用外，還有降沖逆的特能。

16. 太陽病三日，已發汗，若吐，若下，若溫針，仍不解者，此為壞病，桂枝不中與之也。觀其脈證，知犯何逆，隨證治之。

注解 太陽病三天，已經發過汗，但病未解，醫不詳查所以不解之故，而又行或吐、或下、或溫針等非法的治療，故病仍不解，此爲逆治的壞病，則不可與桂枝湯也，應觀其脈證，詳審其所犯那種逆治，而隨當時的證候，予以適應的方藥治之可矣。

【按】隨證治之，是辨證施治的大眼目，讀者不要輕輕看過。

觀其脈證之證，是指各別的症狀言；隨證治之證，指辨明的病證言，即是說綜合脈證的觀察分析，而辨明其陷於什麼證，然後隨證以適方治之。

解讀 隨證治之，其實質是指辨方證。12條首先提出太陽中風用桂枝湯主之，不是說凡是中風都用桂枝湯治療，而是用於太陽中風，見脈陽浮而陰弱，熱自發、汗自出、嗇嗇惡寒、淅淅惡風、翕翕發熱、鼻鳴乾嘔者，若出現其他症狀，要據其證用藥，以上所述桂枝加葛根湯及以下桂枝加附子、桂枝加厚朴杏子湯等即是其例。又表解向裏或半表半裏傳變，無桂枝湯證後，再不能用桂枝湯治之，而要依據所現症狀辨六經、辨方證，以適證治之，亦屬隨證治之。

16(續).桂枝本為解肌，若其人脈浮緊，發熱、汗不出者，不可與之也。常須識此，勿令誤也。

注解 桂枝湯本來是爲解肌而設，與麻黃湯專用於發表者，大異其趣。若脈浮緊、發熱、汗不出者，乃表實證，則宜用麻黃湯以發其表，愼不可用桂枝湯以解其肌。若誤與桂枝湯，必致實實之禍，醫者應常注意於此，愼勿誤施也。

【按】精氣虛，力不足以勝邪，雖汗出，邪反乘汗出之虛，而深據於肌膝之內。桂枝湯能促進胃氣，加強精氣，使盤據肌膝之邪不得複留，乃得因汗而解。邪在肌，則肌不和，桂枝湯益氣驅邪而使其復和，故謂桂枝本爲解肌。若精氣充盛，本足以勝邪，只以不得汗出，因致邪氣相搏的表實證，宜麻黃湯發其表，則邪共汗出即治。若誤與桂枝湯再益其精氣，必使實上加實，禍變立至，所謂“桂枝下嚥，陽盛即斃”者是也。不過此所謂陽，是指精氣，亦即津液，不要認爲陽熱之陽。古人以氣爲陽，血爲陰，津液屬氣分，故亦稱爲陽。桂枝湯本是解表解熱劑，若發熱即禁用桂枝湯，實成笑話，後世醫書多有這樣謬說，誤人不淺，學者愼勿輕信。

解讀 “桂枝下嚥，陽盛即斃”，見於王叔和《傷寒例》，因其以病邪判定證的性質，治療則以溫熱治寒，以寒涼治熱，故認爲桂枝湯是辛溫之劑，用於治療表寒，不能治療表熱。這種謬說，影響了後世許多人不能認識桂枝湯證。

胡希恕老師巧妙地引用了這句話，來進一步說明桂枝湯的作用。其關鍵之點，是“陽”的概念，這是胡希恕老師首先提出的，經方、仲景書中的“陽”指精氣、津液，是經方辨證理論體系的獨有理念。這裏通過麻黃湯證和桂枝湯證的證治，恰到好處地說明了這一特點。這就是，桂枝湯證因有汗出，則津液虛於體表，也稱精氣虛，此也即陽虛、陽氣虛；麻黃湯證因無汗出，則津液充盛於體表，也稱精氣實，此也即陽盛，或陽氣盛。桂枝湯是溫胃生津液、補精氣者，若用於陽氣盛的麻黃湯證，當然屬實實之禍，恰爲“桂枝下嚥，陽盛即斃”者也。關於陽的概念，請參見27、29、30、46等條。

17.若酒客病，不可與桂枝湯，得之則嘔，以酒客不喜甘故也。

注解 平素嗜酒的人謂爲酒客，酒客以濕熱內蘊，如患外感，最易發爲濕溫，此病亦常發熱汗出，形似桂枝湯證，但不可與桂枝湯，桂枝甘溫，反助濕熱，故服之則嘔。

【按】桂枝湯爲解表解熱劑，酒客病濕熱在裏者，則非桂枝湯所宜，雖發熱、自汗出形似桂枝湯證，但必渴而不惡寒，亦不難辨，所以醫者不可片面看問題，而誤與之。不過酒客患外感，而確現桂枝湯證者，當然可與桂枝湯，尤不得心存成見。

解讀 “尤不得心存成見”，見於胡希恕老師後期的筆記，突出了經方辨證考慮到致病病因，但更注重於症狀反應。臨床辨證，是要先辨六經，酒客裏熱明顯則病爲裏陽明證，當然不可用桂枝湯；若酒客裏熱不明顯而表熱明顯且爲桂枝湯方證，則當然可用桂枝湯。本條按語亦是針對後世醫家，片面理解本條，尤其後注“以酒客不喜甘故也”，凡遇酒客，凡見發熱，即屬“桂枝下嚥，陽盛即斃”之成見，提示讀者要正確理解桂枝湯方證。

18.喘家，作桂枝湯，加厚朴杏子佳。

注解 平時有喘病者，謂爲喘家。喘家外感而現桂枝湯證，宜於桂枝湯原方再加厚朴、杏仁兼以治喘爲佳。

【按】喘家外感，喘當誘發，雖現桂枝湯證，亦宜加厚朴杏仁兼以平喘。醫者治病，當隨證治之，不得執定成方，不知變化也。

解讀 本條冠首爲喘家，給人以印象本條重在論治喘，實際是重在講桂枝湯的應用，有的版本本文斷句爲“喘家作”，即平素常咳喘者出現桂枝湯證，要加厚朴杏仁之屬，並不是說，必定加這二味，而是依據有是證加是藥，尤其對於喘家，用桂枝加厚朴杏子湯的機會不多，故本條後未見處方，而43條見處方，可知43條所述證，為桂枝加厚朴杏子湯的適應證，可能原列於前，互參即明。

厚朴杏仁溫中化飲，當治太陰裏寒，故桂枝加厚朴杏子湯為治太陽太陰合病的外邪裏飲者，參見43條。

喘家，為頑固慢性病，本條所述原是慢性病又發桂枝加厚朴杏子湯證，即慢性病又見太陽病，可知太陽病提綱不只是指急性傳染病提綱，而是常見病的提綱。

19. 凡服桂枝湯吐者，其後必吐膿血也。

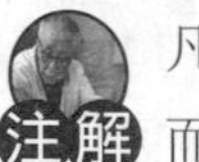

凡服桂枝湯而發生嘔吐者，大都是以甘溫誤施於裏熱，裏熱而反攻表，既亡津液，複使熱壅，久則傷肺，必吐膿血也。

【按】此承前酒客病不可與桂枝湯，重申其妄用於內熱證為害之大也。

桂枝湯是治表熱證者，把桂枝湯誤施於裏熱證，有吐膿血的惡果，辨證時，不可不慎。桂枝湯治療表熱，裏熱證當然不能用，也可知臨證先辨六經的重要。

20. 太陽病，發汗，遂漏不止，其人惡風，小便難，四肢微急，難以屈伸者，桂枝加附子湯主之。

注解 太陽病，發汗，遂漏不止者，暗示桂枝湯證誤與麻黃湯以發汗，遂使汗漏不止也。其人惡風，半由於外證未罷，半由於虛極陷於少陰也。小便難、四肢微急、難於屈伸，均因脫汗津液虛竭的結果，故以桂枝加附子湯主之。

【按】桂枝湯證雖汗出，但不是汗漏不止，桂枝湯證雖惡風，但必伴發熱，今汗漏不止，只見其惡風，不見發熱，況又四肢微急，難以屈伸，更屬虛極入陰之象，雖不言脈，亦必微細可知，此已轉化為少陰證，因以桂枝加附子湯主之。

【桂枝加附子湯方】

桂枝(去皮)三兩，芍藥三兩，甘草(炙)三兩，生薑(切)三兩，大棗(擘)十二枚，附子(炮，去皮，破八片)一枚。

上六味，以水七升，煮取三升，去滓，溫服一升。本云：桂枝湯，今加附子，將息如前法。

【方解】此即桂枝湯加附子，故治桂枝湯證陷於陰證者。

解讀 桂枝湯證陷於陰證，即指由太陽證變爲少陰證。胡希恕老師論述太陽病變爲少陰病時，用"陷"而不用"傳"，是形象地說太陽病，因汗出多津液傷而體表皮膚經脈皆虛陷，病雖還在表，其證已不屬陽證而屬陰證。少陰與太陽病位皆在表，故不稱傳，而稱陷。

本條亦是講桂枝湯加味方證，看似與桂枝加葛根湯雷同都爲治表，但有明顯不同，這就是桂枝加葛根湯是治太陽之表，而桂枝加附子湯是治少陰之表，是六經病證不同了。

値得注意的是，由桂枝加附子湯證可窺見六經辨證理論的形成，這便是，方證的積累、方證的八綱分類(病位分陰陽)自然產生了六經。胡希恕老師謂"六經來自八綱"，是一生用心讀仲景書的體悟。

本方證常見於急慢性關節炎及諸多痹證。

21. 太陽病，下之後，脈促、胸滿者，桂枝去芍藥湯主之；(22.)若微，寒者，桂枝去芍藥加附子湯主之。

注解 太陽病宜汗不宜下，若誤下法後，因氣沖於上，而虛於下，以至脈促胸滿者，宜桂枝去芍藥湯主之；若脈更兼見微，並又惡寒者，則宜桂枝去芍藥加附子湯主之。

【按】促，爲寸浮關以下沉之脈。注家多謂"數中一止"，乃宗叔和之說，實非。太陽病就由於誤下，虛其腹氣，但表未罷，故氣上沖胸，以至胸滿，上實下虛，脈亦應之促。下後氣上沖，本宜桂枝湯，今腹氣因下而虛，故去芍藥。若脈更兼見微，並其人複惡寒，病已由陽轉陰，故更加附子治之。

解讀 21、22條緊密相關，成無己改爲兩條，並把微寒，改爲微惡寒，是不對的。若微寒者，微後當加"，"號，是繼脈促而論述，微言脈，而寒言證，即22條的微寒，是承21條而來，下之後胸滿，又見脈微而且惡寒，呈少陰證，故加附子治之。

這裡注意：胸滿與腹滿不同，要聯繫桂枝加芍藥湯證對照分析，桂枝加芍藥湯證，是因桂枝湯證又見陽明裏實之腹滿，因加芍藥。本條的胸滿，是因下後腹虛，而表不解氣上沖而致胸滿。

【注】有的版本“微寒者”以下爲另條，便於文義貫通和序號一致合爲一條。

【桂枝去芍藥湯方】

桂枝(去皮)三兩，甘草(炙)二兩，生薑(切)三兩，大棗(擘)十二枚。

上四味，以水七升，煮取三升，去滓，溫服一升。本云：桂枝湯，今去芍藥，將息如前法。

【方解】於桂枝湯去治腹攣急的芍藥，故治桂枝湯證腹不攣急而虛弱者。

【桂枝去芍藥加附子湯方】

桂枝(去皮)三兩，甘草(炙)二兩，生薑(切)三兩，大棗十二(擘)枚，附子(炮，去皮，破八片)一枚。

上五味，以水七升，煮取三升，去滓，溫服一升，本云桂枝湯，今去芍藥加附子，將息如前法。

【方解】此于桂枝去芍藥湯加附子，故治桂枝去芍藥湯證而陷於陰證者。

解讀 胡希恕老師對本條的解讀，尤其是對促脈的認識，獨具特色，也最恰切臨床，容易理解。由此亦可知：《傷寒論》的促脈與《脈經》的促脈根本不同，《傷寒論》是有別於《內經》的經方理論體系。

23. 太陽病，得之八九日，如瘧狀，發熱惡寒，熱多寒少，其人不嘔，清便欲自可，一日二三度發。脈微緩者，為欲癒也；脈微而惡寒者，此陰陽俱虛，不可更發汗，更下，更吐也；面色反有熱色者，未欲解也，以其不能得小汗出，身必癢，宜桂枝麻黃各半湯。

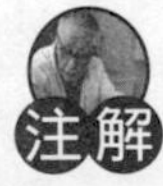

太陽病已八九日，其人定時發寒熱如瘧狀，熱多寒少，則未轉爲陰證。其人不嘔，則未傳入少陽；清便欲自可，則未傳

入陽明。只如瘧狀發熱惡寒，一日二三次發，診脈微緩，病邪已衰，故肯定其爲欲癒也。

若太陽病，八九日不解，脈甚微，並不發熱而但惡寒者，此表裏俱虛，已陷於陰證，當隨證治以附子劑，不可更發汗、更下、更吐也。

若如上一節的爲證，雖脈微緩，其人面色反有熱色者，乃鬱熱在表之候，可肯定其爲未欲解也。以其不能得小汗出，表終未解，則身必癢即其候也，宜桂枝麻黃各半湯微發汗則癒。

【按】惡寒是太陽病的要徵，邪之輕重，往往可驗之於寒多或少，宜注意。尤其脈微緩爲邪衰正復之應，熱多寒少見此脈，大都爲欲癒之兆。又時發熱汗出者，爲桂枝湯證(見54條)，今雖時發熱，而身癢不得小汗出，又有麻黃湯證，因以桂枝麻黃各半湯治之。

身必癢，爲濕在表，故小發其汗可解。胡希恕老師常以桂枝湯加荊芥、防風治本證或濕疹多取良效。

太陽病開篇是先論述桂枝湯方證及其加減方證，臨床變化多端，加減用藥亦就多變，本條是講出現中風桂枝湯證和傷寒麻黃湯證，故以合方治之。

由本條可體會，臨床治病主在方證相應，其用量多少，亦必與證相應，決不能膠柱鼓瑟。那種不看臨床症狀、病情，而評價某藥用量大小是不科學之舉，是未正確理解經方治病之道。胡希恕老師體悟了本方證之旨，常用桂枝湯加荊芥、防風於臨床，尤其治療濕疹、皮膚病等，療效卓著，正是悟道致臻。近年仿老師用之，亦屢試不爽，如李某，女，35歲，2008年9月10日初診：四肢及胸腹皮膚起濕疹，濕疹密集如粟，癢甚難忍，撓撓抓後流黃水。曾服濕毒清顆粒及中藥清熱解毒祛風之劑皆無效，問其症，口中和，汗出少，而時惡寒，或身熱，身熱時癢甚，大小便如常，舌苔薄白，脈細緩寸浮。此太陽表不解挾濕，治以微發其汗，與桂枝加荊防白蒺藜治之：桂枝10克，白芍10克，炙甘草6克，生薑12克，大棗4枚，荊芥10克，防風10克，白蒺藜15克。服3劑顯效，服7劑而痊癒。

【桂枝麻黃各半湯方】

桂枝(去皮)一兩十六銖，芍藥、生薑(切)、甘草(炙)、麻黃(去節)各一兩，大棗(擘)四枚，杏仁(湯浸，去皮尖及兩仁者)二十四枚。

上七味，以水五升，先煮麻黃一二沸，去上沫，內諸藥，煮取一升八合，去滓，溫服六合。本云：桂枝湯三合，麻黃湯三合，並為六合，頓服，將息如上法。

【注】古制二十四銖爲一兩，二•四銖爲一錢，下仿此。

【方解】取桂枝湯和麻黃湯各三分之一而合之，故治二方合併證的輕微者。

解讀 張仲景用麻黃，皆是先煮一二沸，爲的是去上沫，去除上沫引起的心煩不適，陶弘景謂："先煮一二沸，去上沫，沫令人煩"。宜注意。

24. 太陽病，初服桂枝湯，反煩不解者，先刺風池、風府，卻與桂枝湯則癒。

注解 桂枝湯證，不會煩的太厲害，服桂枝湯後，汗出身和而不煩。本條服用桂枝湯卻有相反的症狀出現，不但病情未癒，反煩不解，這種情況是不常見的。這不是桂枝湯的問題，而是邪盛氣滯的結果，病邪在肌肉一層，病情偏實，故而藥力受阻，此時針灸可以輔助治療，先刺風池、風府，再與桂枝湯，即可痊癒。

25. 服桂枝湯，大汗出，脈洪大者，與桂枝湯，如前法；若形似瘧，一日再發者，汗出必解，宜桂枝二麻黃一湯。

注解 脈洪大，當是脈浮。脈洪大爲裏熱盛，如何可與桂枝湯？可能是白虎加人參湯條的脈洪大，錯亂在此，宜改之。

服桂枝湯不得法，而致大汗出，病必不解，脈浮者，病仍在外，可再與桂枝湯如前法服之；若形似瘧狀，只一日二次發寒熱，外邪已微，稍使汗出即解，宜用桂枝二麻黃一湯。

【按】服桂枝湯後，表不解，仍宜桂枝湯，不可與麻黃湯，此爲定法。但服桂枝湯後，脈浮無汗，其人形似瘧日再發者，乃桂枝湯與麻黃湯的合併證，故可與桂枝湯與麻黃湯的合方。由於桂枝湯證較多，麻黃湯證較少，因取桂枝二麻黃一法，此與前之各半湯均示人以合方之法，學者當細玩。

【桂枝二麻黃一湯方】

桂枝(去皮)一兩十七銖，芍藥一兩六銖，麻黃(去節)十六銖，生薑(切)一兩六銖，杏仁(去皮尖)十六個，甘草(炙)一兩二銖，大棗(擘)五枚。

上七味，以水五升，先煮麻黃一二沸，去上沫，內諸藥，煮取二升，去滓，溫服一升，日再服。本云：桂枝湯二分、麻黃湯一分，合為二升，分再服，今合為一方，將息如前法。

【方解】取桂枝湯二，麻黃湯一合之，故治桂枝湯證多麻黃湯證少者。

解讀　以上主要論述桂枝湯方證及桂枝湯加減方證，其中涉及傷寒證治，本條桂枝二麻黃一湯即其例。

由此可以看出，仲景書實際是病案總結，不過這個病案總結歷經了幾代人修正、補充而成。本條即記述服桂枝湯後，出現了桂枝二麻黃一湯方證，故以該方治療。全書皆是類似的內容，皆反映了有是證用是方的精神。亦可證，《傷寒論》的六經是來自于方證的總結。

26. 服桂枝湯，大汗出後，大煩渴不解，脈洪大者，白虎加人參湯主之。

注解　服桂枝湯不得法，而使大汗出後，表證雖罷，但由於津液大量亡失，胃中乾燥，故大煩渴不解。脈洪大爲熱甚於裏，知已傳入陽明，宜白虎加入參湯主之。

【按】服桂枝湯而致大汗出者，亦可傳爲裏熱的陽明病，藥雖對證，而用法不當，亦往往誤事，醫家病家均不可等閒視之。

【白虎加人參湯方】

知母六兩，石膏(碎，綿裹)一斤，甘草(炙)二兩，粳米六合，人參三兩。

上五味，以水一斗，煮米熟湯成，去滓，溫服一升，日三服。

【方解】白虎湯解煩除熱，加人參益氣生津，故此治白虎湯證(詳白虎湯方解)而津虛渴甚者。

解讀 原是桂枝湯方證，服藥後出現白虎加人參湯方證，故與該方治之，這相當於複診病案記錄。要知臨床常見，未服桂枝湯，一發病即現白虎加人參湯方證者，當然可用該方治之。即經方治病，主要依據症狀反應。

白虎湯證為陽明裏熱證，人參治裏虛之太陰，故白虎加人參湯為陽明太陰合病方證。臨床常見由桂枝湯方證變化為白虎加人參湯方證者，為了集中論述有關桂枝湯方證經驗，故把治療陽明證的方證亦列於此，這是仲景書最常用的寫作方法，讀仲景書必須先明瞭這一寫作方法，不然將無法讀懂《傷寒論》，如大承氣湯本治陽明病，當少陰病篇亦見大承氣湯，有人認為大承氣湯亦治少陰病，遂讀仲景書越讀越糊塗，不解六經實質。

這裡要說明一下，有人對仲景書寫作方法、方證分篇不理解，提出《傷寒論》“綱不符目”質疑，即太陽病是論述發汗解表的方證，為何把白虎加人參湯、調胃承氣湯、甘草乾薑湯、小柴胡湯等放在太陽病篇？認為某方證列於某篇，即是治該篇名病者，如白虎加人參湯列於太陽病篇，就應該治太陽病，桂枝湯列于太陰病篇，則桂枝湯也治太陰病。這樣自然認為大承氣湯列于少陰病篇，則亦是治少陰病者……這樣還怎能理解六經實質？這裡也說明，讀仲景書，必先明確六經提綱，再以八綱分析方證，才能明瞭方證的歸類、六經所屬。

27.太陽病，發熱惡寒，熱多寒少，脈微弱者，此無陽也，不可發汗，宜桂枝二越婢一湯。

注解 太陽病，發熱惡寒，表還未解可知。但熱多寒少，而脈微弱，為外邪已衰，病有欲癒之兆，雖無汗則體表已無充實的津液，故謂此無陽也，不可以麻黃湯發其汗，宜與桂枝二越婢一湯的輕劑，稍解肌以透表則癒矣。

【按】此和前之桂枝麻黃各半湯、桂枝二麻黃一湯藥量均極輕，故均主邪微病輕的為證，並基於三方的說明，可知方證互見者，即宜合方治之，證多者多用，證少者少用，法極簡易。不過古法是取煎藥合之，仲景已改為合方，今依據經驗略加修改更加方便，以下就桂枝湯、麻黃湯為例說明之：桂枝湯為由桂枝三錢、芍藥三錢、生薑三錢、大棗四枚、甘草二錢所組成。麻黃湯為由麻黃三錢、桂枝二錢、杏仁三錢、甘草一錢所組成，二方中均有桂枝和甘草，若合方按大量用即可，不必把相同的藥量加算在一起，故桂枝湯與麻黃湯的合方應為：桂枝三錢，麻黃三錢，芍藥三錢，生薑三錢，杏仁三錢，甘草二錢，大棗四枚。若各半湯，即取二分之一量；若病輕亦可各取三分之一量。又如桂枝二麻黃一湯，宜取桂枝湯的二分之一量，麻黃湯的三分之一量，相同藥味亦同上法處理之。

無陽之"陽"，是指津液說的，書中此說屢見不鮮，注家盡作"陽熱"解，實非。

【桂枝二越婢一湯方】

桂枝(去皮)、芍藥、麻黃、甘草(炙)各十八銖，大棗(擘)四枚，生薑(切)一兩二銖，石膏(碎綿裹)二十四銖。

上七味，以水五升，煮麻黃一二沸，去上沫，內諸藥，煮取二升，去滓，溫服一升。本云：當裁為越婢湯、桂枝湯，合之飲一升，今合為一方，桂枝湯二分，越婢湯一分。

【按】以上三合方後，均有"本云"字樣，可見是仲景前即有的古方，略改煎服法都詳加注語，論中諸方多是來自古方書，又復何疑！晉皇甫謐謂仲景論廣湯液之言，信而有征也！

【方解】越婢湯見《金匱要略•水氣病》篇："治風水、惡風、一身悉腫、脈浮、不渴、續自汗出、無大熱者"。此取桂枝湯二，越婢湯一合之，當治桂枝湯證多而越婢湯證少者。其實此即桂枝加麻黃石膏，故治桂枝湯證汗不出而煩躁者，由於藥量甚小，只宜輕證耳。

這裡關注的焦點是“無陽”，胡希恕老師率先提出此條所稱無陽之“陽”，是指津液，揭示了經方醫學的正確學術觀點，而以成無己、張志聰等把“陽”作陽熱解，代表了岐黃學術觀點。

本條發熱惡寒爲太陽病，熱多寒少，暗示了裏熱多，而表證輕，即呈太陽陽明合病，爲桂枝二麻黃一湯方證。越婢湯見《金匱要略•水氣病》：“治風水，惡風，一身悉腫，脈浮，不渴，續自汗出，無大熱者。”即是治太陽陽明合病，裏熱重表裏水氣皆重者，故麻黃、石膏用量俱重。本條所述方證，雖亦是太陽陽明合病，但因津液虛(無陽)，故呈桂枝二麻黃一湯方證，治療只能輕微發汗及清裏。

28. 服桂枝湯，或下之，仍頭項強痛，翕翕發熱、無汗、心下滿微痛、小便不利者，桂枝去桂加茯苓白朮湯主之。

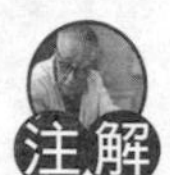

《金鑑》謂：“桂枝去桂，當是去芍藥之誤，因爲頭項強痛的表證還在，去桂將何以爲治？”此說有理，可從。

大意是說：醫者誤于“頭項強痛，翕翕發熱”的二三表證，而與桂枝湯，又誤於“心下滿、微痛”二三的裏證，而下之，不知此乃小便不利蓄水在裏，而表不解的爲證，既不是桂枝湯證，亦無關於裏實證，故服桂枝湯，或下之，均屬誤治，當幸未成壞病，證仍如初，因以桂枝去芍藥加茯苓白術湯主之。

【按】小便不利，蓄水於裏，上下氣有所阻，表裏亦失宣通，此即所謂“北牖不開，南風不入”也，故表證裏有停飲，尤其小便不利者，若不兼利其水，則表必不解，若強發其汗，激動水飲，變證百出。此古人經久實踐的結論，對於治療甚關重要，學者當細研之。

【桂枝去桂加茯苓白朮湯方】

芍藥三兩，甘草(炙)二兩，生薑(切)、白朮、茯苓各三兩，大棗(擘)十二枚。

上六味，以水八升，煮取三升，去滓，溫服一升，小便利則癒。本云：桂枝湯，今去芍藥加茯苓白朮。

【方解】此於桂枝去桂枝(芍藥)湯加利小便的茯苓、白朮，故治桂枝去桂枝(芍藥)湯證而小便不利者。

對本方證的爭議，歷來不斷，焦點是去桂還是去芍，胡希恕老師從于《金鑒》，我們在繼承其學術觀點上，提出我們的體會。

胡希恕老師認爲本條之證，治療前爲外邪內飲證，治療後仍是外邪內飲證，治療法當解表化飲，無疑是正確的。加苓朮化飲各家認識基本一致，那麼去桂還是去芍認識不一致，關鍵是否是有芍藥證，還是桂枝證？

有關芍藥證之辨：前21條："太陽病，下之後，脈促、胸滿者，桂枝去芍藥湯主之，"本條無脈促，無胸滿，而有心下滿微痛，根據279條："腹滿時痛者，屬太陰也，桂枝加芍藥湯主之。"故當用有芍藥。老師從于《金鑒》的原因之一，認爲"心下滿微痛"爲裏虛，"心下滿微痛，雖有似裏實證，但裏實者小便當利，今小便不利，其亦非裏實甚明"，故認爲不是芍藥的適應證。

這裡參考眞武湯方證，同時細詳老師有關芍藥的注解，可以明瞭這一問題。對桂枝加芍藥湯證的注解老師寫道："太陰病有腹滿時痛證，單就此證言之，因謂屬太陰，其實此腹滿痛並非太陰的虛滿，此時痛亦非太陰的寒痛，乃由於太陽病誤下，邪熱內陷而爲表裏的併病，但不是陰證而是陽證，故以桂枝湯解其外，加芍藥以治腹滿痛。"並認爲"芍藥緩攣急而止痛，尤有作用於腹攣痛。"由於芍藥"味苦微寒，大量用有緩下除滿作用，今于桂枝湯方而倍其量，乃成爲表裏併病的治劑，故治桂枝湯證而腹滿痛者。"這裡我們明確了芍藥的適應證爲腹滿痛。再參看眞武湯證也是外邪內飲證，亦有小便不利，方中有芍藥，老師對眞武湯的注解謂："眞武湯由茯苓、芍藥、生薑、白朮、附子組成，……陷於陰證，可能出現腹痛，故以芍藥緩急止痛，"這樣兩方對比分析，更明瞭本條的心下滿微痛，理當用芍藥治之。

有關桂枝證之辨："服桂枝湯或下之"造成的證候是："仍頭項強痛，翕翕發熱，無汗，心下滿微痛，小便不利者，"這是外邪內飲的太陽病，宗胡希恕老師教導，外邪內飲治必解表同時兼以利水，五苓散、苓桂朮甘湯等是其例，但是否惟有桂枝才能解其表呢？這一問題，仲景在論中已做說明，其一，本文已明示服桂枝湯不效，已暗示不是桂枝湯證，無汗更在證明不是桂枝證。其二，仲景用於解表發汗藥除了麻黃、桂枝、葛根、蔥白外，還用了生薑。胡希恕老師在桂枝湯方解中強調："桂枝、生薑均屬辛溫發汗藥"，明確了生薑爲辛溫發汗藥。服桂枝湯發汗，或下之皆傷津液，津傷則產生變證，其津傷重者，可陷於少陰如眞武湯證、白朮附子湯；其津傷輕者，可能還在太陽之表，但因津虛再不適合桂枝發汗解表，唯宜以生薑微發其汗。値得注意的是，眞武湯和白朮附子湯皆用生薑解表，因是少陰之表，故皆伍以附子溫陽解表。本條文明確說明：服桂枝湯或下之津虛表不解，再也不能用桂枝，唯適宜以生薑解表，也就是說，本條文所述，無桂枝證，故去桂是應該的。

總之，本條是太陽太陰合病的桂枝去桂加茯苓白朮湯證，故應是去桂不是去芍。

29. 傷寒脈浮、自汗出、小便數、心煩、微惡寒、腳攣急，反與桂枝湯，欲攻其表，此誤也。得之便厥、咽中乾、煩躁吐逆者，作甘草乾薑湯與之，以復其陽。若厥癒足溫者，更作芍藥甘草湯與之，其腳即伸；若胃氣不和譫語者，少與調胃承氣湯；若重發汗，複加燒針者，四逆湯主之。

注解 脈浮、自汗出、心煩、微惡寒，雖形似桂枝湯證，但微惡寒而不發熱，則病已由陽入陰，尤其小便數，爲胃虛不能以制下；腳攣急爲津液不足以養筋，若反與桂枝湯攻表以發汗，則津液益虛，故四肢厥而咽中乾，激動裏飲，更必煩躁而吐逆，因與甘草乾薑湯，溫中逐飲以治煩逆。以復其陽者，謂復其胃氣以滋津液也。若厥癒足溫，而腳攣急不去，再與芍藥甘草湯，緩其拘攣，其腳即伸；若由於津液亡失，胃不和而譫語者，可少與調胃承氣湯，微和其胃氣；假如不止誤與桂枝湯，而誤與麻黃湯重發其汗，或複加燒針劫使大汗者，致虛寒更甚的陰證，雖亦必四肢厥冷，然非甘草乾薑湯所能治了，當須四逆湯主之。

【按】中氣虛，有水飲反不能保持之，則小便數，古人所謂上虛不能制下故也，故小便數者，不可發汗，《金匱要略•水氣病》篇有“渴而下利，小便數者，皆不可發汗”，讀者可互參。

【甘草乾薑湯方】

甘草(炙)四兩，乾薑二兩。

上二味，以水三升，煮取一升五合，去滓，分溫再服。

【方解】本方主用甘草緩急養液，佐以乾薑溫中逐飲，故治胃虛有寒飲，或嘔逆吐涎沫，或遺尿、小便數而急迫者。

【芍藥甘草湯方】

芍藥、甘草(炙)各四兩。

上二味，以水三升，煮取一升五合，去滓，分溫再服。

【方解】本方以芍藥解攣急並治腹痛，合以緩急迫的甘草，故治上證而急迫者。

【調胃承氣湯方】

大黃(清酒洗，去皮)四兩，甘草(炙)二兩，芒硝二升。

上三味，以水三升，煮二物至一升，去滓，內芒硝，更上火微煮令沸，少少溫服之。

【方解】方中大黃、芒硝攻實下熱，甘草安中緩急，故治胃不和，發潮熱，而大便不通者。

【四逆湯方】

甘草(炙)二兩，乾薑一兩半，附子(生用，去皮，破八片)一枚。

上三味，以水三升，煮取一升二合，去滓，分溫再服，強人可大附子一枚，乾薑三兩。

【方解】本方於甘草乾薑湯更加附子溫中驅寒，振興沉衰，故治四肢厥逆、嘔吐、下利清穀、極度沉衰的陰寒裏證，非此莫救。

本條主要講，臨床也常見一些表證，但已不是桂枝湯證，由於誤發汗，則可出現甘草乾薑湯證、或芍藥甘草湯證、或調

胃承氣湯證、或四逆湯證。

甘草乾薑湯證，爲誤治後出現“得之便厥、咽中乾、煩躁吐逆者，”很易看作裏熱，實際是因表證發汗傷津液太過而傳裏，呈裏寒挾飲，津不上佈。胡老注解本方時，聯繫了《金匱•肺痿肺癰咳嗽上氣》篇及《金匱•水氣病》篇講解，明確指出“治胃虛有寒飲，或嘔逆吐涎沫，或遺尿、小便數而急迫者。”即甘草乾薑湯是治裏虛寒太陰病之劑。

甘草乾薑湯證見“小便數而急迫者”更是胡老心得，參看下一條注解可知。此對指導辨方證尤爲重要，2007年10月治癒1例前列腺炎印象尤深：患者30歲，爲赤峰來京打工者，病2月，服專科藥1月多，症有增無減，且使生活拮据。症見：尿急，尿等待，小便頻數，夜尿6～7次，手足逆冷，口中和，舌苔白，舌質暗，脈沉細。給予炙甘草12克，乾薑10克煎服。二周後特來致謝，知其痊癒。

病在表，過多發汗，病入裏，津血不足而出現腹攣痛，即呈芍藥甘草湯證，該方是甘草湯加芍藥而成，故治甘草湯證腹攣痛、或其他體部攣急者。

探討芍藥甘草湯證六經歸屬：胡希恕老師對該方證有以上論述，但未明確六經歸屬，我們聯繫老師對桂枝加芍藥湯的分析，再從藥物組成分析，即甘草，《本經》謂：“主五臟六腑寒熱邪氣”；《別錄》稱：“溫中下氣”；《藥性論》謂：“主腹中冷痛”。可知有補中益氣作用，爲治裏虛寒之太陰證；芍藥，味苦微寒，爲涼性補血藥，爲治裏熱血虛之陽明證，故芍藥甘草爲補中養血，緩急止痛，其適應證爲上熱下寒，即陽明太陰合病裏證。

病在表，不正確的發汗使津傷入裏，也可出現陽明裏實熱證，調胃承氣湯證即陽明病見胃不和、發潮熱而大便乾結者。病在表，不正確的發汗，津液大傷入裏，也可出現裏虛寒甚者，四逆湯證即太陰病見四肢厥逆、嘔吐、下利、脈微者。

由本條可知，病在表用汗法，治療方藥對證則病癒，治療不對證，病傳於裏。值得注意的是，傳裏可出現陽證或陰證，裏實熱者則爲陽明病；裏虛寒者則爲太陰病。以是可知，六經的變化，是緣於八綱的變化，六經來自八綱，是臨床經驗的總結。

30. 問曰：證象陽旦，按法治之而增劇，厥逆，咽中乾，兩脛拘急而譫語。師曰：言夜半手足當溫，兩腳當伸。後如師言。何以知此？答曰：寸口脈浮而大，浮為風，大為虛，風則生微熱，虛則兩脛攣，病形象桂枝，因加附子參其間。增桂令汗出，附子溫經，亡陽故也。厥逆，咽中乾，煩躁，陽明內結，譫語煩亂，更飲甘草乾姜湯。夜半陽氣還，兩足當熱，脛尚微拘急，重與芍藥甘草湯，爾乃脛伸。以承氣湯微溏，則止其譫語，故知病可癒。

注解 陽旦湯即桂枝湯的別名，有人這樣問：形像桂枝湯證，但依法治之而增劇，以至厥逆、咽中乾、兩脛拘急而譫語，當時師言：夜半時手足當溫，兩腳當伸，後來果如師言，何以知此呢？答曰：診其寸口脈浮而大，浮爲外感風邪，大爲津液虛。風邪則生微熱，津液虛則兩脛攣。病形很像桂枝加附湯證(參看20條)，因加附子于桂枝湯中，並增量桂枝令汗出以驅風邪，殊不知附子溫經，乃致大汗亡陽，故厥逆、咽中幹，由於胃中水分被奪，因使陽明內結而譫語、煩亂，以是更易其治法，飲以甘草乾薑湯、理中氣而滋津液，夜半陰氣盡陽氣還，則兩足當溫，脛尚微拘急，再與芍藥甘草湯，緩其痙攣，則兩脛當伸，而後以承氣湯，微使大便溏，即當止其譫語，故知病可痊癒也。

【按】本條是承上條的證候言，當亦必有小便數的一證，否則只以汗出津虛兩脛拘急，與桂枝加附子湯最爲妥當，又何誤治之有？總之，小便數者，絕不可發汗，桂枝湯不行，桂枝加附子湯亦不行，尤其後者更易誤施，因又特設問答，以明其義。

解讀 本條有“師曰”、“答曰”，楊紹伊考證認爲，《傷寒論》是由張仲景論廣《湯液經法》而成，有“師曰”者，爲仲景在世時所講，後由其弟子整理加入，本條即是其例。其考證雖是一家之言，有待共識，但它反映了《傷寒論》的發展史，即該書的撰成，是幾代人不斷總結方證經驗、教訓完成的。

辨太陽病(表陽證)脈證並治上後19條小結

以上共十九條，主述桂枝湯的應用，如前所述，中風、傷寒爲太陽病的二大類型，桂枝湯即太陽中風證的主方，“太陽病，發熱，汗出、惡風、脈緩者”即其主要的適應證，它與麻黃湯雖同是太陽病的發汗法劑，但其作用大不相同。麻黃湯宜於無汗的表實證，其作用在於發表；桂枝湯宜於自汗出的表虛證，其作用在於解肌。桂枝湯雖是解表解熱劑，但所謂熱是表熱而非裏熱，若裏熱者切不可與之，故酒客病則不宜與服桂枝湯。

此外，又提出加減和合方數則，不外爲了示人隨證用方用藥的法則。至於白虎加人參湯、甘草乾薑湯、芍藥甘草湯、調胃承氣湯、四逆湯等，都不是表證用方。桂枝加附子湯、桂枝去芍藥加附子湯，雖屬桂枝湯的加減方，但治屬少陰亦非太陽病的發汗法劑，均出於應急制變的臨時手段，不要看作都是太陽病的治劑。

最後提到，表證若小便不利，內有停水者，若不兼利小便以逐水，則表必不解。若小便數者，更不可發汗，此于治療頗關重要，以後爲例很多，學者不可等閒視之。

解讀 胡希恕老師善於讀仲景書，最主要的方法是仔細分析原文，以理解經方原旨。《傷寒論》開篇，首述太陽病概念及中風、傷寒概念，皆是以症狀反應爲依據，並未述以經絡、病因爲依據，最值得注意的是，傷寒不是傷於寒，中風不是中於風，而是太陽病症狀反應的表實證和表虛證。通過19條有關桂枝湯證的論述，不但明確了桂枝湯證概念及治療法則，亦明確了其加減方證治療法則，更明確了桂枝湯證經正確治療和不正確治療所呈現的證候及治療，也顯示了表解病癒，或病不癒傳裏的各種變化，值得注意的是，所述變化傳變，皆是表裏相傳，無經絡臟腑相傳概念。

第二章　辨太陽病(表陽證)脈證並治中

(起31條迄127條)

31.太陽病，項背強几几，無汗惡風，葛根湯主之。

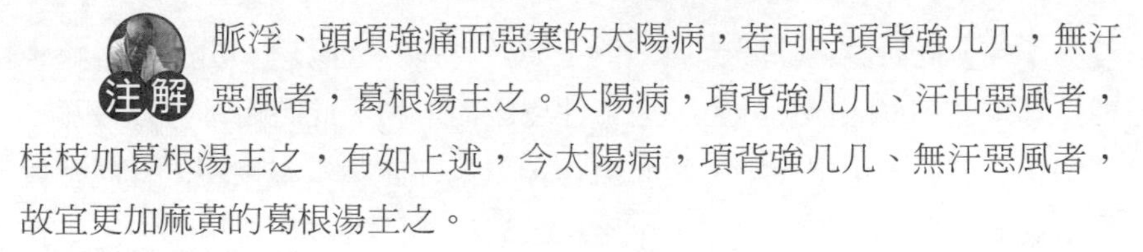

注解 脈浮、頭項強痛而惡寒的太陽病，若同時項背強几几，無汗惡風者，葛根湯主之。太陽病，項背強几几、汗出惡風者，桂枝加葛根湯主之，有如上述，今太陽病，項背強几几、無汗惡風者，故宜更加麻黃的葛根湯主之。

【葛根湯方】

葛根四兩，麻黃(去節)三兩，桂枝(去皮)二兩，生薑(切)三兩，甘草(炙)二兩，芍藥二兩，大棗(擘)十二枚。

上七味，以水一斗，先煮麻黃、葛根，減二升，去上沫，內諸藥，煮取三升，去滓，溫服一升，覆取微似汗，餘如桂枝法將息及禁忌，諸湯皆仿此。

【方解】此於桂枝加葛根湯，更加發汗的麻黃，故治桂枝加葛根湯證而無汗者。葛根甘平，《本經》謂："主身大熱，"其爲一解肌除熱藥甚明。桂枝本爲解肌，但肌不和以至項背強几几的高度者，則須加葛根以解之。若更無汗，又須加麻黃以發汗也。

解讀 葛根湯是治太陽傷寒見項背強几几者，此條以下主論麻黃湯加減證治，其實際與桂枝湯加減證治有密切相關，胡希恕老師注解本條時用"宜更加麻黃的葛根湯主之。"恰切地說明了這一關係，說明了中風與傷寒，並不是中風邪和傷寒邪的不同，而是感外邪後出現的症狀不同，根據不同的症狀，用不同的方藥治療，這樣方證的積累，便產生了表證的不同治法，同時也自然漸漸認識到裏證的治法，六經來自八綱，是經方發展自然之理。

胡希恕老師對葛根的作用，主要依據《本經》，認爲是"解肌除熱藥"，値得注意，不能認爲有治項背強几的特能，不辨寒熱虛實而動輒用其治頸椎病、冠心病、痢疾等。

32. 太陽與陽明合病者，必自下利，葛根湯主之。

注解 既有太陽病的表熱證，又有陽明病的裏熱證，二者不分先後同時發作者，則謂爲太陽陽明合病。二陽的邪熱不得外越而迫於裏，故必自下利，宜葛根湯主之。

【按】此雖謂爲二陽合病，但主要矛盾在於太陽病。由於表不解，則熱邪水氣不得隨汗以外越，因下注胃腸而下利，此時用本方以發汗，使熱和水從體表排出，則下利亦自止，以是則無論水瀉痢疾，凡同時發作太陽病徵候者，自汗出者，可用桂枝湯；無汗者，可以用本方，均當有驗。合病之說，只是古人對此證的一種看法，並無關重要。下利而現太陽病，爲欲自表解之機，故發汗則癒，脈弱汗出者，宜桂枝湯；脈緊無汗者，宜本方。讀者于此必注意，不要以爲發汗即能治下利，若不伴太陽病證，用之反而有害無益，此治病所以即須辨證也。

解讀 胡希恕老師講解時還提示："必自下利"爲倒裝句，應看爲"太陽與陽明合病，必自下利者，葛根湯主之。"因爲太陽陽明合病，不一定都下利，後文還將提到太陽陽明合病，就沒有下利而見其他症狀。葛根不僅有解肌的作用，還有治下利的作用，用其他發汗劑就沒有治利的作用，以發汗法治療下利，是現代醫學無法解釋的。同是外感兼有下利，無汗用葛根湯，有汗用桂枝湯，這與後文"太陰病，脈浮者，可發汗，與桂枝湯"可以互參。

33. 太陽與陽明合病，不下利，但嘔者，葛根加半夏湯主之。

如上述的太陽陽明合病，若病邪不下迫爲利，而上逆爲嘔者，宜葛根加半夏湯主之。

【按】葛根加半夏湯，不但治太陽陽明合病不下利而嘔者，並亦治太陽陽明合病既下利而又嘔者，即不關於太陽陽明合病，凡葛根湯證若噁心或食欲不振者，亦宜加半夏，不可不知。

【葛根加半夏湯方】

葛根四兩，麻黃(去節)三兩，甘草(炙)二兩，芍藥二兩，桂枝(去皮)二兩，生薑(切)二兩，半夏(洗)半升，大棗(擘)十二枚。

上八味，以水一斗，先煮葛根、麻黃，減二升，去上沫，內諸藥，煮取三升，去滓，溫服一升，覆取微似汗。

【方解】此于葛根湯加治嘔逆的半夏，故治葛根湯證而嘔逆者。

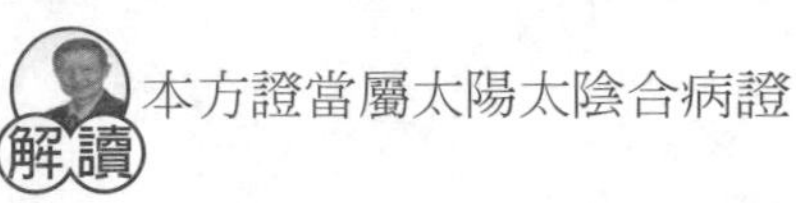

解讀 本方證當屬太陽太陰合病證

34. 太陽病，桂枝證，醫反下之，利遂不止，脈促者，表未解也；喘而汗出者，葛根黃芩黃連湯主之。

注解 本太陽病桂枝湯證，醫未用桂枝湯以解外，而反下之以攻裏，遂使邪熱內陷下利不止，但表還未解，故脈應之促，熱壅於裏，故喘而汗出，以葛根黃芩黃連湯主之。

【葛根黃芩黃連湯方】

葛根半斤，甘草(炙)二兩，黃芩三兩，黃連三兩。

上四味，以水八升，先煮葛根減二升，內諸藥，煮取二升，去滓，分溫再服。

【方解】主用葛根解肌熱於外，複用芩連除熱煩於內，三物均有治下利的作用。另以甘草緩其急迫，故治煩熱下利而急迫者。

解讀 胡希恕老師對促脈的解讀，是聯繫《傷寒論》中四條論促而提出個人見解，即指出，《傷寒論》中的脈促，不同予王叔和《脈經》的概念，是關尺俱沉而寸脈獨浮，是表未解之脈，本條有表未解也，正是說葛根黃芩黃連湯證是太陽陽明合病的表未解，反映了脈證相應，如按《脈經》所述數而中止解之，則終不得其解。

35. 太陽病，頭痛發熱、身疼、腰痛、骨節疼痛、惡風、無汗而喘者，麻黃湯主之。

注解 太陽病以頭痛發熱惡寒爲常，若更身疼、腰痛、骨節疼痛、惡風無汗而喘者，亦麻黃湯主之。

【按】桂枝湯證，由於自汗出，鬱滯體表的體液和毒素，得到部分排出，雖亦身疼痛，但不劇甚，並亦不至逆迫於肺，因亦不喘。而麻黃湯證，由於不汗出，體液和毒物充實於體表，壓迫肌肉和關節，因使身、腰、骨節無處不痛，並逆迫於肺而發喘，只由於汗出或汗不出的關係，遂有虛實不同的表證反映，亦即或宜桂枝或宜麻黃的用藥關鍵。

【麻黃湯方】

麻黃(去節)三兩，桂枝(去皮)二兩，甘草(炙)一兩，杏仁(去皮尖)七十個。

上四味，以水九升，先煮麻黃減二升，去上沫，內諸藥，煮取二升半，去滓，溫服八合，覆取微似汗，不須歠粥，餘如桂枝法將息。

【方解】麻黃爲發表致汗的要藥，凡由於表氣閉塞，而致咳喘水氣諸疾，均利用之，本方爲主藥，與桂枝爲伍，發汗止痛，佐杏仁以平喘，使甘草以緩急，故治太陽病表實無汗、身體疼痛而喘者。

36. 太陽與陽明合病，喘而胸滿者，不可下，宜麻黃湯。

注解 同時發作太陽病發熱惡寒的表證，和陽明病大便難的裏證者，亦可謂爲太陽與陽明合病。喘爲麻黃湯和承氣湯的共有證，不過大承氣湯證，爲腹滿而喘，今喘而胸滿，爲麻黃湯證，仍宜責在表，雖大便難亦不可下，而宜麻黃湯以解表。

【按】大承氣湯證腹滿而喘，裏實之極，勢必上迫胸膈，阻礙呼吸而作喘，此喘由裏實所起，主證爲腹滿，以大承氣攻其裏，腹滿消則喘自平；麻黃湯證爲喘的胸滿，表實汗不出，涉及於肺而喘，呼吸困難，氣充胸膛，因而發滿，此滿由喘所起，主證爲喘，以麻黃湯發其汗，表解則喘止，而胸滿亦自消，證有主從，治分表裏，此于辨證甚關重要。

解讀 胡希恕老師提示：治喘有麻黃湯證和承氣湯證不同，即顯示經方用麻黃必有表證時方可用之，而臟腑辨證強調宣肺定喘，而不強調表不解，而多誤用麻黃，臨床屢見不鮮。

37. 太陽病，十日已去，脈浮細而嗜臥者，外已解也，設胸滿脇痛者，與小柴胡湯；脈但浮者，與麻黃湯。

注解 脈浮細，爲血氣不充於外，困倦嗜臥，爲病傳少陽之徵，故斷言曰外已解也。設更胸滿脇痛者，則柴胡湯證具，故宜與小柴胡湯；若脈但浮而不細，且無嗜臥、胸滿脇痛者，病仍在表，雖十日已去，當與麻黃湯。

【按】後之小柴胡湯條，有“血弱、氣盡、腠理開”的說明，即指病傳少陽時，則體表的氣血不足也。本條的脈浮細，即血弱、氣盡於體表之應。疲倦嗜臥爲病傳少陽的確徵。較重感冒表解而熱不退，多見此情，以柴胡湯隨證加減治之，無不立驗，但不限於十餘日，三四日即常見之，宜注意。

【小柴胡湯方】

柴胡半斤，黃芩、人參、甘草(炙)、生薑(切)各三兩，大棗(擘)十二枚，半夏(洗)半升。

上七味，以水一斗二升，煮取六升，去滓，再煎取三升，溫服一升，日三服。

【方解】柴胡，主心腹、腸胃中結氣，故有治胸脇苦滿的特能，佐以黃芩除熱止煩，半夏、生薑驅飲止嘔，複以人參、大棗、甘草補胃氣以滋氣血。病之所以傳入少陽，主要是胃氣不振、血氣外虛，補中滋液，實是此時治療要著，人參更起著關鍵作用。徐靈胎謂：“小柴胡湯之妙在人參”，確是見道之語。

解讀 小柴胡湯方證屬半表半裏少陽證，今出現於太陽病篇，不能錯誤地認爲其治太陽病，是因原是太陽病，經過治療或未治療，而出現脈浮細而將嗜臥、胸滿脇痛等症，即病由表傳入半表半裏時，可用本方治療。

38. 太陽中風，脈浮緊、發熱、惡寒、身疼痛、不汗出而煩躁者，大青龍湯主之；若脈微弱、汗出惡風者，不可服之，服之則厥逆、筋惕肉瞤，此為逆也。

注解 太陽中風，本應汗出而 不得汗出，以是則變中風的脈證爲形似傷寒脈浮緊、發熱、惡寒、身疼痛的脈證了。煩躁者，即應汗不汗而鬱熱盛實的爲候，宜以大青龍湯主之；若脈微弱、汗出、惡風者，乃太陽中風本證，愼不可與本方大發其汗，若誤與之，則必致厥逆、筋惕肉瞤等逆治的惡果。

【按】形是傷寒而冒以中風者，含有以下二義： 自汗出和無汗爲中風傷寒脈證互異的基本原因，若中風證不汗出，即變作脈浮緊、發熱惡寒身疼痛的傷寒證，以上的提法，就是爲了說明這一病理的關係。 大青龍湯爲發汗除熱的俊劑，非表實熱邪重證不得用之，乃以中風不汗出而煩躁者，以示與麻黃湯證的無汗者大有區分，其實不是中風證，作者亦恐人誤會，故特提出若脈微弱、汗出惡風的眞中風證則萬萬不可誤與大青龍湯。

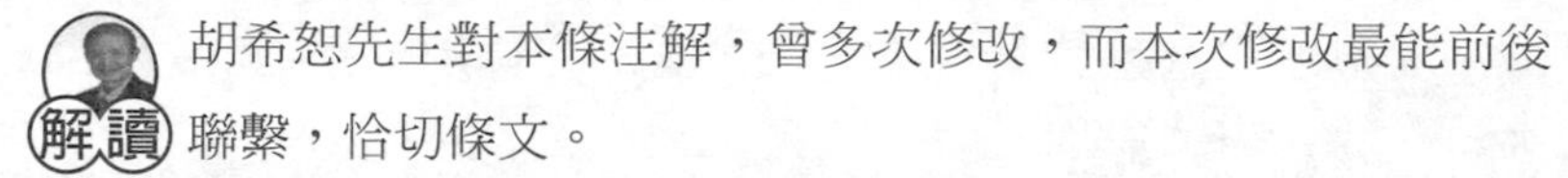

胡希恕先生對本條注解，曾多次修改，而本次修改最能前後聯繫，恰切條文。

值得注意的是，本條冒首太陽中風，治用大青龍湯，這是《傷寒論》常用的敘述方法，有的人未理解這一寫作方法，便認爲大青龍湯治療太陽中風證，更典型的是第320、321、322條冠首少陰病，用大承氣湯治療，本是少陰傳裏爲陽明病證治，而誤認爲謂少陰本病有三急下，這樣當然讀不明白六經實質，宜細參各條注解。

【大青龍湯方】

麻黃(去節)六兩，桂枝(去皮)二兩，甘草(炙)二兩，杏仁(去皮尖)四十枚，生薑(切)三兩，大棗(擘)十二枚，石膏(碎)如雞子大。

上七味，以水九升，先煮麻黃，減二升，去上沫，內諸藥，煮取三升，去滓，溫服一升，取微似汗。汗出多者，溫粉粉之。一服汗者，停後服；若複服，汗多亡陽，遂虛，惡風、煩躁不得眠也。

【方解】此爲麻黃湯與越婢湯的合方，故治二方證的合併者。不過此還含有麻杏石甘湯、桂枝去芍藥湯等方義，更應參照諸方所主證而活用之爲佳。

本方證當屬太陽陽明合病證。

39. 傷寒，脈浮緩，身不疼，但重，乍有輕時，無少陰證者，大青龍湯發之。

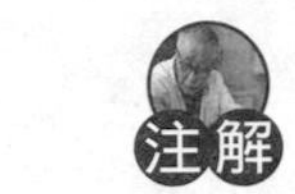

注解 風水無汗，故亦謂爲傷寒，但水在脈外，而不在脈內，故脈不浮緊而浮緩，身亦不疼而但重，水氣流走，因亦乍有輕時，如確審其無少陰證者，則以大青龍湯發之即治。

【按】大青龍湯爲發水氣的重劑，但宜於陽熱實證，而不宜於陰虛寒證。故有少陰證者，則宜麻黃附子甘草湯，大青龍湯愼不可妄試。

解讀 胡希恕老師認爲大青龍湯爲發水氣的重劑，是非常恰切的，是認識大青龍湯方證的關鍵，理解本條後，再讀《金匱要略•痰飲病篇》的"飲水流行，歸於四肢，當汗出而不汗出，身體疼重，謂之溢飲"、"病溢飲者，當發其汗，大青龍湯主之，小青龍湯亦主之。"等條，就顯得容易了。

40. 傷寒表不解，心下有水氣，乾嘔、發熱而咳，或渴，或利，或噎，或小便不利、少腹滿，或喘者，小青龍湯主之。

注解 傷寒心下有水氣，雖發汗則表不解，水被激動，故乾嘔。表未解則仍發熱而咳；水停不化故渴；水氣沖逆故食則噎；氣蓄不行故小便不利，少腹滿；外邪內飲上干於肺故喘，小青龍湯主之。

【按】裏有停飲的表證，無論傷寒或中風，若不逐水而只發汗以解表，則表必不解，且由於發汗激動裏水爲證多變，前于桂枝去芍藥(桂)加茯苓白朮湯條已略述之，此亦其一例。

【小青龍湯方】

麻黃(去節)、芍藥、細辛、乾薑、甘草(炙)、桂枝(去皮)各三兩，五味子半升，半夏(洗)半升。

上八味，以水一斗，先煮麻黃減二升，去上沫，內諸藥，煮取三升，去滓，溫服一升。

【方解】麻黃、桂枝、芍藥、甘草發汗以解表，半夏、乾薑、細辛、五味溫中逐飲而治咳逆，故此治外邪內飲、發熱無汗、咳而微喘、或嘔逆者。

【按】本方後原有加減法，其實或以下，皆是或有或無的客證，只要主證備，不論客證有無，本方均主之，而且所加減藥味，多不合理，當爲後人所附，故去之，以下諸方均仿此。

本方證爲外邪內飲，六經歸屬當爲太陽太陰合病。

41. 傷寒，心下有水氣，咳而微喘，發熱不渴，服湯已，渴者，此寒去欲解也，小青龍湯主之。

注解 平時胃有停飲的人，一旦外感，發爲太陽傷寒證，外邪激動裏飲，上迫呼吸器，故咳而微喘。病在表故發熱，裏有飲故不渴，宜以外解表邪，內逐水飲的小青龍湯主之。服小青龍湯後而咳者，此即寒飲被驅除的徵驗，故謂寒去欲解也。

【按】小青龍湯爲外邪內飲而致咳喘的主方，以上二條是說明其具體證治。

42. 太陽病，外證未解，脈浮弱者，當以汗解，宜桂枝湯。

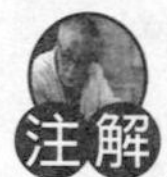

太陽病，外證未解者，謂太陽病服過發汗藥而在表的外證還未解也。若脈浮弱，則宜桂枝湯汗以解之。

【按】麻黃湯與桂枝湯，雖均屬太陽病的發汗劑，但麻黃湯發表，而桂枝湯解肌，爲示其別，麻黃湯證，常稱之爲表證，桂枝湯證，常稱爲外證。

解讀 稱表、稱外，是胡希恕老師仔細讀原文而得出的區別，以是進一步明確傷寒與中風的實質特點，同時可進一步理解有關條文，如第148條。後世一些注家，僅以《內經》釋傷寒，誤認爲“傷寒爲傷於寒，證在裏；中風爲傷於風，證在表”，應仔細讀原文爲是。

43. 太陽病，下之微喘者，表未解故也，桂枝加厚朴杏子湯主之。

注解 微喘亦下後氣上沖的爲候。太陽病本不宜下，若下後氣上沖者，爲表未解的確徵，依法宜與桂枝湯。今以微喘，故以桂枝加厚朴杏子湯主之。

【按】麻黃湯專於發表，故服麻黃湯後而表不解者，常稱之爲外不解若下後表不解者，多稱之爲表未解，均是桂枝湯證，只在發汗與否而以外或表別之，練詞練字如此，對於後世學者，亦帶來一些困難。

【桂枝加厚朴杏子湯方】

桂枝(去皮)三兩、甘草(炙)二兩，生薑(切)三兩，芍藥三兩，大棗(擘)十二枚，厚朴(炙，去皮)二兩，杏仁(去皮尖)五十枚。

上七味，以水七升，微火煮取三升，去滓，溫服一升，覆取微似汗。

【方解】此于桂枝湯加下氣治喘的厚朴、杏仁，故治桂枝湯證而微喘者。

解讀　本條應與第18條互參，兩條可能原在一起，本條可能在前，因有處方，述證較全；第18條原本在後，以無方藥，且述證過簡可知。綜合分析，兩條應均屬太陽太陰合病的桂枝加厚朴杏仁湯證。

44. 太陽病，外證未解，不可下也，下之為逆；欲解外者，宜桂枝湯。

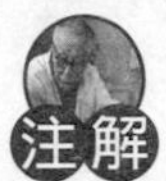

太陽病雖發汗，但外證未解者，不可下，下之爲逆治，若解外，宜桂枝湯。

45. 太陽病，先發汗不解，而復下之，脈浮者不癒。浮為在外，而反下之，故令不癒。今脈浮，故在外，當須解外則癒，宜桂枝湯。

注解　太陽病，先以麻黃湯發其汗，而病不解，醫不詳審脈證，只依先汗後下的庸俗成見，而複下之，若當時脈浮者，病必不癒，因浮爲病在外表之應，發汗後表不解，依法當用桂枝湯以解外，而反下之，故令不癒。今下後脈仍浮，故知病還在外，仍宜桂枝湯解外即癒。

【按】太陽病，發汗或下後，而表還不解者，一般不得再用麻黃湯以發汗，而宜與桂枝湯以解肌，此爲定法，須記。

46. 太陽病，脈浮緊、無汗、發熱、身疼痛，八九日不解，表證仍在，此當發其汗。服藥已微除，其人發煩目瞑，劇者必衄，衄乃解。所以然者，陽氣重故也，麻黃湯主之。

太陽病，若脈浮緊、無汗、發熱、身疼痛，其爲麻黃湯證確切無疑，故雖八九日，若上之表證仍在不解者，亦宜麻黃湯

主之。服藥已微除，謂服麻黃湯後，則上述 證稍有減退的意思。其人發煩目瞑，爲病欲解前，發作的瞑眩狀態。劇者必衄，謂此瞑眩發作劇甚者，更必鼻衄，但病亦必隨衄而解。陽氣，指津液言，其所以致衄，是因爲日久不得汗出，則鬱集體表的津液過重的關係。

【按】陽氣，指津液，注家謂爲陽熱之陽實誤。桂枝湯證自汗出，則陽氣虛於表；麻黃湯證不汗出，則陽氣實於表，若久不得汗，則陽氣益實，因謂爲陽氣重。瞑眩爲服藥有驗的反映，看似驚人，少時即已，而且所病亦必隨之而解，故古人有"若藥弗瞑眩，厥疾弗瘳"的說法，醫家病家均當識此，免得臨時驚惶，亂投藥物，反而誤事。

47. 太陽病，脈浮緊，發熱，身無汗，自衄者癒。

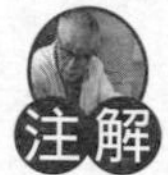

太陽病，脈浮緊，發熱身無汗，此本麻黃湯證，但未服麻黃湯而自衄者，則邪熱往往因衄而解，而病自癒。

【按】此承上條，言未經發汗，亦有自衄而癒者，此因邪熱隨衄而去，故病可癒。古人謂衄爲紅汗者，即以其有解邪作用，與汗甚相似也。

48. 二陽併病，太陽初得病時，發其汗，汗先出不徹，因轉屬陽明，續自微汗出，不惡寒。若太陽病證不罷者，不可下，下之為逆，如此可小發汗；設面色緣緣正赤者，陽氣怫鬱在表，當解之熏之；若發汗不徹，不足言陽氣怫鬱不得越，當汗不汗，其人躁煩，不知痛處，乍在腹中，乍在四肢，按之不可得，其人短氣但坐，以汗出不徹故也，更發汗則癒。何以知汗出不徹，以脈澀故知也。

注解 太陽病傳裏而發陽明病，太陽病證還未罷者，即謂爲二陽併病。此由於初得太陽病時，發其汗，雖汗先出，但病未除，因而傳裏轉屬陽明病。陽明病法多汗，故不斷微汗出。陽明病但發熱而不惡寒，陽明病本當下，若太陽病證不罷者，則不可下，下之則爲逆，如此可小發汗，先以解表，後再議下。

假設其人無上述證候，而只面色緣緣正赤者，乃陽氣怫鬱在表，是不得小汗出的緣故，此與陽明病無關，當以小發汗的方藥解之，或以藥熏之。

若汗出不徹的表實證，既無關于陽明病，更不足以言陽氣怫鬱不得越的輕證了，當汗而不汗，故其人躁煩不寧，一身盡疼，漫無定處，或乍在腹中，或乍在四肢，但按之不可得。邪氣不得越於外，而壅逆於上，故其人短氣但坐，此皆由於汗出不徹所致，更發其汗則癒。何以知為汗出不徹？以其體液充斥血行受阻，脈濇滯而不流暢，故知也。

【按】本條可作以上三段解，所謂二陽併病只限第一段。二三兩段均不關乎陽明病，但均言治法而未出方。第一段之可小發汗，當以桂枝湯。第二段當解之，當于桂枝麻黃各半湯或桂枝二麻黃一湯等小發汗方中求之。至於第三段，當以大青龍湯發汗，以其不汗出而煩躁故也。

解讀　胡希恕先生在按中說“二三兩段均不關乎陽明病”，而認為第三段當以大青龍湯發汗，可知第三段不是單純的陽明病，而是太陽陽明合病。仲景書中屬太陽陽明合病的方證很多，如桂枝甘草龍骨牡蠣湯證、白虎加桂枝湯證等，前後互參自明。

49. 脈浮數者，法當汗出而癒。若下之，身重心悸者，不可發汗，當自汗出乃解。所以然者，尺中脈微，此裏虛，須表裏實，津液自和，便自汗出癒。

注解　脈浮數者病在表，法當發汗而即癒的病，若誤下之，因致氣外鬱則身重，血內虛而心悸者，則不可發汗，當自汗出乃解，所以然者，以尺中脈微，此為裏虛，須候其表裏實，津液自和，便自汗出癒。

【按】誤下太陽病，表不解宜桂枝湯汗以解之，然亦有不可發汗者，本條所述，即屬其例，身重、心悸、尺中脈微，乃下傷中氣，虛其氣血，外則氣鬱停濕故身重，內則血不足以養心故心悸，再不能發汗奪其津液。當自汗出癒，須表裏實，語氣頗含蓄，此裏虛更是現證病根，言外教人依法救治甚明，但不要依據常規再行發汗而已。雖未出方，小建中湯或可嘗之。

50. 脈浮緊者，法當身疼痛，宜以汗解之；假令尺中遲者，不可發汗。

何以知然？以榮氣不足，血少故也。

脈浮緊主表實，依法當必身疼痛，宜以麻黃湯發汗解之，假令尺中遲者，則不可發其汗，之所以不可發汗者，以榮氣不足，血少之的緣故因而脈遲也。

【按】心一動則脈一跳，故脈可有三部形象之異，而絕無三部至數之差，遲則三部均遲，於此特提尺中遲者，亦暗示裏虛血少之意。本條亦只或發汗而未出方，後有桂枝加芍藥生薑人參湯或可適應之，讀者可互參而研討之。

51. 脈浮者，病在表，可發汗，宜麻黃湯。

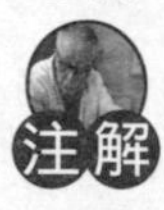

脈浮者，提示病在表，若無汗，宜麻黃湯以發汗。

52. 脈浮而數者，可發汗，宜麻黃湯。

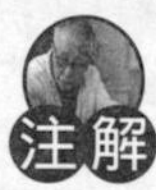

脈浮而數者，爲表實，可與麻黃湯發其汗解之。

【按】以上二條，均屬簡文，當指無汗一類的表實證，因略解如上。

胡希恕老師按謂簡文，是告訴讀者，要聯繫有關條文來解讀。前第4條有“脈數急者，爲傳也”的原文，一些人認爲脈浮而數也爲傳變的脈證。更有甚者，把麻黃湯列爲辛溫解表方藥。適用於表寒者，因而認爲脈浮數，屬表熱當禁用麻黃湯。這樣完全曲解了麻黃湯方證、太陽病的概念，也就學不到《傷寒論》的眞傳，宜仔細研究原文。

53. 病常自汗出者，此為榮氣和。榮氣和者，外不諧，以衛氣不共榮氣諧和故爾。以榮行脈中，衛行脈外。復發其汗，榮衛和則癒。宜桂枝湯。

病常自汗出者，即經常自汗出的病。此爲榮氣和，謂此自汗出，其責不在於脈內的榮氣，故謂榮氣和。榮氣和而所以常自汗出者，乃由於脈外的衛不諧，即是說衛氣不能共榮氣保持諧調的緣故，以是則榮自行於脈中，衛自行於脈外，外不爲固，中即失守，因使

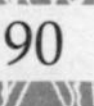

自汗出而不已，宜以桂枝湯複發汗，使榮衛和則癒。

【按】人身的體液，行於脈內則為血，行於脈外則為氣。血的作用謂為榮，氣的作用謂為衛。前者是就本體說的，後者是就作用說的，不要以為血氣外，另有榮衛的為物，它們均來自於飲食，化生於胃，機體賴之生存，故又統稱之為精氣。至於榮衛的相互關係，即西醫所謂為毛細血管的通透作用，解剖生理學述之頗詳，可參考。

54.病人藏無他病，時發熱，自汗出，而不癒者，此衛氣不和也。先其時發汗則癒，宜桂枝湯。

注解 藏同臟，臟無他病，謂病人無其他內臟的疾病。時發熱自汗出者，謂發熱汗出有定時，非其時則和無病的常人一樣，若此定時發熱汗出經久不癒，此亦衛氣不和的為患，宜於發熱汗出前，與桂枝湯汗之即治。

【按】以上二條，是說明桂枝湯有調和榮衛的作用，病常自汗出，和時發熱自汗出，皆其候也，此證常有，宜注意。

55.傷寒脈浮緊，不發汗，因致衄者，麻黃湯主之。

注解 傷寒脈浮緊，本宜麻黃湯發其汗，若延不發汗，因致鼻衄者，麻黃湯來主之。

【按】宜發汗的麻黃湯證，若延不與麻黃湯以發汗而致衄者，病有因衄即癒者(可參前47條)，若雖衄而病仍不解者，仍須麻黃湯以發汗，不可不知。

56.傷寒不大便六七日，頭痛有熱者，與承氣湯；其小便清者，知不在裏，仍在表也，當須發汗；若頭痛者必衄，宜桂枝湯。

注解 傷寒不大便已六七日，若熱自裏以上迫，而頭痛有熱者，可與承氣湯以下之。不過裏熱小便應赤，若小便清者，可知病不在裏而仍在表，當以麻黃湯發其汗；若發汗後外仍不解，而頭痛不已者，熱邪已深，勢必逼血上行而致衄，則宜桂枝湯更汗以解之。

【按】頭痛發熱為表裏共有證，而小便清或赤為宜汗宜下的主要鑒別法。病有未汗而衄自癒者，亦有不汗而致衄，但仍需麻黃湯發其汗而始癒者；並亦有麻黃湯發汗後，因陽氣重瞑眩而衄，衄則解者；此又有發汗後頭痛不已而衄，更須桂枝湯汗以解之，此不外邪有輕重，不可執一概其全也。

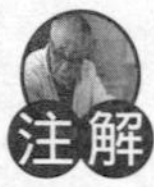
解讀 本條冒首以“傷寒”，是在說無汗，即便病在表也不可與桂枝湯。但必頭痛而衄者，則宜桂枝湯；桂枝甘溫，益中滋液，其應用當以津血有所失傷為先決條件，這與有汗表虛同理。前條脈浮緊不發汗因致衄者，雖衄表仍實，故仍用麻黃湯。本條脈則浮弱可知，臨證時必須細辨。又本條之若“頭痛者必衄”句，宜作“必頭痛而衄”者解，不能解釋為“若頭痛者，則必衄”。

57. 傷寒發汗已解，半日許復煩，脈浮數者，可更發汗，宜桂枝湯。

注解 傷寒，以麻黃湯發汗後，則證已解，但經過多半日後其人復發煩。而脈浮數，病還在表甚明，故可更發汗，宜桂枝湯。

【按】以上共十五條，多就桂枝湯和麻黃湯的應用比較而對照地加以說明。

58. 凡病，若發汗、若吐、若下、若亡血、亡津液，陰陽自和者，必自癒。

注解 汗、吐、下三者，為攻邪去病的良法，故凡病若汗、若吐、若下用之得當，則邪去而病已，但用之太過，亦均足使人有亡失血液、亡津液的損害，若幸表裏無餘證而自和者，則病邪已退，加意調養，津血自復則癒。

【按】藥能去病，亦能傷人，此即對立統一矛盾定律，諸藥皆然，又豈止汗吐下而已？無論醫家病家，均當知慎。

59. 大下之後，複發汗，小便不利者，亡津液故也，勿治之，得小便利，必自癒。

注解 大下之後，又複發汗，因致小便不利者，此由於汗下逆施，津液大量亡失的結果，故慎勿以利尿藥治之，待其津液復，得小便利，必自癒。

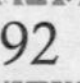

【按】勿治之，謂此小便不利由於亡失津液所致，而不可以利尿

的常法治之，而再損傷其津液也。此即上條所謂陰陽自和者必自癒的一例。

解讀　由本條和58條可知，胡希恕先生所稱陰陽和是經方八綱概念，指表裏證消除人體平和，並非指陰陽的生理，參見下一條更明白。

60. 下之後，復發汗，必振寒，脈微細。所以然者，以內外俱虛故也。

注解　先下之既虛其裏，複發汗又虛其表，以是則表裏俱虛，故其人必振寒而脈微細也。

【按】汗下逆施，又不止於亡失津液，而使小便不利，且能虛人表裏，而為必振寒、脈微細的比較重證，然此非陰陽和者必自癒的為證。

61. 下之後，復發汗，晝日煩躁不得眠，夜而安靜，不嘔、不渴，無表證，脈沉微，身無大熱者，乾薑附子湯主之。

注解　既下之後，又複發汗今其人晝日煩躁，夜而安靜，此與梔子豉湯證虛煩不得眠者顯異。不嘔，則非少陽證；不渴，則非陽明證；無表證，更證不是表未解的發煩躁；而脈沉微，又身無大熱，故肯定為虛寒在裏陰證的煩躁也，因以乾薑附子湯主之。

【按】陰證而煩躁不寧，多屬精氣欲絕的險惡證候，若待至吐、利、手足厥冷，則多不治。但煩躁一證，三陽亦俱有，一一詳審，加以除外，此從側面辨證的一法。證候反映較少，不易從正面判定者，常用此法，學者當細心體會之。

【乾薑附子湯方】

乾薑一兩，附子(生用，去皮，切八片)一枚。

上二味，以水三升，煮取一升，去滓，頓服。

【方解】此即四逆湯去甘草，但須服用量較重，故治四逆湯證，不急迫而陰寒較甚者。

62. 發汗後，身疼痛，脈沉遲者，桂枝加芍藥生薑各一兩人參三兩新加湯主之。

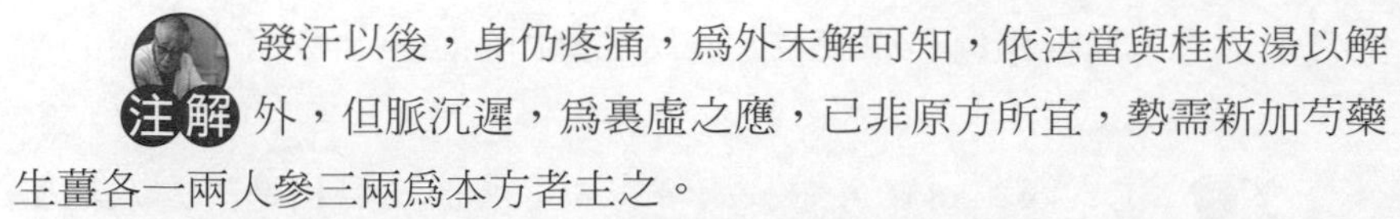

注解　發汗以後，身仍疼痛，爲外未解可知，依法當與桂枝湯以解外，但脈沉遲，爲裏虛之應，已非原方所宜，勢需新加芍藥生薑各一兩人參三兩爲本方者主之。

【按】表證見裏虛之候，必須扶裏之虛，才能解外之邪，若只著眼表證，連續發汗，表熱雖可能一時減退，但隨後即復。此時惟有新加湯法，健胃於中，益氣於外，邪自難留，表乃得解。若執迷不悟，見汗後有效，反復發之，必致其津枯肉脫於不起。本條所述只說脈遲，裏雖虛但未見陰寒重證，假如另有厥逆下利等證，即本方亦不得用，應按先救裏而後救表的定法處之。

【桂枝加芍藥生薑人參新加湯方】

桂枝(去皮)三兩，芍藥四兩，甘草(炙)二兩，人參三兩，大棗(擘)十二枚，生薑(切)四兩。

上六味，以水一斗二升，煮取三升，去滓，溫服一升。本云：桂枝湯，今加芍藥、生薑、人參。

【方解】此於桂枝湯加芍藥、生薑、人參，補中健胃，故治桂枝湯證胃氣虛而津液不足者。

解讀　身疼痛爲外未解，脈沉遲爲榮血不足之應，亦是太陰裏虛寒之應，故本方證爲太陽太陰合病之屬。

63. 發汗後，不可更行桂枝湯。汗出而喘，無大熱者，可與麻黃杏仁甘草石膏湯。

注解　發汗後，表不解，依法當與桂枝湯。今汗出而喘，雖表還未解，但以汗出多而喘亦劇，兼有裏熱壅逆可知。桂枝湯不宜於裏熱，故謂不可更行桂枝湯。無大熱，謂身無大熱，假如身大熱，則已實熱內結，爲大承氣湯證，今無大熱，乃外邪內熱兼而有之，故可與麻黃杏仁甘草石膏湯兩解其表裏。

【按】大承氣湯治汗出而喘，身大熱者，而本方治汗出而喘，身無大熱者，桂枝加厚朴杏仁湯雖亦治汗出而喘，但汗出輕而喘亦微，與本方的汗多喘劇者亦易鑒別。

【麻黃杏仁甘草石膏湯方】

麻黃(去節)四兩，杏仁(去皮尖)五十個，甘草(炙)二兩，石膏(碎，綿裹)半斤。

上四味，以水七升，煮麻黃，減二升，去上沫，內諸藥，煮取二升，去滓，溫服一升。本云：黃耳杯。

【方解】麻黃湯治無汗而喘，今以熱壅於內反使汗出，故去桂枝加石膏，清熱以止汗。增麻黃用量，以喘尤劇也。

本方證當屬太陽陽明合病證。

64. 發汗過多，其人叉手自冒心，心下悸欲得按者，桂枝甘草湯主之。

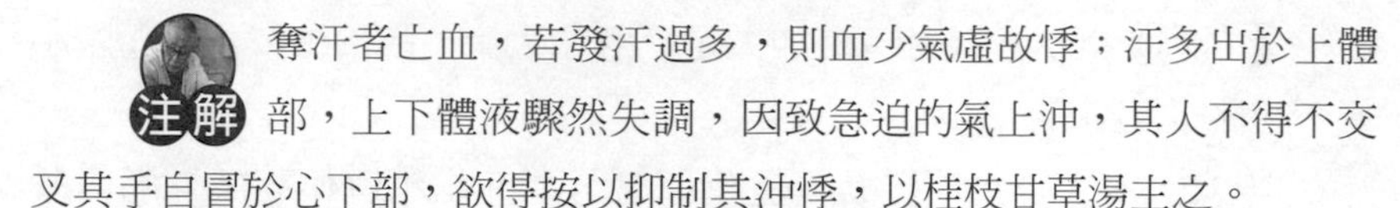

奪汗者亡血，若發汗過多，則血少氣虛故悸；汗多出於上體部，上下體液驟然失調，因致急迫的氣上沖，其人不得不交叉其手自冒於心下部，欲得按以抑制其沖悸，以桂枝甘草湯主之。

【桂枝甘草湯】

桂枝(去皮)四兩，甘草(炙)二兩。

上二味，以水三升，煮取一升，去滓，頓服。

【方解】此爲桂枝湯的簡化方，雖解外的作用較遜于原方，但加重二物的用量，降沖鎮悸而緩急迫，則遠非原方所能及也。

前15條有下之後，其氣上沖者，可與桂枝湯的論述，後65、67、117等條有“發汗後，其人臍下悸者，欲作奔豚，茯苓桂枝甘草大棗湯主之”、“若吐、若下後，心下逆滿，氣上沖胸，起則頭眩，茯苓桂枝白朮甘草湯主之”。“氣從少腹上沖心者……與桂枝加桂湯”的論述，都是在強調用桂枝的適用證，這便是，桂枝適用於不論是汗、下、吐等各種誤治造成的津液大傷，氣上沖是重要的特徵。而後世一些注家、醫者，遇到氣上沖時，誤于桂枝辛溫發汗，認爲津傷後陰虛不能再用桂枝，因而不會用桂枝，應細讀原文。

65. 發汗後，其人臍下悸者，欲作奔豚，茯苓桂枝甘草大棗湯主之。

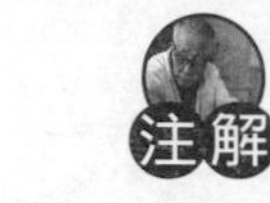

發汗後，其人臍下悸者，這是誤發了裏有水飲人的汗，水飲被激而動，再伴急劇的氣上沖，勢必發作奔豚。臍下悸即其預兆，宜以茯苓桂枝甘草大棗湯主之。

【按】奔豚是病名，《金匱要略•奔豚氣病》曰："奔豚病，從少腹起，上沖咽喉，發作欲死，復還止。"可見這是一種發作性的神經證。

【茯苓桂枝甘草大棗湯方】

茯苓半斤，桂枝(去皮)四兩，甘草(炙)二兩，大棗(擘)十五枚。

上四味，以甘瀾水一斗，先煮茯苓，減二升，内諸藥，煮取三升，去滓，溫服一升，日三服。作甘瀾水法：取水二斗，置大盆内，以杓揚之，水上有珠子五六千顆相逐，取用之。

【方解】此於桂枝甘草湯加大量茯苓和大棗，故治桂枝甘草湯證小便不利而腹悸動者。

本方證由桂枝湯證變化而來，即汗出不解傳裏爲外邪內飲證，而屬太陽太陰合病證。

66. 發汗後，腹脹滿者，厚朴生薑半夏甘草人參湯主之。

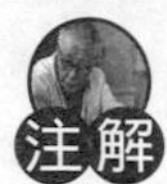

發汗後，外邪雖解，若亡津液，亦可虛其中氣，因而腹脹滿者，厚朴生薑半夏甘草人參湯主之。

【按】津液化生於胃，胃氣不振，因可使津液虛，但津液大量亡失，亦可致使胃氣於不振，此腹滿即虛滿，因以本方主之。不過本方有大量半夏、生薑，除腹脹滿外，應有嘔逆須知。

【厚朴生薑半夏甘草人參湯方】

厚朴(炙，去皮)半斤，生薑(切)半斤，半夏(洗)半升，甘草(炙)二兩，人參一兩。

上五味，以水一升，煮取三升，去滓，溫服一升，日三服。

【方解】厚朴行氣消脹，生薑、半夏降逆止嘔，甘草、人參安中健胃，故此治胃虛腹脹滿而嘔逆者。

太陽病經發汗後表解，而呈現厚朴生薑半夏人參湯證，可知爲太陰裏虛寒證。

67. 傷寒，若吐，若下後，心下逆滿、氣上沖胸、起則頭眩、脈沉緊，發汗則動經，身為振振搖者，茯苓桂枝白朮甘草湯主之。

注解 傷寒病在表，宜發汗解之，若吐、若下均屬逆治。表不解，故氣上沖胸；飲伴沖氣以上犯，故心下逆滿；起則頭眩、脈沉緊，爲裏有寒飲之應。雖表未解，亦不可發汗，若誤發之，激動裏飲，更必致身爲振振搖的動經之變，宜以茯苓桂枝白術甘草湯主之。

【按】平時即有水飲之人，若感冒而誤施吐下，表不解而沖氣上者，最易誘致裏飲共沖氣以上犯、心下逆滿氣上沖胸、起則頭眩即其候也。此時以本方降沖氣兼逐水飲，則表亦自解，若再誤發其汗，益激使飲氣衝動，則使身爲振振搖矣，此仍宜本方主之。

【茯苓桂枝白朮甘草湯方】

茯苓四兩，桂枝(去皮)三兩，白朮、甘草(炙)各二兩。

上四味，以水六升，煮取三升，去滓，分溫三服。

【按】趙開美及成注本白朮爲二兩，《玉函經》及《金匱》均爲三兩。胃有水飲而致頭暈，白朮須多用，故從三兩改之。

【方解】此于桂枝甘草湯加茯苓白朮，故治桂枝甘草湯證小便不利、心下逆滿而頭眩心悸者。

解讀 胡希恕老師強調本方證爲外邪內飲及治療原則，並對白朮作用、劑量重加論述論述，值得細讀。本方證當歸屬太陽太陰合病。

68. 發汗病不解，反惡寒者，虛故也，芍藥甘草附子湯主之。

注解 發汗後，病應解而不解，不應惡寒而反惡寒者，此誤發了虛人之汗，因而陷於陰證故也，芍藥甘草附子湯主之。

【按】此爲簡文，由於治用芍藥甘草湯加附子，除惡寒外，當有四肢拘急、不可屈伸、或腹痛等證。

【芍藥甘草附子湯方】

芍藥、甘草(炙)各三兩，附子(炮，去皮，破八片)一枚。

上三味，以水五升，煮取一升五合，去滓，分溫三服。

【方解】此即芍藥甘草湯加附子，故治芍藥甘草湯證，而陷於陰證者。

解讀 對本方的方解，胡希恕老師謂“治芍藥甘草湯證，而陷於陰證者”，而六經歸屬未明確。我們探討29條時，提出了芍藥甘草湯即裏陰證之屬，屬陽明太陰合病，故陷於陰證，當是芍藥甘草湯證更進一步虛寒證，故仍屬陽明太陰合病，但屬裏虛寒甚者。

69. 發汗，若下之，病仍不解，煩躁者，茯苓四逆湯主之。

注解 外邪有裏飲，故雖發汗或下之，病仍不解，虛其表裏，而陷於陰證，因而煩躁者，茯苓四逆湯主之。

【按】由本方以茯苓爲主藥觀之，可知原爲外邪內飲的誤治，此前方之乾薑附子的煩躁同，不過本方爲四逆加人參湯而再加茯苓所組成，其主治當不外四逆加人參湯證而有茯苓證者，可見本條所述亦簡文。四逆加人參湯見霍亂病篇，可互參。

【茯苓四逆湯方】

茯苓四兩，人參一兩，附子(生用，去皮，破八片)一枚，甘草(炙)二兩，乾薑一兩半。

上五味，以水五升，煮取三升，去滓，溫服七合，日二服。

【方解】此于四逆湯加人參湯更加大量茯苓，故治四逆加人參湯證，而小便不利、心悸或肉瞤者。

解讀 “由於表裏俱虛，陷於陰證”，此陰證，當指太陰裏虛寒證。

70. 發汗後，惡寒者，虛故也；不惡寒，但熱者，實也，當和胃氣，與調胃承氣湯。

注解 發汗後表解則寒熱當已，若發汗後而反惡寒者，則已轉變陰寒虛證；若不惡寒但熱者，則已傳裏爲陽明實證，此當和胃氣，與調胃承氣湯。

【調胃承氣湯方】

芒硝半升，甘草(炙)二兩，大黃(去皮，清酒洗)四兩。

上三味，以水三升，煮取一升，去滓，内芒硝，更煮兩沸，頓服。

解讀 此述發汗太多，表雖解，但由於津液大量亡失，既可導致芍藥甘草附子湯的陰寒虛證，也可造成調胃承氣湯的陽熱實證。究竟是陰寒虛，還是陽熱實，當憑有無惡寒發熱而定。

71. 太陽病，發汗後，大汗出、胃中乾、煩躁不得眠、欲得飲水者，可少少與飲之，令胃氣和則癒；若脈浮、小便不利、微熱、消渴者，五苓散主之。

注解 太陽病，當發汗，但發汗以取微似有汗者佳，若發汗不得法，而使大汗出，津液亡失，胃中水分被奪，因致乾燥而不和，故煩躁不得眠。若欲得飲水者，可少少與飲之，使胃中滋潤即癒。

若發汗後，而脈浮、小便不利、微熱、消渴者，為水停不行，表不得解的為證，宜五苓散主之。

【按】裏有停水，發汗則表不解，此和前之桂枝去芍藥加茯苓白朮湯條的道理同，可互參。小便不利，廢水不得排除，新水不能吸收，組織缺乏水營養，故渴欲飲水，雖飲亦只留於胃腸，因致隨渴隨飲的消渴證，此時與五苓散利其尿，使水代謝恢復正常，則消渴自治。

【五苓散方】

豬苓(去皮)十八銖，澤瀉一兩六銖，白朮十八銖，茯苓十八銖，桂枝(去皮)半兩。

上五味，搗為末，以白飲和服方寸匕，日三服。多飲暖水汗出癒，如法將息。

【方解】豬苓、澤瀉、白朮、茯苓均利小便，澤瀉用量獨重，取其甘寒，用為方中主藥，以解煩渴也。複用桂枝，不但兼以解外，而且降氣沖，使水不上犯而就下，故亦能治水逆也。

解讀 胡希恕老師對本條及五苓散的注解皆簡而明，又一次論述外邪內飲的治則，宜細讀。本方證應屬太陽陽明太陰合病。

72. 發汗已，脈浮數，煩渴者，五苓散主之。

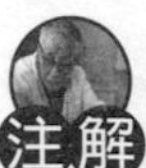

此以誤發裏有停水人的汗，故表熱不解而脈仍浮數，若煩渴、小便不利者，五苓散主之。

【按】煩渴後，應有小便不利四字，不然與白虎加人參湯證將難區別，以詳見上條，故略之也。

73. 傷寒，汗出而渴者，五苓散主之；不渴者，茯苓甘草湯主之。

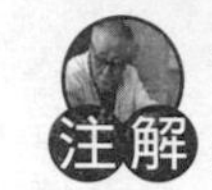

傷寒，裏有停水者，雖發汗汗出，而表熱不解，若脈浮、微熱、小便不利而煩渴者，五苓散主之；不渴者，茯苓甘草湯主之。

【按】此承前五苓散條而言者，渴與不渴爲五苓散證與茯苓甘草湯證的主要鑑別點，因並提出，以示區別，證詳於前，故此略之，否則，若傷寒汗出而渴者，即以五苓散主之，不渴者，即以茯苓甘草湯主之，便不可理解了。

【茯苓甘草湯方】

茯苓二兩，桂枝(去皮)二兩，甘草(炙)一兩，生薑(切)三兩。

上四味，以水四升，煮取二升，去滓，分溫三服。

【方解】此于桂枝甘草湯加茯苓、生薑，故治桂枝甘草湯證小便不利而悸煩者。

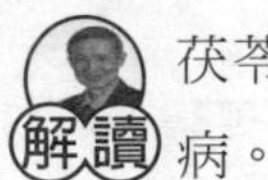

茯苓甘草湯亦治外邪內飲證，故該方證當歸屬太陽太陰合病。

74. 中風發熱，六七日不解而煩，有表裏證，渴欲飲水，水入則吐者，名曰水逆，五苓散主之。

注解 中風發熱，即發熱自汗出的太陽中風證略詞。病已六七日，雖服桂枝湯，熱仍不解而煩。有表裏證者，即指有上述發熱而煩的表證，又有下述飲水則吐的裏證言。水停不化，故渴欲飲水；胃有停水，故水入則吐，此名爲水逆，宜五苓散主之。

【按】此亦因蓄水在裏，雖服桂枝湯而表熱不解，並激動裏水而致水逆證，可見無論傷寒或中風，若裏有停水，必須兼逐水而表始得解也。

75. 未持脈時，病人叉手自冒心，師因教試令咳，而不咳者，此必兩耳聾無聞也。所以然者，以重發汗，虛故如此。

注解　當未診脈，即見其人叉手自冒心，便意識到必曾發汗過多，因致心悸喜按證，因而教試令咳，而竟不咳者，更證明其兩耳聾已無所聞了，故可肯定其爲重發汗，津血大虛，因致其病如此也。

【按】昔年曾親見此證，略述始末，以供參考。日僞時期，錢商黃某，患傷寒久治不癒，最後邀我往診，患者神昏不語，如醉如癡，飲食二便均不知，苔白厚失潤，脈細數。視其服過藥方，雖有辛溫辛涼之差，但多屬發汗之類，知爲虛熱重證，因與局方至寶丹先治沉昏，服後稍差，已知開目視人，餘證仍如前，改與白虎加人參湯，神識逐有好轉，但仍不欲飲食，食即欲嘔，又改與小柴胡加石膏湯，諸證均好轉，但其人仍癡呆，問話不知答，此時乃知耳聾無聞也，因使續服前藥，前後月餘，幸得全治。

精氣奪則虛，濫用發汗藥必然造成嚴重後果，提示醫者審證必須仔細，不可濫用發汗藥。

75(續). 發汗後，飲水多必喘；以水灌之亦喘。

注解　發汗後，胃中乾，欲得飲水者，因爲病中尤其汗後胃虛，亦宜少少與飲之，若飲水多，水停於胃，上壓胸膈，阻礙呼吸，勢必作喘。此即《金匱》所謂“夫病人飲水多，必暴喘滿”者是也。

發汗後，病不解，仍發熱，醫不詳審所以不解原因，而竟以冷水灌之，則益使邪熱不得外越而上壅於肺，故亦必喘。

【按】發汗後，不是無故飲水多和以水主灌之，均是承以前諸條而發揮者，故作如上解。又以水灌之，即以冷水澆身，爲古時解熱的一種治病方法。

76. 發汗後，水藥不得入口為逆，若更發汗，必吐下不止。

注解 水藥不得入口，指水和湯藥不得入口，入口則吐的意思。發汗後而水藥不得入口，即上述的水逆證，此亦誤發裏有停水人的汗所致，故謂所治爲逆。若誤爲表不解，泥於先麻黃後桂枝而更發其汗，則激動裏水，必使吐下不止。

【按】水逆更發汗，必致吐下不止，仍屬是水之爲患，書中未出方，我以爲仍宜五苓散，學者試探討之。

76(續).發汗、吐下後，虛煩不得眠，若劇者，必反復顛倒，心中懊憹，梔子豉湯主之；若少氣者，梔子甘草豉湯主之；若嘔者，梔子生薑豉湯主之。

注解 反覆顛倒，即輾轉反側之謂；心中懊憹，指心中煩悶不可名狀的樣子。

大意是說，發汗吐下以後，津液已虛而遺熱未除，攻沖頭腦，遂使虛煩躁不得眠。若爲證劇者，更必反覆顛倒、心中懊憹，梔子豉湯主之；若上證，中虛而少氣者，梔子甘草豉湯主之；若上證，胃不和而嘔逆者，宜梔子生薑豉湯主之。

【梔子豉湯方】

梔子(擘)十四個，香豉(綿裹)四合。

上二味，以水四升，先煮梔子，得二升半，內豉，煮取一升半，去滓，分為二服。溫進一服，得吐者，止後服。

【方解】二物均屬苦寒解熱藥，而有止煩的特能，合以爲方，故治煩熱不得眠，或心中懊憹者。

【梔子甘草豉湯方】

梔子(擘)十四個，甘草(炙)二兩，香豉(綿裹)四合。

上三味，以水四升，先煮梔子、甘草，取二升半，內豉，煮取一升半，去滓，分二服。溫進一服，得吐者，止後服。

【方解】於梔子豉湯加緩急迫的甘草，故治梔子豉湯證，而急迫者。條文中的少氣，當指呼吸短促，實亦不外急迫的爲證也。

【梔子生薑豉湯方】

梔子(擘)十四個，生薑五兩，香豉(綿裹)四合。

上三味，以水四升，先煮梔子、生薑，取二升半，內豉，煮取一升半，去滓，分二服。溫進一服，得吐者，止後服。

【方解】於梔子豉湯加大量止嘔逆的生薑，故治梔子豉湯證而嘔逆者。

【按】諸梔子劑，方後均有“得吐者，止後服”注文，但實踐證明，梔子諸方並非吐劑，尤其本條所述，爲發汗、吐、下後的虛煩，更無複吐之理，當是傳抄有誤，應去之。

解讀　探討三方證的六經歸屬：三方藥以梔子爲主藥，即主治陽明裏熱，加甘草、生薑，溫中健胃，是治裏虛寒，故兩方證當屬陽明太陰合病。

77. 發汗，若下之，而煩熱胸中窒者，梔子豉湯主之。

注解　發汗表不解，本宜桂枝湯更汗解之，若又下之，則邪熱內陷，若煩熱胸中覺窒塞者，梔子豉湯主之。

【按】此證多有，但不定見之於發汗或下後，即煩熱亦不甚明顯，患者主述食道阻塞，而胸中煩悶者即是。

78. 傷寒五六日，大下之後，身熱不去，心中結痛者，未欲解也，梔子豉湯主之。

注解　傷寒五六日，常爲病傳少陽的時期，少陽病不可下，今大下之，故身熱不去，反使邪熱內陷，而心中結痛者，爲未欲解也，梔子豉湯主之。

【按】心中結痛，即心臟部感覺支結痛，由此觀之，則心包炎有用本方的機會了。

解讀　梔子湯諸方因“有得吐者，止後服”注文，後世注家未識其誤，又未結合臨床，因把梔子豉湯視爲吐劑，如成無己的《傷寒明理方論》以《內經》附會，認爲“若發汗吐下後，邪乘虛留於胸中，則爲之虛煩，應以梔子豉湯吐之。”從藥物看，從臨床看，梔子豉湯不致吐，其治虛煩是屬裏陽明熱，與承氣湯實煩相對而稱謂爲虛煩。

79.傷寒下後，心煩、腹滿、臥起不安者，梔子厚朴湯主之。

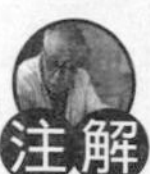

傷寒在表而誤下之，邪熱內陷，因而心煩、腹滿、臥起不安者，梔子厚朴湯主之。

【按】本方治煩滿，與厚朴生薑半夏甘草人參湯治虛滿而不煩者有別。又大實滿大便不通而煩躁者，宜承氣湯以下之，則非本方所能治，須知。

【梔子厚朴湯方】

梔子(擘)十四個，厚朴(炙，去皮)四兩，枳實(水浸，炙令黃)四枚。

上三味，以水三升半，煮取一升半，去滓，分二服。溫進一服，得吐者，止後服。

【方解】梔子解熱煩，厚樸、枳實消脹，三藥協力，故治心煩悶、腹脹滿而臥起不安者。

胡希恕老師已指明，本方與小承氣湯僅大黃之差，故本方證當屬陽明裏熱證。

80.傷寒，醫以丸藥大下之，身熱不去，微煩者，梔子乾薑湯主之。

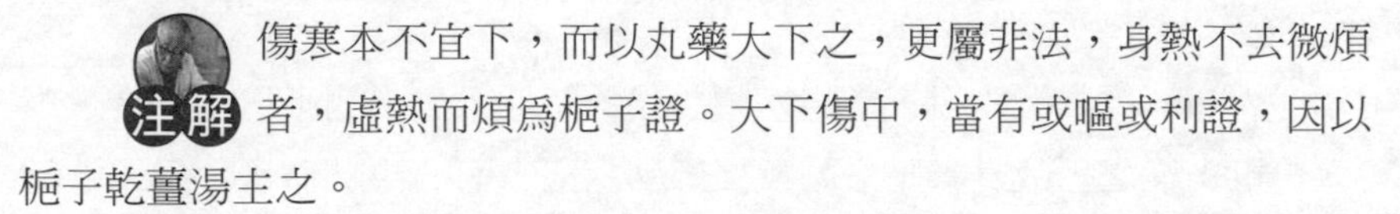

傷寒本不宜下，而以丸藥大下之，更屬非法，身熱不去微煩者，虛熱而煩爲梔子證。大下傷中，當有或嘔或利證，因以梔子乾薑湯主之。

【按】方中伍以乾薑，當有下利或嘔之證，此辛苦合用，亦有瀉心湯義。

【梔子乾薑湯方】

梔子(擘)十四個，乾薑二兩。

上二味，以水三升半，煮取一升半，去滓，分二服。溫進一服，得吐者，止後服。

【方解】此于梔子豉湯去豆豉加乾薑，故治身熱微煩而嘔逆者。

本方主治裏為上熱下寒之證，六經歸屬當為太陰陽明合病。

81.凡用梔子湯，病人舊微溏者，不可與服之。

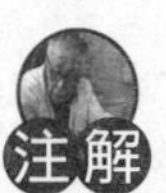

梔子爲消炎解熱藥，故凡用梔子爲主的配劑，若病者久有微利，乃屬虛寒，慎不可與服之。

82.太陽病發汗，汗出不解，其人仍發熱，心下悸、頭眩、身瞤動，振振欲擗地者，真武湯主之。

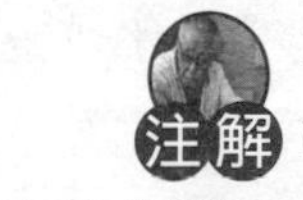

太陽病，心下有水氣，若不兼驅其水，雖發汗出而表不解，故其人仍然發熱。水停心下，則心下悸；水上犯，則頭眩；至於身瞤動、振振欲擗地者，正如《金匱》所謂："其人振振身瞤劇，必有伏飲"者是也，宜以眞武湯主之。

【按】苓桂朮甘湯證，只起則頭眩，而眞武湯，證頭無時不眩；苓桂朮甘湯證，隻身爲振振搖，而眞武湯證，身瞤動、振振欲擗地。前者水氣輕，還未陷於陰證，而此者，水氣重並已陷於陰證了。

【眞武湯方】

茯苓、芍藥、生薑(切)各三兩，白朮二兩，附子(炮，去皮，破八片)一枚。

上五味，以水八升，煮取三升，去滓，溫服七合，日三服。

【方解】既以茯苓、白朮利水於下，又用生薑散飲於上。附子振興沉衰，與茯苓朮爲伍且治濕痺。芍藥緩拘急並治腹痛，故此治心下有水氣、小便不利而陷於陰證者。若心下悸、頭眩、身瞤動、振振欲擗地者，或四肢沉重疼痛、小便不利、腹痛下利或嘔者，均其候也。

胡希恕老師謂本方爲治心下有水氣而陷於陰證者，陰證在表還是在裏，還是在半表半裏？未明確，即未明確六經歸屬。

解讀本條，必須聯繫第28條和第316條，即原是太陽病兼有水飲之證，胡希恕先生反復強調：治不兼驅水但發汗，使津液大虛而陷於陰證。這時判斷是否證在表，要看具體症狀，28條的"仍頭項強痛、翕翕發熱"、本條的"汗出不解，其人仍發熱"、316條的"少陰病，二三日不解”，都是說有表不解。本條的表證因汗出多而陷於陰證，即呈少陰表證，故解表僅能微發汗，同時必用附子強壯沉衰，故治療不能用麻黃、桂枝發大汗，只得用生薑小發汗，並佐以附子強壯發汗，解少陰之表。同時因有心下悸、頭眩、小便不利等爲裏有寒飲，即屬太陰，治用苓朮佐附子強壯利水，故本條之方證，即眞武湯證，可明確爲少陰太陰合病證。

83.咽喉乾燥者，不可發汗。

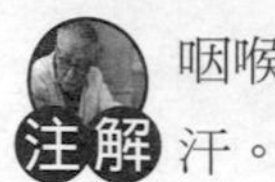

咽喉乾燥者，爲津虛內熱之候，發汗則傷津助熱，故不可發汗。

84.淋家，不可發汗；發汗必便血。

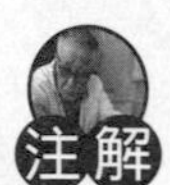

久患淋病的人，謂爲淋家。淋家則津液虛組織枯燥，再發其汗，則必便血，所謂奪汗者亡血是也。

85.瘡家，雖身疼痛，不可發汗，發汗則痙。

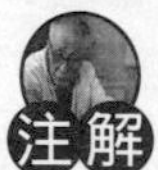

瘡家久失膿血，雖有外邪身疼痛，亦不可發汗，汗出益損其津血，組織枯燥，則必痙。

86.衄家，不可發汗；汗出必額上陷，脈急緊，直視不能眴，不得眠。

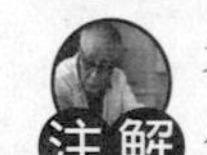

久病衄血，謂爲衄家。衄家血亡於上，汗出則頭部津血益少，血不充於面，則額上陷；脈失柔潤則緊急；血不足以榮養目系，故直視不能眴；心血不足，故煩躁不得眠。

87.亡血家，不可發汗；發汗則寒慄而振。

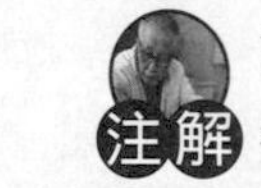

素有吐血、便血以及外傷大出血者，皆得謂爲亡血家。亡血者，多虛無汗，故不可發汗，若強發亡血家汗，勢必使其虛極而陷於陰寒，則必寒慄而振也。

88.汗家，重發汗，必恍惚心亂，小便已陰疼，與禹餘糧丸。

注解 久患自汗盜汗之人，謂爲汗家。汗家津液素虛，若重發其汗，更使津虛血少，必致心氣不足、恍惚心亂；尿道失潤，故小便已而陰疼，可與禹餘糧丸。

【按】禹餘糧丸方失傳。

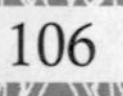

89.病人有寒，復發汗，胃中冷，必吐蛔。

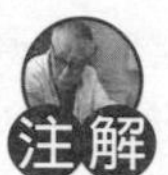

病人裏有久寒，復發其汗，虛其胃則益冷，蛔被寒迫而上於膈，故必吐蛔。

【按】以上七條，詳述發汗的禁忌，須記。

90.本發汗，而復下之，此為逆也；若先發汗，治不為逆。本先下之，而反汗之，為逆；若先下之，治不為逆。

注解　本當發汗從外以解的病，而反從裏以下之，此爲施治之逆；若先發汗以解表，後審其裏有未和而下之，則治不爲逆。本當自裏以下的病，而反自表以發汗，此爲施之逆。若先下之以治裏，而後審其外有不和，而微汗之，治不爲逆。

【按】先汗後下的病常有，爲太陽陽明併病，而表未罷者，須先解表，而後議下。但先下後汗的病很少見，即仲景書中亦無此例，假如表裏併病，而虛寒在裏者，雖有表證，當先救裏而後治表，此確多有，仲景書中亦頗常見，或本先下之，爲本先溫之的傳抄之誤，亦未可知。

91.傷寒，醫下之，續得下利、清穀不止、身疼痛者，急當救裏；後身疼痛，清便自調者，急當救表。救裏宜四逆湯，救表宜桂枝湯。

注解　清谷，即下完穀不化的糞便。清便自調，即正常大便。太陽傷寒，本當發汗，而醫反下之，因繼下藥之後，續得下利、清穀不止。此已轉變爲虛寒在裏的太陰重證，雖身疼痛，表證還在，亦宜急救其裏，而後再治身疼痛，待裏已治，而清便自調者，即當急救其表。救裏宜用四逆湯；救表則宜桂枝湯。

【按】表裏併病，若裏虛寒，宜先救裏，而後治表，此爲定法，須記。

92.病發熱，頭痛，脈反沉，若不差，身體疼痛，當救其裏，宜四逆湯。

注解　病發熱，頭痛，脈反沉，爲少陰病麻黃附子細辛湯證。若不差，謂服麻黃附子細辛湯後，若脈沉、身體疼痛還不癒也。不過此身疼痛，乃沉寒在裏，氣血鬱滯所致，已不得看作表證，故謂當救其裏，宜四逆湯。

【按】身體疼痛，爲桂枝湯證和四逆湯證的共有證，但桂枝湯證脈必浮，而四逆湯證脈必沉，故亦不難分辨。

本條可宜與少陰篇麻黃附子細辛湯證互參，更能加深理解。

93. 太陽病，先下而不癒，因復發汗，以此表裏俱虛，其人因致冒，冒家汗出自癒。所以然者，汗出表和故也。裏未和，然後復下之。

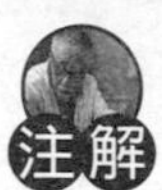

頭如戴物謂爲冒，即俗所謂頭沉且昏暈也。

太陽病，當發汗以解表，醫竟下之以攻其裏，故病不癒。設表不解，法宜桂枝湯汗以解之，而複以麻黃湯大發其汗，以此表裏俱虛，雖幸表解，由於汗下無法，津液大量亡失，故其人因致冒，冒家汗出自癒，所以然者，汗出爲津複表和故也。若審其裏有未和而大便難者，然後與調胃承氣湯再下之。

【按】此皆汗下失法，雖幸病解，但津液亡失太多，因致貧血性的冒眩狀，待津液複表自和而汗出，此冒亦自解，所謂冒家喜汗出者是也。不是教人再發汗，切勿弄錯。由於津液亡失，胃中乾，則大便難，此二證常同時發生。冒癒後，若裏未和則可以承氣湯下之。

94. 太陽病未解，脈陰陽俱停，必先振慄，汗出而解；但陽脈微者，先汗出而解；但陰脈微者，下之而解。若欲下之，宜調胃承氣湯。

太陽病未解，即承上條，言先下後汗而太陽病還未解也。脈沉取以候榮，因謂爲陰；浮取以候衛，因謂爲陽。診脈的陰陽雖均較弱，但彼此相當，爲榮衛自調之象，法當自汗而解。振慄即所謂戰汗，亦瞑眩的一種狀態，由於津虛脈弱，欲自解者，必先振慄而後汗出而解也，言外不必用藥。

衛緩則爲中風，故但陽脈緩弱者，爲病仍在外，宜先使其汗出而解，言外當與桂枝湯。

榮緩則爲亡血，亦津液亡失之應，胃中乾則不和，故但陰脈緩弱者，下之而解，若欲下之，宜調胃承氣湯。

【按】脈有以尺寸的上下分陰陽者，亦有以浮沉的內外分陰陽者，本條脈法即取後者。陰陽俱停的停字，可作均當解，即脈的陰陽彼此均等，並無大小強弱的分別意思。停既不是脈象，而下之陽脈微和陰脈微的微字，亦不是指的脈象，乃就脈的陰陽比較說的，其實是指緩弱的一類，若真脈微便不可再汗再下了。又太陽病未解，明明是承前條下汗之後而太陽病還未解，否則未解二字等於贅瘤，有何取意？

解讀　對本條的注解，胡希恕先生曾多次修改，以上是最後的修訂。胡希恕老師以文字功夫見長和全面理解條文，注解本條恰切。

關於脈陰陽俱停，一些注家作停止解，或"脈隱伏不出，診之不得"解，欠妥。脈伏診不到，還是太陽病嗎？能汗出而解嗎？值得商討。

95. 太陽病，發熱汗出者，此為榮弱衛強，故使汗出，欲救邪風者，宜桂枝湯。

注解　太陽病，發熱汗出，其脈陽浮而陰弱，故謂此爲榮弱衛強，衛強(浮)則不固，榮弱則不守，此所以自汗出也，此爲中風證，故謂欲救邪風者，宜桂枝湯。

【按】前於太陽中風條謂陽浮而陰弱，與此所謂榮弱衛強爲互詞，正是承上條以說明脈的陰陽診法，不然證治已見於前，重出於此，有何意思？

96. 傷寒五六日，中風，往來寒熱，胸脇苦滿、嘿嘿不欲飲食、心煩喜嘔，或胸中煩而不嘔，或渴，或腹中痛，或脇下痞鞕，或心下悸、小便不利，或不渴、身有微熱，或咳者，小柴胡湯主之。

注解　無論傷寒或中風，往往於五六日時，即傳於少陽而發柴胡證。邪在半表半裏，時近於表則惡寒，時近於裏則發熱，以是則往來寒熱；邪熱郁集於胸脇，故胸脇苦滿；波及於頭腦，則精神嘿嘿而不欲飲食；侵及心臟，則心煩；激動裏飲，則欲嘔；或未及於心則只胸中煩；胃無飲則不嘔；胃中乾則或渴；或涉及於腸則腹中痛；或涉及肝脾則脇下痞硬；或涉及心腎則心下悸、小便不利；或心下有水氣，則不渴而身有微熱；或涉及於肺則咳，以小柴胡湯主之。

【按】半表半裏是諸臟器所在之地，故邪熱郁集於此體部，則往往導致不同臟器發病，因而有或以下之諸多不定的證候。不過往來寒熱、胸脇苦滿、嘿嘿不欲飲食、心煩喜嘔四者，爲小柴胡湯應用的主證，依主證而用之，不問或以下諸證如何，均無不驗。

有的版本，小柴胡湯方藥本條重出，並在煎服法後有加減說明，多不合理，恐爲後人所加，本書不再錄載。

97. 血弱氣盡，腠理開，邪氣因入，與正氣相搏，結於脇下。正邪分爭，往來寒熱，休作有時，嘿嘿不欲飲食，臟腑相連，其痛必下，邪高痛下，故使嘔也，小柴胡湯主之。服柴胡湯已，渴者，屬陽明，以法治之。

注解

傷寒病病初作，則邪氣交爭於骨肉，此即太陽病的一段病理過程。氣即精氣(統稱氣血而言)，若精氣已不足拒邪於外，則退而衛於內，因致體表的血弱氣盡，而腠理遂開，邪氣因入，則又與正氣相搏於脇下，因而胸脇苦滿，這就進入少陽病的病理階段了。

正邪分爭，即正邪相拒的意思，時而正進邪退，近於表則惡寒；時而邪進正退，近於裏則發熱，以是則往來寒熱，爭則寒熱作，不爭則寒熱止，以是則休作有時。邪熱郁滯於胸脇，故嘿嘿不欲飲食。半表半裏爲諸臟器所在之處，本來臟腑相連，邪熱因亦必乾於胃腸而腹中痛。邪熱高處於胃之上，而痛又作於胃之下，故使嘔也，宜小柴胡湯主之。若服小柴湯後，上證解，而渴者，此又轉屬陽明病了，應依治陽明病的方法治之。

解讀

“服柴胡湯已，渴者，屬陽明”之句不可等閒視之，日本小柴胡湯事件的教訓，其主因是有地滋等，只重視西醫理論，不重視中醫理論，尤其是不重視經方的方證，即沒有了小柴胡湯方證，還讓人長期服用小柴胡湯，造成了不良後果。

98. 得病六七日，脈遲浮弱、惡風寒、手足溫，醫二三下之，不能食，而脇下滿痛，面目及身黃，頸項強，小便難者，與柴胡湯，後必下重。本渴飲水而嘔者，柴胡湯不中與也，食穀者噦。

注解 得病六七日，病常傳於裏，今脈浮弱，惡風寒，表還未罷。脈遲，手足溫，是已系在太陰，而醫反二三下之，益虛其裏，故不能食。外邪內陷，結於脇下，則脇下滿痛；濕熱不得外越，故面目及身黃；頸項強爲外未解；小便難、渴欲飲水而嘔者，此爲水逆，乃裏虛濕盛的黃疸證，宜茵陳五苓散逐濕以驅黃，柴胡湯不中與之也。若誤與柴胡湯複除其熱，則寒濕下注後必下重(脫肛)，胃虛多寒，故食後當噦也。

【按】脇下滿痛、頸項強，本有柴胡證，但小便難、渴欲飲水而嘔者，乃五苓散所主的水逆證，柴胡不中與者，即指此證而言，此與表證裏有停水而小便不利者，必須利水同一道理。不過服五苓後，柴胡證仍在者，仍可與柴胡湯，或用茵陳五苓散與小柴胡湯合方亦無不可。

99. 傷寒四五日，身熱、惡風、頸項強、脇下滿、手足溫而渴者，小柴胡湯主之。

注解 傷寒四五日，常爲自表傳裏或半表半裏的時期。身熱、惡風，太陽病的爲證未罷；脖子的兩側爲頸，後則爲項，頸強屬少陽，項強屬太陽；脇下滿爲少陽證；手足溫而渴屬陽明證，此乃三陽併病之類，依法當取少陽治之，以小柴胡湯主之。

【按】三陽併病，應從少陽治之，此亦定法。感冒或流感，發汗後不解，多現此證，屢以小柴胡湯加石膏治頗驗，學者試之。又此與上條證頗相似，之所以宜於此而不宜於彼者，只在並發水逆的爲證，辨證用藥一點大意不得，稍有馬虎便易弄錯，讀者必須于此等處用心細研。

100. 傷寒，陽脈濇，陰脈弦，法當腹中急痛，先與小建中湯，不差者，小柴胡湯主之。

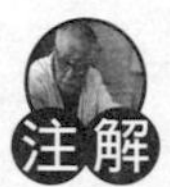

浮取脈濇，謂爲陽脈濇。沉取脈弦，謂爲陰脈弦。濇主血少，弦主寒盛。今傷寒脈浮濇沉弦，爲津血外虛，寒盛於

裏之候，依法當腹中急痛，因先與小建中湯以治腹急痛，服後不差者，即未全癒之意，以少陽病亦有此脈，蓋此爲太陽少陽併病而又裏虛有寒的爲證，服小建中只治其半，故再與小柴胡湯以解少陽之邪，則當全治矣。

【按】脈浮濇而沉弦，爲小建中湯與小柴胡湯共有的脈，故此腹中急痛，半屬於小建中湯證，半屬於小柴胡湯證。先與小建中湯，亦先救裏而後解外的定法，非是先試之以小建中湯，不癒，而又試之以小柴胡湯也。

【小建中湯方】

桂枝(去皮)三兩，甘草(炙)二兩，大棗(擘)十二枚，芍藥六兩，生薑(切)三兩，膠飴一升。

上六味，以水七升，煮取三升，去滓，內飴，更上微火消解，溫服一升，日三服。嘔家不可用建中湯，以甜故也。

【方解】此于桂枝湯倍增芍藥，更加大量溫中補虛的膠飴，芍藥治腹中拘攣痛，但芍藥微寒，因大量用飴糖甘味補中緩急制寒，故治桂枝湯證中虛有寒而腹中急痛者。

解讀 小建中湯是由桂枝加芍藥再加飴糖而成，故理解本方證要著重於芍藥和飴糖的認識，胡希恕老師在注解桂枝加芍藥湯證時指出："太陽病誤下之，引邪入裏，而腹滿爲實滿，痛爲實痛，"即爲太陽陽明合病證。桂枝加芍藥再加飴糖而稱爲小建中，是因大量飴糖治中虛有寒而腹中急痛者，故其適應證爲太陽太陰合病證。

101.傷寒、中風，有柴胡證，但見一症便是，不必悉具。

注解 無論傷寒或中風，若有柴胡證，但見其四主證中一證便是，而不必四證俱備。

【按】所謂一證，即指往來寒熱、胸脅苦滿、嘿嘿不欲飲食、心煩喜嘔四證中的一證，不過有此一證，仍須參照其他脈證而確認爲柴胡證者，乃可與柴胡湯。所謂不必悉具，即不必限於四證具備之意，詳參有關各條證治，便知其義。

101(續).凡柴胡湯證而下之，若柴胡湯證不罷者，復與柴胡湯，必蒸蒸而振，卻發熱汗出而解。

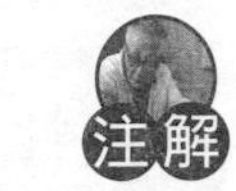

凡宜與小柴胡湯的病證，而誤以他藥下之，若柴胡湯證未因誤下而罷者，還宜與柴胡湯，其人必先蒸蒸然熱和戰慄而寒，而後則發熱汗出而解。

【按】蒸蒸而振，卻發熱汗出而解，即服本方後的瞑眩狀態。

102.傷寒二三日，心中悸而煩者，小建中湯主之。

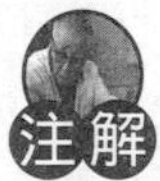

血少心氣虛則悸，外不得解則煩，小建中湯內能補虛，外能除邪，故主之。

本條即不可發汗，須表裏實，津液自和，便自汗出癒的診治例子，與49、50條互參，更能理解條文精神。

103.太陽病，過經十餘日，反二三下之，後四五日，柴胡證仍在者，先與小柴胡湯。嘔不止、心下急、鬱鬱微煩者，為未解也，與大柴胡湯下之，則癒。

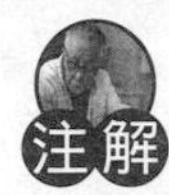

過經，謂病已過入他經的意思，實即傳變之謂。

太陽病十餘日，已內傳少陽而見柴胡證，醫未用柴胡湯而反二三下之，若後四五日，柴胡證仍在者，還幸未因誤下而成壞病，因先與小柴胡湯；若嘔不止、並心下有急結感而鬱鬱微煩者，此因病已半併於裏，故未全解也，再與大柴胡湯下之，即癒。

【按】熱激裏飲則嘔，與小柴胡湯即治。若大便不通，氣不得下而逆上亦嘔，則非小柴胡湯所能治，故需大柴胡湯下之則嘔始平。

【大柴胡湯方】

柴胡半斤，黃芩三兩，芍藥三兩，半夏(洗)半升，生薑(切)五兩，枳實(炙)四枚，大棗(擘)十二枚，大黃二兩。

上八味，以水一斗二升，煮取六升，去滓，再煎，取三升，溫服一升，日三服。

【方解】病初傳少陽，勢須人參、甘草、補中益氣，既防邪侵及裏，又助正以祛邪於外。但已併于陽明裏，則須大黃兼攻裏，人參之補，甘草之緩，反非所宜，故去之，此大小柴胡湯之所以用藥不同，而主治各異也。

104.傷寒十三日不解，胸脇滿而嘔，日晡所發潮熱，已而微利，此本柴胡證，下之而不得利，今反利者，知醫以丸藥下之，此非其治也。潮熱者，實也，先宜小柴胡湯以解外，後以柴胡加芒硝湯主之。

注解 胸脇滿而嘔，爲少陽柴胡證；日晡所發潮熱，爲陽明裏實證；但其人不久而又微利，眞乃咄咄怪事，此本少陽陽明併病，爲大柴胡湯證，即便服大柴胡湯，亦不會遺有下利，今反下利者，當是由於用了其他丸藥的非法攻下所致，今雖潮熱，裏實未去，但由於微利，大柴胡湯已非所宜，須先與小柴胡湯以解少陽之外，再與柴胡加芒硝湯兼攻陽明之裏。

【按】對陽明說，則少陽爲外，先宜小柴胡湯以解外，是先解胸脇滿而嘔的少陽證，不是解什麼太陽在外之邪。

【柴胡加芒硝湯方】

柴胡二兩十六銖，黃芩一兩，人參一兩，甘草(炙)一兩，生薑(切)一兩，半夏(洗)二十銖(本云五枚)，大棗(擘)四枚，芒硝二兩。

上八味，以水四升，煮取二升，去滓，內芒硝，更煮微沸，分溫再服，不解更作。

【方解】此於小柴胡湯加通便下熱的芒硝，故治小柴胡湯證而有潮熱者。

解讀 柴胡加芒硝湯治小柴胡湯證而熱實於裏，從六經分析當屬少陽陽明合病證。

小柴胡湯方證與小柴胡加芒硝方證分內外，稱麻黃湯謂爲解表，桂枝湯謂爲解外，是經方特有的病位概念，皆屬於八綱概念，可知經方的病位概念不是臟腑經絡概念，而是來自八綱，是由方證積累，漸漸以八綱分類產生的。

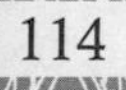

105.傷寒十三日，過經，譫語者，以有熱也，當以湯下之。若小便利者，大便當硬，而反下利，脈調和者，知醫以丸藥下之，非其治也。若自下利者，脈當微厥，今反和者，此為內實也，調胃承氣湯主之。

解讀 傷寒十三天，病已傳裏為陽明病，而發譫語者，因為裏有實熱也，本當以承氣湯下之。陽明病若小便利者，則大便當硬，今其人反而下利；陽明病脈大，今脈反調和，因此可知醫必以丸藥下之，以治之不當，不但病未解，而且有以上脈證的矛盾發生。若眞裏虛自下利者，則脈當微，而手足當冷，今反和者，則利非自利，而譫語自屬內實，以調胃承氣湯主之。

106.太陽病不解，熱結膀胱，其人如狂，血自下，下者癒；其外不解者，尚未可攻，當先解其外；外解已，但少腹急結者，乃可攻之，宜桃核承氣湯。

注解 太陽病不解，傳裏多為胃家實的陽明病，然亦有熱結於小腹的瘀血證者。熱結膀胱，指瘀血和熱結於膀胱的部位。其人如狂，謂其精神錯亂有如發瘋，此亦瘀穢的血和熱上犯頭腦所致。血自下，下者癒，謂此證亦有血自下而癒的，如其血不自下，或血雖自下而不盡，病不自癒者，則須用藥攻下之。不過表證還在者，尚不可攻，當先依法解其外，外解已，但少腹急結者，乃可攻之，宜桃核承氣湯。

【按】素有瘀血潛伏體內，一旦遭受外感，往往發作本方證，並由本條其人如狂的說明，精神病的患者，大多屬於瘀血證，嘗以本方或桂枝茯苓丸合用大柴胡湯治癒者多矣，但治狂不治癲，讀者試之。

【桃核承氣湯方】

桃仁(去皮尖)五十個，大黃四兩，桂枝(去皮)二兩，甘草(炙)二兩，芒硝二兩。

上五味，以水七升，煮取二升半，去滓，內芒硝，更上火微沸，下火。先食溫服五合，日三服，當微利。

【方解】此於調胃承氣湯加驅瘀血的桃仁和治上沖的桂枝，故治調胃承氣湯證，氣上沖而有瘀血者。其人如狂，少腹急結，即其候也。

胡希恕先生明確指出：熱結膀胱，是說熱與血結於膀胱的部位，而並是膀胱有病。諸家謂太陽腑證，值得商討。

探討本方證六經歸屬：本條文中有“外解已，但少腹急結者，乃可攻之”的說明，似是說已無外證，但以藥測證，桃核承氣湯是由調胃承氣和桂枝甘草湯組成，故從方藥組成看當有解外作用，既然說外解已，爲什麼還用桂枝甘草解外？此參考第27條則可明白，即皆是有外證，解外不可發大汗之意。故本方證當屬太陽陽明合病證。

107.傷寒八九日，下之，胸滿煩驚、小便不利、譫語、一身盡重、不可轉側者，柴胡加龍骨牡蠣湯主之。

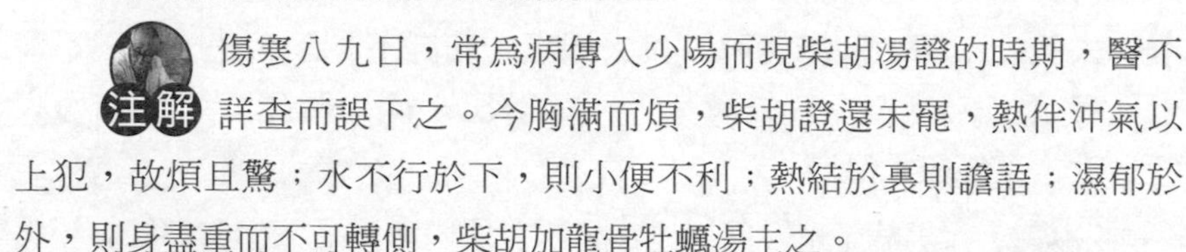

傷寒八九日，常爲病傳入少陽而現柴胡湯證的時期，醫不詳查而誤下之。今胸滿而煩，柴胡證還未罷，熱伴沖氣以上犯，故煩且驚；水不行於下，則小便不利；熱結於裏則譫語；濕郁於外，則身盡重而不可轉側，柴胡加龍骨牡蠣湯主之。

【按】在少陽病篇有“少陽中風兩耳無所聞、目赤、胸中滿而煩者，不可吐下，吐下則悸而驚”的說明。由本條之胸滿煩驚可知爲誤下少陽柴胡證的結果。

【柴胡加龍骨牡蠣湯方】

柴胡四兩，龍骨、黃芩、生薑(切)、鉛丹、人參、桂枝(去皮)、茯苓各一兩半，半夏(洗)二合半，大黃二兩，牡蠣(熬)一兩半，大棗(擘)六枚。

上十二味，以水八升，煮取四升，内大黃，切如碁子，更煮一兩沸，去滓，溫服一升。本云：柴胡湯，今加龍骨等。

【方解】此于小柴胡湯去甘草，而加治氣沖的桂枝、利水的茯苓、通便的大黃、和鎮靜逐痰以止驚悸的龍骨、牡蠣、鉛丹，故治小柴胡湯證二便不利、譫語煩驚、身重不可轉側者。

胡希恕老師已指明本方證爲少陽陽明病，十分恰切。

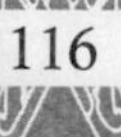

108.傷寒，腹滿、譫語、寸口脈浮而緊，此肝乘脾也，名曰縱，刺期門。

注解 腹滿、譫語，爲陽明裏實證。寸口脈浮而緊，爲太陽傷寒脈，此爲表裏俱實的二陽併病。謂爲肝乘脾，不可解。

109.傷寒發熱，嗇嗇惡寒，大渴欲飲水，其腹必滿、自汗出、小便利，其病欲解，此肝乘肺也，名曰橫，刺期門。

注解 傷寒發熱，嗇嗇惡寒，爲邪在表。大渴欲飲水，爲裏有熱。飲水多，其腹必滿，若自汗出，則表當解。小便利，則熱隨飲去腹滿亦當自消，故謂其病欲解此亦二陽併病之屬。謂爲肝乘肺，不可解。

【按】以上二條，《醫宗金鑑》謂似有遺誤，可信。

解讀 本條條文有遺誤，《金鑒》已作證，經方的六經來自八綱，不用五行，肝乘脾、肝乘肺爲五行家言，可知爲後人加入。

110.太陽病二日，反躁，反熨其背而大汗出，火熱入胃，胃中水竭，躁煩，必發譫語；十余日振慄，自下利者，此為欲解也。故其汗從腰以下不得汗，欲小便不得，反嘔，欲失溲，足下惡風，大便硬，小便當數，而反不數及不多。大便已，頭卓然而痛，其人足心必熱，穀氣下流故也。

注解 太陽病二日，一般則不躁，今裏有熱汗不出，故反躁。本宜兼裏熱的大青龍湯以發汗，而反用火以慰其背，而逼取大汗出，以是則火熱入胃，胃中水竭，勢必至躁煩發譫語。十餘日振慄自下利者，此爲欲解也，乃一倒插筆，意是說，此病須十餘日後，津液復、胃氣和，且必發作振慄、戰汗和自下利的瞑眩狀況，乃能自癒。以下仍繼續說明證候。

由於胃中水竭，陽明內結津液不布於下，故其汗從腰以下不得汗、欲小便不得；反嘔，欲失溲，足下惡風者，熱壅于上而陽絕於下也；大便硬者，小便當數，今由於津液內竭，則小便反不數，及不多；大便已，即上之十餘日振慄自下利者，頭卓然而痛，亦發作的瞑眩一證；其人足心必熱，爲津液復胃和穀氣下流的徵驗，故病得癒。

【按】此言火刧大汗出，因致火熱入胃，胃中水竭證。

111.太陽中風，以火刧發汗，邪風被火熱，血氣流溢，失其常度，兩陽相熏灼，其身發黃。陽盛則欲衄，陰虛小便難。陰陽俱虛竭，身體則枯燥，但頭汗出，劑頸而還。腹滿微喘、口乾咽爛、或不大便，久則譫語，甚者至噦，手足躁擾、捻衣摸床、小便利者，其人可治。

注解 太陽中風證，本宜桂枝湯以解肌，而醫反以火刧發其汗，邪風更被火熱，迫使血氣流溢失其常度。風火均屬陽，因謂兩陽相薰灼，而使其身發黃色；火亢因盛於上，逼血妄行則欲衄；水竭於下無以爲溺則小便難；氣血俱虛竭，身體則枯燥，熱亢津虛，故只頭汗出，頸以下則無汗；陽明內結，故腹滿微喘；火氣上炎，則口乾咽爛；或屎成硬，則不大便，而久則譫語，甚者氣逆至噦；手足躁擾不寧、捻衣襟摸床沿，更屬意識喪失的惡候，若津液有所恢復，而小便利者，其人還可救治，否則不堪設想了。

【按】此承上條申明火刧發汗的非治，並最後提出小便利者其人可治，以示治病須顧慮津液亡失的要旨，或存或亡，生死所關，醫者不可不知。

112.傷寒脈浮，醫以火迫刧之，亡陽必驚狂，臥起不安者，桂枝去芍藥加蜀漆牡蠣龍骨救逆湯主之。

注解 傷寒脈浮，本宜麻黃湯以發汗，而醫競以火迫使大汗出，以火助熱而又大量亡其津液，則必致驚狂、臥起不安的劇變，宜桂枝去芍藥加蜀漆牡蠣龍骨救湯主之。

【按】傷寒本屬表實熱證，以火助熱邪因更甚，津液大量亡失，導致氣沖飲逆，此奔豚驚狂之所以作也。本方能治火刧的逆治證，故特名之爲救逆湯。

【桂枝去芍藥加蜀漆牡蠣龍骨救逆湯方】

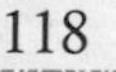

桂枝三兩，甘草(炙)二兩，生薑(切)三兩，大棗(擘)十二枚，牡蠣

(熬)五兩，蜀漆(洗，去腥)三兩，龍骨四兩。

上七味，以水一斗二升，先煮蜀漆，減二升，內諸藥，煮取三升，去滓，溫服一升。本云：桂枝湯，今去芍藥，加蜀漆牡蠣龍骨。

【方解】於桂枝去芍藥湯，加祛胸中痰結的蜀漆和鎮驚悸的牡蠣、龍骨，故治桂枝去芍藥湯證、而胸腹動悸、驚狂不安者。

解讀 對本條的亡陽，胡希恕老師注解爲亡津液，是經方的獨特概念。對癲狂的論述，《內經》與《傷寒論》截然不同。如《素問•至眞要大論》曰："諸躁狂越，皆屬於火"。《難經•二十難》曰："重陽者狂，重陰者癲"，《素問•脈解篇》曰："所謂甚則狂癲疾者，陽盡在上，而陰氣從下，下虛上實故狂癲疾也"。即把狂的成因，主要歸結爲火熱、重陽。而本條論述爲亡陽，從中可窺探兩者理論體系的不同。

113.形作傷寒，其脈不弦緊而弱，弱者必渴，被火必譫語。弱者發熱脈浮，解之當汗出癒。

注解 病亦發熱惡寒而無汗，形同傷寒，但按其脈不弦緊而弱，弱者爲津液內虛，故其人必渴。津虛更不可以火劫逼汗，若被火，則胃中燥，必譫語。弱者發熱脈浮，只宜輕藥解之，當使微汗則癒。

【按】仲景雖未出方，但已明示治法，讀者試參閱桂枝二越婢一湯條，便知注家所見之誤。

這裡的"注家所見之誤"，胡希恕先生主要是指後世注家對"弱者必渴"、"弱者發熱"注解的錯誤。

114.太陽病，以火熏之，不得汗，其人必躁，到經不解，必清血，名為火邪。

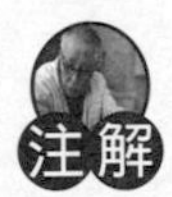

火薰亦古人一種劫汗法，如今的火炕、溫罨使汗出類同。

太陽病，以火熏之，若不得汗，則邪熱不得出，因火反盛，故其人必躁。太陽病期間而不解者，傳裏勢必便血，此因火攻所致，故名之爲火邪。

115.脈浮熱甚，而反灸之，此為實，實以虛治，因火而動，必咽燥吐血。

注解 脈浮熱甚，宜適證選用石膏配伍的發汗劑解之，而醫反灸之，不知此本表熱實證，而實證以治虛寒的方法灸之，邪無從出，反因火而動，上炎傷肺，勢必必咽燥吐血。

116.微數之脈，慎不可灸，因火為邪，則為煩逆；追虛逐實，血散脈中，火氣雖微，因攻有力，焦骨傷筋，血難復也。

注解 微數爲虛熱的脈應，虛熱者更不宜灸，因火亦爲熱邪，熱以濟熱，則必使人煩逆。本來津血虛，以火灼津液益使其虛，故謂爲追虛；本來邪熱實，以火助熱更增其實，故謂爲逐實。其結果必使血散脈中而後已。要知灸火的氣勢雖微，而乘虛內攻而確實有力，終必至熱亢津竭，而使其焦骨傷筋，血難復也。

116(續).脈浮，宜以汗解，用火灸之，邪無從出，因火而盛，病從腰以下必重而痹，名火逆也。欲自解者，必當先煩，煩乃有汗而解。何以知之？脈浮，故知汗出解。

注解 脈浮爲病在表，宜汗以解之，若用火灸之，則邪無從出，反因火而益盛，故表不得解。病從腰以下必重而痹者，即由於不得汗出，則邪郁集於體表的水分乃重著於腰以下而爲痹，此雖同濕痹，但因火所致，故名火逆。欲自解者，即指灸後的重痹言；必當先煩，煩乃有汗而解者，此亦陽氣重於表，欲汗解而必發瞑眩，此煩即瞑眩的輕者，何以知之，因脈仍浮，故知其必汗出解也。

117.燒針令其汗，針處被寒，核起而赤者，必發奔豚。氣從少腹上沖心者，灸其核上各一壯，與桂枝加桂湯，更加桂二兩也。

注解 本當汗出而解的太陽病，而以燒針令其汗，乃非法的治療，若不慎針處被寒(即感染)，因致紅腫如核者，更必導致奔豚的發作，而爲氣從少腹上沖心的證候，宜灸其核上各一壯，以治針處腫赤，另與桂枝加桂湯，治奔豚並亦解外。

【按】奔豚即氣上沖的劇烈者，乃一種發作的神經證。《金匱要略》謂“奔豚病，皆從驚恐得之”。此之所謂驚恐，不是指來自可驚可恐的外界刺激，而是指發驚發恐的自身神經證。若瘀血痰飲諸病均可致驚恐的發作，尤其非法的治療，更易使之發驚恐，例如“少陽中風兩耳無所聞、目赤、胸中滿而煩者，不可吐下，吐下則悸而驚”，又如“太陽傷寒者，加溫針必驚也”，奔豚病，即常在此驚恐神經證的基礎上而發生的，本條的燒針令其汗，亦正犯太陽傷寒加溫針的逆治，再加針處感染，更給神經以猛烈刺激，未有不使其驚發者。另由於燒針劫汗太過，更易導致急劇的氣上沖，所以必發奔豚也。

【桂枝加桂湯方】

桂枝(去皮)五兩，芍藥三兩，生薑(切)三兩，甘草(炙)二兩，大棗(擘)十二枚。

上五味，以水七升，煮取三升，去滓，溫服一升。本云：桂枝湯，今加桂滿五兩，所以加桂者，以能泄奔豚氣也。

【方解】于桂枝湯加重其用量，故治桂枝湯證，而氣上沖劇甚者。

118.火逆下之，因燒針煩躁者，桂枝甘草龍骨牡蠣湯主之。

注解 如前所述的火逆(116條)證，病仍在表，即不自癒，亦宜汗解，下之已誤，燒針再誤，故病不解，而更煩躁不安者，桂枝甘草龍骨牡蠣湯主之。

【按】此煩躁亦驚狂之漸，故用桂枝甘草以解外加龍牡以治煩驚。

【桂枝甘草龍骨牡蠣湯方】

桂枝(去皮)一兩，甘草(炙)二兩，牡蠣(熬)二兩，龍骨二兩。

上四味，以水五升，煮取二升半，去滓，溫服八合，日三服。

【方解】此於桂枝甘草湯加龍骨牡蠣，故治桂枝甘草湯證胸腹動悸而煩躁不安者。

119.太陽傷寒者，加溫針必驚也。

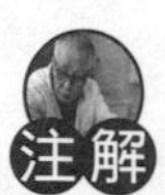

溫針即燒針，爲以火劫汗最劇烈者。傷寒表實，加溫針迫使大汗出，勢必亡陽而使驚也(可與112條互參)。

120.太陽病，當惡寒發熱，今自汗出，反不惡寒發熱，關上脈細數者，以醫吐之過也。一二日吐之者，腹中饑、口不能食；三四日吐之者，不喜糜粥、欲食冷食、朝食暮吐，以醫吐之所致也，此為小逆。

注解 太陽病在表，當惡寒發熱，今自汗出，反不惡寒發熱，若病自解，則脈應和，今關上脈細數，爲胃虛有熱之象，此由於醫之誤吐，使邪熱內陷，故表證罷而胃不和也。若近一二日吐之者，胃氣尚難自復，故腹中饑而口不欲食；若前三四日吐之者，胃氣可稍差，但熱不除，故不喜糜粥，而欲食冷食，因熱壅於裏，即冷食亦不能久留，終不免朝食則暮吐。此雖形似胃反，而實是醫之誤吐所致，不過此乃誤吐的輕證，故謂此爲小逆。

121.太陽病，吐之，但太陽病當惡寒，今反不惡寒，不欲近衣，此為吐之內煩也。

注解 太陽病，宜汗不宜吐，而醫誤吐之，太陽病本當惡寒，今吐後反不惡寒者，以外邪內陷表證已罷也；不欲近衣者，則爲熱在裏也，此因誤吐，病已轉屬陽明病的內煩了。

【按】吐則胃中虛，表邪乘虛而入裏轉屬陽明病。上條證較輕，而本條則較重，但均宜調胃承氣湯不可不知。

122.病人脈數，數為熱，當消穀引食，而反吐者，此以發汗，令陽氣微，膈氣虛，脈乃數也。數為客熱，不能消穀，以胃中虛冷，故吐也。

注解 診病人脈數，數爲熱，熱則當消穀引食，今不能食而反吐者，此發汗太過，因致陽氣微於外，膈氣虛於內，邪氣乃乘虛而入，脈乃數，數爲外入的客熱，熱不在胃，故不能消穀，以胃中虛有冷飲，故吐也。

【按】發汗太過，精氣亡於外，膈氣虛於內，亦可使病傳少陽，本

條即暗示嘔而發熱的柴胡證。

123.太陽病，過經十餘日，心下溫溫欲吐，而胸中痛，大便反溏，腹微滿，鬱鬱微煩，先此時自極吐下者，與調胃承氣湯；若不爾者，不可與；但欲嘔、胸中痛、微溏者，此非柴胡湯證，以嘔故知極吐下也。調胃承氣湯。

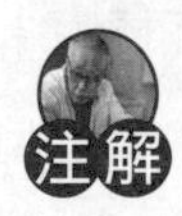

溫溫，同慍慍，即心中煩惱狀。

太陽病十餘日，表證已罷，其人心下溫溫欲吐，而胸中痛，有似傳入少陽柴胡湯證，但柴胡證大便不應溏，今大便反溏，而且柴胡證胸脇滿而腹不滿，若謂大便溏腹微滿則已轉屬太陰病，但太陰病則不應有鬱鬱微煩的裏熱證候，如此錯綜複雜的病，必是其人先於此時用過極吐下的藥物所致無疑，果如此，則可與調胃承氣湯，若不爾者，不可與之。但此心中溫溫欲吐而胸中痛、大便微溏，爲極吐下後，胃氣不和的結果，而非柴胡證，所以知其極吐下者，以嘔的情況，故知之也。

【按】無論誤治與否，吐後胃不和，嘔不欲食爲常，與謂胃承氣湯以和胃氣，亦是常規。胸中痛爲吐後食道被傷，若非極吐，則不至此。

124.太陽病六七日，表證仍在，脈微而沉，反不結胸，其人發狂者，以熱在下焦，少腹當硬滿，小便自利者，下血乃癒。所以然者，以太陽隨經，瘀熱在裏故也。抵當湯主之。

注解　太陽病六七日，常爲病自表傳裏的時期，表證仍在，即指頭痛發熱等證還在的意思。裏有所結則脈微而沉，結胸常見此脈，但反不結胸，其人發狂者，當是熱和血瘀結于下焦，如是則少腹當硬滿，若更審得小便自利者，則爲瘀血無疑，下血即癒，抵當湯主之。

【按】素有瘀血潛伏於體內的人，往往由於外感續使邪熱瘀血結合而發病。所以然者以下十五字，可能是後人注文，無何深意，可置之。本條所述與桃核承氣湯證亦相似，但前只有少腹急結，而此則少腹硬滿；前者有血自下，而此則非攻不下也。可見瘀血的爲期較近，證較輕而易於攻下者，宜桃核承氣湯；若瘀血已陳久，牢固難攻的重證，則宜抵當湯。

【抵當湯方】

水蛭(熬)、虻蟲(去翅足，熬)各三十個，桃仁(去皮尖)二十個，大黃(酒洗)三兩。

上四味，以水五升，煮取三升，去滓，溫服一升，不下更服。

【方解】水蛭、虻蟲均爲有力的驅瘀藥，合以以桃仁、大黃，故治較陳固的瘀血證、而大便不通者。

125.太陽病，身黃，脈沉結，少腹硬，小便不利者，為無血也，小便自利，其人如狂者，血證諦也，抵當湯主之。

注解 太陽病，身黃，即有太陽病的外觀，而同時有發黃疸之謂，但脈不浮而沉結，則病不在表而在裏。少腹硬，即少腹硬滿的簡詞，若少腹硬滿，而小便不利者，爲濕熱在裏的黃疸病，則與瘀血無關；若少腹硬滿，而小便自利，並其人如狂者，則爲瘀血證甚明，故以抵當湯主之。

【按】依本條所述，則黃疸亦有瘀血所致者，脈時一止而複來者，謂爲結，此脈確多由於瘀血的關係，一般以大柴胡湯合桂枝茯苓丸或桃核承氣湯證爲多，須注意。

126.傷寒有熱，少腹滿，應小便不利，今反利者，為有血也，當下之，不可餘藥，宜抵當丸。

注解 形似傷寒無汗而有熱，若因蓄水所致則少腹滿，應小便不利，而今小便反利者，則非有蓄水，而有蓄血之爲病也，故當下其血，宜用抵當丸。不可餘藥者，謂宜連滓服。

【按】裏有停水和瘀血，均可使表裏不除，二者均有少腹滿的爲候，須以小便不利或自利辨之。本條所述亦陳久性的瘀血證，以無如狂的急劇證，因用丸而不用湯。

解讀 對不可余藥，胡希恕先生解說有二，即一爲不可用其他祛瘀藥；二爲連滓服。後者見於三個筆記。

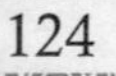

【抵當丸方】

水蛭(熬)二十個，虻蟲(熬，去翅足)二十個，桃仁(去皮尖)二十五個，大黃三兩。

上四味，搗分四丸，以水一升，煮一丸，取七合服之，晬時，當下血，若不下者，更服。

【方解】此雖謂丸，但亦水煎，惟量少，故治抵當湯的輕證或不宜猛攻者。

127.太陽病，小便利者，以飲水多，必心下悸；小便少者，必苦裏急也。

注解 太陽病的停水證，亦有不同，如小便頻利，而水不停於下，但以嗜飲無度，停蓄胃中，則必心下悸，若小便少者，則又必水停膀胱，而苦裏急也。

【按】水停于裏，常使外有鬱熱，因以太陽病冠之。小便利和小便不利均裏有留飲的證候反應。胃有留飲則心下悸；膀胱蓄水則少腹裏急，爲留飲所在的部位證候。

辨太陽病(表陽證)脈證並治中小結

太陽中篇至此結束，首先出示，太陽病無汗，即傷寒這一類型的發汗劑，有葛根湯、麻黃湯、大青龍湯、小青龍湯等，它們均是以麻黃爲主藥的配方，而宜於太陽病無汗的表實證，但各有其固定的適應證，若用得其反，不但無益，而且有害，故必須細心對照地加以體會，要使心中有數才好。隨後又詳就桂枝湯和麻黃湯分述其不同應用。桂枝主表虛，麻黃主表實，究竟其虛實的本質是什麼？亦必須通過它們的證和治，才能得到答案。中間大段是泛論汗、吐、下，用之不當，均足使亡血、亡津液，其結果可致爲病變化多端，並相應地提出救治之方，若乾薑附子湯、桂枝加芍藥生薑各一兩人參三兩新加湯、麻杏石甘湯、桂枝甘草湯、茯苓桂枝甘草大棗湯、厚朴生薑半夏甘草人參湯、苓桂朮甘湯、芍藥甘草附子湯、茯苓四逆湯、調胃承氣湯、五苓散、茯苓甘草湯、梔子豉湯、真武湯等均屬之，以上諸方，雖則是爲救誤而出，但中醫講求辨證論治，我們要通過條文，透視其適應證，凡有是證，即可用之，不必限於或汗、或下的誤治後也。另又論述小柴胡湯及其加減方證，此本屬於少陽病，爲了闡明正邪交爭這一病理關係，藉病傳少陽的過程來講，分外顯得生動，易於理解。桃核承氣湯，本應列于陽明病篇，但瘀血證的發作，常出於太陽病的期間，應急制變，因亦提出在前。以火刧汗，爲太陽病所最忌，無論中風和傷寒均當禁用。被火變證亦多，並亦出示救治用方數則，如桂枝去芍藥加蜀漆牡蠣龍骨救逆湯、桂枝加桂湯、桂枝甘草龍骨牡蠣湯等，不過此和諸方一樣，亦不要視作爲被火救誤的專方。最後又出治瘀血證的抵當湯丸，宜與桃核承氣湯條前後互參，以探索其不同的應用徵候。裏有瘀血或停水均可致表熱不除，二者均有少腹硬滿，常以小便的利否辨之，對於治療頗關重要。至於發汗禁忌諸條，均極重要，更須一一記熟。

第三章　辨太陽病(表陽證)脈證並治下

(起128條迄178條)

128.問曰：病有結胸、有臟結，其狀何如？答曰：按之痛，寸脈浮、關脈沉，名曰：結胸也。

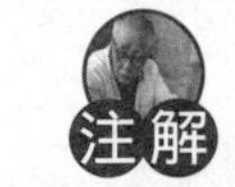

結胸者，爲邪結於心下，甚則上及胸脇而下至少腹，按之則痛。病在裏故關以下沉，而寸脈獨浮者，以陽氣隔於上，故寸脈應之浮也。

129.何謂臟結？答曰：如結胸狀，飲食如故，時時下利，寸脈浮，關脈小細沉緊，名曰臟結。舌上白胎滑者，難治。

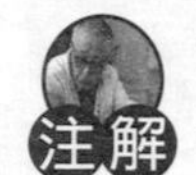

臟結者，爲邪結于臟，亦如結胸狀，按之則痛。邪不於胃，故飲食如故；但裏虛有寒，故時時下利。脈亦似結胸，寸脈浮，關以下沉，由於虛且寒，故複兼細緊。舌上雖白苔但不燥而滑，爲少熱多寒多濕之象。爲難治者，謂臟結爲難治之證，不是專就舌苔論也。

130.臟結無陽證，不往來寒熱，其人反靜，舌上胎滑者，不可攻也。

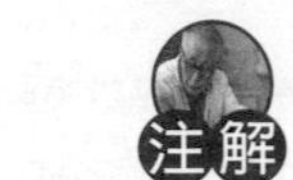

臟結爲純陰證，故外無陽證。不往來寒熱者，言外但寒無熱也。陽證多煩，因屬純陰證，故其人反靜。舌上苔滑者，即指上條舌上白苔滑者，愼勿誤爲白苔有熱而妄攻下也。

131.病發于陽，而反下之，熱入因作結胸；病發于陰，而反下之，因作痞也。所以成結胸者，以下之太早故也。

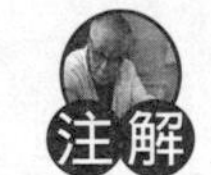

病發於太陽，本宜汗之，而醫反下之，則表邪乘虛而入裏，結於心下因作結胸；病發于太陰，本宜溫之，而醫反下之，傷及臟氣因作痞。陰證理無下法，故不以遲早論。若太陽轉屬陽明，本可議下，其所以成結胸者，只因表證未罷，而下之太早故也。

【按】以上四條，都是爲結胸和臟結的異同發論，故此所謂痞，不是指瀉心湯證的心下痞，乃是痞塊的痞，即指臟結言者。試看瀉心湯諸證，無一有誤下陰證所致者，而後第167條復有：“有病脇下素有痞，連在臍旁，痛引少腹，入陰筋者，此名臟結，死。”的議論，可見痞即指脇下腫痞言，肝脾腫大或瘤腫等均屬之，而且太陰病的提綱，亦有“若下之，必胸下結硬”的論斷，明明也是指的臟結，故注解如上。而《金鑒》謂發於陽者指太陽中風，發於陰者指太陽傷寒，但書中所出結胸證，多有誤下傷寒而致者，而心下痞證，亦多有誤下中風而致者，著者再無知，也不會自相矛盾如此，故此說明不可信。

131(續).結胸者，項亦強，如柔痙狀，下之則和，宜大陷胸丸。

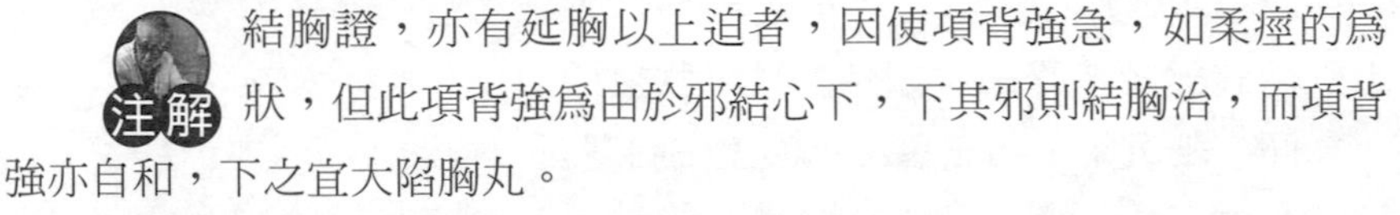

結胸證，亦有延胸以上迫者，因使項背強急，如柔痙的爲狀，但此項背強爲由於邪結心下，下其邪則結胸治，而項背強亦自和，下之宜大陷胸丸。

【按】柔痙爲病名，即身體強几几然、發熱汗出、不惡寒者，則爲柔痙。本條所述，以病勢緩而痛不劇，因以丸藥緩下，而不用湯藥急攻。

【大陷胸丸方】

大黃半斤，葶藶子(熬)半升，芒硝半升，杏仁(去皮尖，熬黑)半升。

上四味，搗篩二味，內杏仁、芒硝，合研如脂，和散。取如彈丸一枚，別搗甘遂末一錢匕、白蜜二合、水二升，煮取一升，溫頓服之，一宿乃下；如不下，更服，取下為效。禁如藥法。

【方解】此較大陷胸湯多葶藶、杏仁，逐水更爲有力，但大黃、芒硝由於用丸，服量頗小，且合蜜煎，攻實除熱，則較緩弱，故此治結胸證，熱實較輕、水結較甚，而不宜猛攻者。

分析方藥組成和其適應證，大陷胸丸方證，當屬陽明病證。

132.結胸證，其脈浮大者，不可下，下之則死。

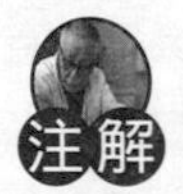

結胸證，其脈浮大者，爲邪輕結淺之應，乃小陷胸湯證，故不可以大陷胸湯下之，下之利不止則死。

【按】脈浮大，解爲表邪還在，下之虛其裏，邪復內聚，正虛邪實，難於救治，故死，亦通。

133.結胸證悉具，煩躁者亦死。

注解 結胸證悉具者，即指心下至少腹無處不硬滿且痛的意思。結胸爲大證，法當速治，若待結胸證悉具，以至正不勝邪、其人煩躁不寧者，不下則死，下之亦必死。

【按】結胸爲大證，大陷胸湯爲峻藥，不當用而用之，固可殺人，但當用而不用，亦足以誤人性命。

134.太陽病，脈浮而動數，浮則為風，數則為熱，動則為痛，數則為虛，頭痛、發熱、微盜汗出，而反惡寒者，表未解也。醫反下之，動數變遲，膈內拒痛，胃中空虛，客氣動膈，短氣躁煩，心中懊憹，陽氣內陷，心下因硬，則為結胸，大陷胸湯主之。若不結胸，但頭汗出，餘處無汗，劑頸而還，小便不利，身必發黃。

注解 太陽病脈浮而動數，則已非靜象，爲病欲傳可知，浮則爲風，謂脈浮爲中風；數則爲熱，謂數脈爲有熱；動則爲痛，謂動脈主痛；數則爲虛，謂數脈亦主虛。今頭痛、發熱、微盜汗出，已有轉屬陽明之勢，而反惡寒者，則表還未解也，醫不知先解表而反下之，因使表邪內陷乃複動數之脈爲遲。正邪相搏於胸脇，故膈內拒痛；胃中因下而空虛，邪氣因入而動膈，呼吸受阻則短氣；熱邪上犯則躁煩、心中懊憹；陽氣內陷者，即在表的津液亦隨邪熱同時內陷之謂兩相結合，則爲結胸證了，宜以大陷胸湯主之。若下後不爲結胸，其人但頭汗出，餘處無汗，劑頸而還，則熱不得越於外，而小便不利，則濕不得下行，如此濕熱相瘀，必發黃。

【按】此承前之“病發于陽，而反下之，熱入因作結胸”，而說明其所以然的道理。客氣動膈，即指熱邪。陽氣內陷，即指津液，兩相結合，乃成結胸。恐人不明並又提出黃疸，因二者均是水熱的爲患，即水與熱結實者則爲結胸，水與熱只相瘀而不結實者則發黃疸。

【大陷胸湯方】

大黃(去皮)六兩，芒硝一升，甘遂一錢匕

上三味，以水六升，先煮大黃，取二升，去滓，內芒硝，煮一二沸，內甘遂末，溫服一升，得快利，止後服。

【方解】重用芒硝、大黃攻實下熱，複用甘遂以下水結，故治水熱結於胸脇，而熱實於裏者。

解讀 對“膈內拒痛”。方有執謂“拒，格拒也，言邪氣入膈，膈氣與邪氣相格拒，而為痛也。”喻昌亦云：“膈中之氣與外入之邪兩相格鬥，故為拒痛。”唐容川釋之曰：“胸膈間為正氣往來之路，為邪所入，正氣拒之，則為拒痛。” 今人所見的講義，則把“膈內拒痛”講成是“胸膈部疼痛拒按”，多為望文生義。李心機認為謂：“胸膈內支撐疼痛症狀”，言之有理。

大陷胸湯治熱實於裏，其方證當屬陽明病證。

135.傷寒六七日，結胸熱實，脈沉而緊，心下痛，按之石硬者，大陷胸湯主之。

注解 傷寒六七日，常為病傳於裏的時期。結胸熱實者，謂表證已罷，既結胸而裏亦熱實也。脈沉而緊，為熱實于裏之應；心下痛，按之石硬者，為結胸的證具，以大陷胸湯主之。

【按】病傳裏為陽明病，若其人潛伏有濕和水的為患，亦常發作結胸證。

136.傷寒十餘日，熱結在裏，復往來寒熱者，與大柴胡湯。但結胸，無大熱者，此為水結在胸脇也，但頭汗出者，大陷胸湯主之。

注解 傷寒十餘日，已熱結於裏轉屬陽明，而復往來寒熱者，則柴胡證還未罷，此乃少陽陽明的併病，故宜與大柴胡湯；但結胸而不見往來寒熱者，此不但熱結於裏，而亦為有水結在胸脇也。氣不得旁通，故只頭汗出也，此宜大陷胸湯主之。

【按】此述少陽轉屬陽明時，一方面熱結於裏，一方面水結胸脇，對於結胸證的闡明分外清楚，同時又示大柴胡湯證和結胸證的鑒別法。

上條的“結胸熱實”，當亦有水結在胸脇，本條之“此為水結在胸脇也”，本為結胸無大熱，但頭汗出作解釋，其實“熱結在裏”已說明在前，注家竟謂前者爲熱結胸，謂本條所述爲水結胸，實誤也。

137.太陽病，重發汗，而復下之，不大便五六日，舌上燥而渴，日晡所小有潮熱，從心下至少腹硬滿而痛不可近者，大陷胸湯主之。

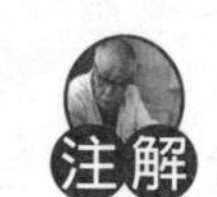

既重發其汗，而復下之，津液大量亡失，因使熱內結，故不大便五六日，舌上乾燥而渴，爲裏熱盛。日晡所小有潮熱，則裏已實。從心下至少腹硬滿而痛不可近者，則結胸的爲證悉具，以大陷胸湯主之。

【按】本條“日晡所小有潮熱”，與上條的“無大熱”，都是說明結胸證，與一般熱結于裏的陽明病有所不同。

138.小結胸病，正在心下，按之則痛，脈浮滑者，小陷胸湯主之。

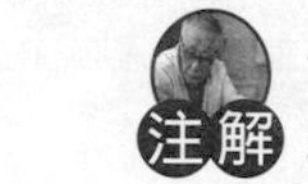

小結胸病，則所結面積不大，而正在心下，痛感亦較輕，按之乃痛，不按則不痛，所結的程度亦淺，故脈不沉緊而浮滑，以小陷胸湯主之。

【按】小結胸雖亦由於水熱互結所致，但所結既輕而裏又不實，故只以解凝除熱逐飲等藥物配合的小陷胸湯主之。若妄施大陷胸湯的猛攻，必致下利不止之禍。不過大陷胸湯證，若以小陷胸湯治之，亦足以誤人於死，所謂證有重輕，方分大小者是也。

【小陷胸湯方】

黃連一兩，半夏(洗)半升，栝樓實大者一枚。

上三味，以水六升，先煮栝樓，取三升，去滓，內諸藥，煎取二升，去滓，分溫三服。

【方解】栝樓黃連解凝除熱，半夏逐飲，故此治痰熱內結、胸滿、或喘悶、心下按之痛者。

本方證應屬陽明病證。

139.太陽病，二三日，不能臥、但欲起、心下必結、脈微弱者，此本有寒分也，反下之，若利止，必作結胸；未止者，四日復下之，此作協熱利也。

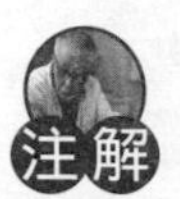

《醫宗金鑒》謂“四日復下之之字當是利字，上文利未止，豈有複下之理乎？細玩自知，是必傳寫之誤”，此說甚是，故從之。

太陽病，才二三日，以胃有水飲，故不能臥，但欲起，而心下亦必結。脈微弱，即胃虛停飲之應。此本有寒分也，謂其人本有寒飲，今患太陽病，因有以上的爲證意思。醫不知其心下結爲寒飲，而反下之，則必使表邪內陷與水飲相結而作結胸，結胸則利必止，若未止，四日復下利者，則以胃弱易動，而爲協熱利了。

140.太陽病，下之，其脈促，不結胸者，此為欲解也。脈浮者，必結胸；脈緊者，必咽痛；脈弦者，必兩脇拘急；脈細數者，頭痛未止；脈沉緊者，必欲嘔；脈沉滑者，協熱利；脈浮滑者，必下血。

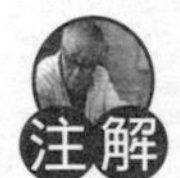

脈寸浮關以下沉爲促。太陽病誤下之，診其脈促，若不結胸者，則邪未內陷，病仍在外易癒，故謂爲此欲解也。

【按】誤下太陽病，雖可致結胸，但並不必致結胸。結胸則脈促，但促脈亦不定是結胸，具體事實須具體分析，若片面看問題十有九多誤，細玩文義，至此已足。以下以脈脈定證，不足爲法，叔和以《脈經》眩世，或出其手，亦未可知，故置之。

141.病在陽，應以汗解之，反以冷水潠之、若灌之，其熱被卻不得去，彌更益煩，肉上粟起，意欲飲水，反不渴者，服文蛤散；若不差者，與五苓散。

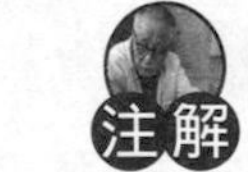

服文蛤散，當是文蛤湯之誤，宜改之。潠之，即以水噴面。灌之，即以水澆身。肉上粟起，即皮膚起如小米大的疹狀物，即俗所謂雞皮疙瘩。

病在太陽，本當發汗解之，而醫反以冷水潠之、或灌之。則表熱爲冷水所卻，而不得汗以外越，故其人更煩。皮膚由於受冷水刺激，因而粟起。煩熱不除，故意欲飲水，但胃中無熱，故反不渴，與服文蛤湯除煩並治肉上粟起，服藥後若煩熱不解而渴若不止者，與五苓散。

【按】文蛤散見於《金匱要略•消渴小便利淋病》篇，原文爲“渴欲飲水不止者，文蛤散主之”。本條“意欲飲水，反不渴者”自無與文蛤散的必要，尤其明謂“其熱被卻不得去，彌更益煩”，顯系不得汗出的煩躁證，與文蛤湯發汗解煩爲是。文蛤湯見於《金匱要略•嘔吐噦下利病》篇，原文爲“吐後，渴欲得水而貪飲者，文蛤湯主之”。豈有吐後，渴欲得水而貪飲者，復用文蛤湯發汗的道理，其爲文蛤散之誤甚明。可見《傷寒論》的文蛤湯誤爲文蛤散，《金匱要略》的文蛤散，誤爲文蛤湯也。想是傳抄之誤，宜改之。

【文蛤湯方】

文蛤五兩，麻黃(去節)、甘草(炙)、生薑(切)各三兩，石膏(碎，裹)五兩，杏仁(去皮尖)五十個，大棗(擘)十二枚。

上七味，以水六升，煮取二升，溫服一升，汗出即癒。

【方解】此與大青龍湯只文蛤與桂枝一味之差，故主治亦略似。不過無桂枝，麻黃的用量也少，故發汗的力量較弱，以有文蛤，故解煩渴作用較強，餘則大同小異。

解讀

能看出文蛤散爲文蛤湯之誤，突顯了胡希恕老師對條文的仔細研究、對六經、方證的正確認識。尤其把本方證與大青龍湯方證對照，則更便於理解本條文，也可知本方證應屬於太陽陽明合病證。

141(續).寒實結胸，無熱證者，與三物小陷胸湯，白散亦可服。

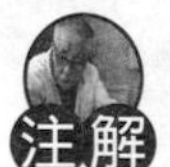

寒實結胸者，爲寒痰盤據於胸膈所致。寒實純陰，故無熱證，可與三物白散，以下寒實。

【按】“與三物小陷胸湯，”當是“與三物白散”之誤，因小陷胸湯治熱不治寒，若寒實結胸無熱證者，如何可與小陷胸湯？其中必有錯簡。又此與上條原爲一條，玩其文義前後文不相屬，故分爲二條解之。

【白散方】

桔梗三分，巴豆(去皮心，熬黑，研如脂)一分，貝母三分。

上三味為散，內巴豆，更於臼中杵之，以白飲和服。強人半錢七，羸者減之。病在膈上必吐，在膈下必利。不利，進熱粥一杯；利過不止，進冷粥一杯。

【方解】巴豆爲峻烈的溫性泄下藥，伍以排痰的桔梗、貝母，故治痰涎盤結於胸膈，而爲寒實結胸者。

寒實在裏無熱，治主用溫性巴豆，故本方證當屬太陰裏證。

142.太陽與少陽併病，頭項強痛、或眩冒、時如結胸心下痞硬者，當刺大椎第一間、肺俞、肝俞，慎不可發汗，發汗則譫語脈弦，五日譫語不止，當刺期門。

注解 太陽病內傳少陽，而太陽證還未罷者，謂爲太陽與少陽併病；頭項強痛，爲太陽證；眩冒、如結胸的心下痞硬，均屬少陽證。由於乍併于少陽，爲證時隱時現，故謂或眩冒、時如結胸心下痞硬，亦即是說，少陽柴胡證還不明顯也。當刺大椎第一間、肺兪、肝兪諸穴，以胸腹中熱，有少陽證，愼不可發汗，發汗則亡津液動熱，胃中燥必譫語。若五六日不止，但脈弦屬少陽，當刺期門，以泄胸中熱，不可下也。

【按】少陽病不可發汗或吐下(詳少陽病篇，可互參)，故不論太陽與少陽併病，或少陽與陽明併病，均宜依治少陽而用和劑解之，不可發汗或吐下也。本條首述太陽與少陽併病，至發汗則譫語脈弦，轉爲少陽與陽明併病，但以少陽柴胡證不備，因出針刺一法。但此證亦有用柴胡桂枝湯的機會，汗後發譫語，因可刺期門，然亦有用柴胡湯的機會，不可不知。

大椎穴，在第一椎上陷中，主泄胸中熱氣。肺兪二穴在第三椎下。肝兪二穴在第九椎下，各去脊中二寸，主泄五臟之熱。期門穴在乳根二肋端，主胸中煩熱。

143.婦人中風，發熱惡寒，經水適來，得之七八日，熱除而脈遲身涼，胸脇下滿，如結胸狀，譫語者，此為熱入血室也，當刺期

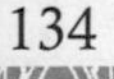

門，隨其實而瀉之。

注解 婦人患太陽中風，而發熱惡寒，七八日常爲病傳少陽時期，而經水於此時適來，邪熱即乘經行血室之虛，而入血室，因而外熱除，則脈遲身涼者，但胸脇下滿，如結胸狀、譫語者，瘀熱逆迫於上，此爲熱入血室所致也，當刺期門，隨其實而瀉之者，意是說雖熱入血室，但實於脇下，應就實處以瀉之。

144.婦人中風，七八日續得寒熱，發作有時，經水適斷者，此為熱入血室，其血必結，故使如瘧狀發作有時，小柴胡湯主之。

注解 婦人中風，於七八日時，繼發熱惡寒，而續得往來寒熱發作有時，並前來的經水也在此而中斷，此爲熱入血室，血因熱結而中斷，故使寒熱如瘧狀的發作有時也，宜小柴胡湯主之。

【按】熱入血室，多有柴胡證，前條柴胡證不明，故刺期門，本條柴胡證具，故與小柴胡湯。不過實踐證明，單用小柴胡湯的機會甚少，而用大柴胡湯合桂枝茯苓丸，或小柴胡湯合用桂枝茯苓丸，或以上二方更加石膏的機會較多，宜注意。

145.婦人傷寒，發熱，經水適來，晝日明了，暮則譫語，如見鬼狀者，此為熱入血室。無犯胃氣及上二焦，必自癒。

注解 婦人傷寒發熱者，謂婦人患太陽傷寒證而發熱也，而經水於此時適來，晝日明了如平人，只暮則譫語，如見鬼狀，此爲熱入血室。無犯胃氣及上二焦者，乃告誡醫者，不要妄施汗下，經既未斷，又無餘證，則邪隨經去，邪盡則暮間譫語亦必止，故病必自癒。

【按】婦人患太陽病時，而經水適來，而熱入血室，在表邪熱往往乘血室(即子宮)經行之虛而入血室，邪熱共經水排出於體外，而病自解，此與因衄血而病自癒的道理同，本條所述即是。亦有邪熱較重的病，雖熱入血室，表似已解，但反見其他突出證候者，而非自癒形象，仍宜隨證治之。前143條即屬此例。若熱入血室，則血與熱結，因致經水中斷者，已絕無自癒之理，必須治療，上條所述即其一例。由於只見往來寒熱如瘧狀的輕證，而與小柴胡湯，若重證必須驅瘀。不過此證多見柴胡證，故大柴胡湯與桂枝茯苓丸或桃核承氣湯的合方爲最常用的良方，今附一例供參考。

日僞時期，友人徐又忱一日早來邀，謂其愛人病危。往視，其人如狂，見人見物，均呼鬼怪。診其脈弦大數急，汗出如流，問知，原在經期患重感，嗣經忽斷，因即發狂，不食不眠，今已三日。當告友人，此爲熱入血室，服藥可癒，即擬大柴胡湯與桃核承氣湯合方加生石膏，服後遂癒。

146.傷寒六七日，發熱微惡寒，支節煩疼，微嘔，心下支結，外證未去者，柴胡桂枝湯主之。

注解 支即側之意，心下支結者，謂心下兩側，覺急結也，實即胸脇若滿的較輕者。微嘔，心下支結，則柴胡證具，但發熱微惡寒，肢節煩疼，則外證還未去也。此亦太陽與少陽的併病，柴胡桂枝湯主之。

【按】太陽與少陽併病，固不可發汗，但未嘗不可太少兩解之，此與少陽陽明併病，而用大柴胡湯兼治其內外的方法相同。此亦屬定法，不可不知。

【柴胡桂枝湯方】

桂枝(去皮)一兩半，黃芩一兩半，人參一兩半，甘草(炙)一兩，半夏(洗)二合半，芍藥一兩半，大棗(擘)六枚，生薑(切)一兩半，柴胡四兩。

上九味，以水七升，煮取三升，去滓，溫服一升。

【方解】此取小柴胡湯、桂枝湯各半的合方，故治小柴胡湯證與桂枝湯證合併者。

147.傷寒五六日，已發汗，而復下之，胸脇滿、(陽)微結、小便不利、渴而不嘔、但頭汗出、往來寒熱、心煩者，此為未解也，柴胡桂枝乾薑湯主之。

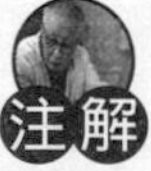

注解 傷寒五、六日，爲由表傳半表半裏之時，已發過汗，而表未解，古人有一種“先汗後下”的陋習，汗之不解便瀉下，使

邪熱內陷，不僅見胸脇滿之半表半裏症狀，裏亦微有所結，但非如陽明病、結胸病一樣結實特甚。汗後瀉下，喪失津液，加之氣逆上沖，水氣不降，故小便不利，裏有微結而渴，胃中無停飲而不嘔，氣上沖而但頭汗出，心煩與往來寒熱均爲柴胡證，“此爲未解”，言既有表證未解，又有柴胡證未解。

本證有柴胡證故用小柴胡湯爲底方，因胃不虛而不用人參、大棗，因不嘔而不用半夏、生薑，口渴故用栝樓根、牡蠣，二藥相配有潤下通便作用。栝樓根即天花粉，臨床祛痰寬胸用全栝樓，去熱解渴則用栝樓根。桂枝甘草湯合乾薑解未盡之表邪，降上沖之逆氣。本方臨床應用注意兩點：1、大便微結者，可用本方，大便正常服本方可致微溏；2、本方用於治療無名低熱，如肝炎發熱，可解之。

【柴胡桂枝乾薑湯方】

柴胡半斤，桂枝(去皮)三兩，乾薑二兩，栝蔞根四兩，黃芩三兩，牡蠣(熬)二兩，甘草(炙)二兩。

上七味，以水一鬥二升，煮取六升，去滓，再煎取三升，溫服一升，日三服，初服微煩，複服汗出便癒。

【方解】甘草乾薑理中氣以復津液，桂枝甘草調營衛以解外邪，花粉牡蠣潤燥治渴，柴胡黃芩解熱除煩，故治柴胡湯證渴而而不嘔、寒多熱少或但寒不熱而大便乾者。

解讀 對本條的注解，胡希恕老師特著筆墨，甚至在一個筆記本中有多次修改，這裡的注解是由1981年至1982年的講課錄音整理而來，而最突出的變化，是對“傷寒五六日，爲病傳少陽時期”，改爲“傷寒五六日，爲由表傳半表半裏之時”。反復思考改少陽爲半表半裏，是在思考邪由表傳入半表半裏後，呈現的是陽證？還是陰證？再參看對148條的注解“不過可與小柴胡湯，不如柴胡桂枝乾薑湯更較貼切，”胡老已體悟到治療半表半裏證見微結，適應柴胡桂枝乾薑湯，而不適宜小柴胡湯，揭示了誤汗、誤下使津液大傷，不但使邪入半表半裏，而且因津液虛甚而陷於半表半裏陰證。

對“胸脇滿微結”，胡希恕先生曾以、“不但有胸脇苦滿，而且有據結於胸脇的水微結”作解，但最終以“不僅見胸脇滿之半表半裏症狀，裏亦微有所結”爲解，即微結不是水結胸脇，而是指大便硬結。而且指出在“本方臨床應用注意兩點：1、大便微結者可用本方，大便正常服本方可致微溏”。並明確指出：148條是專以解釋微結，前後互參，不但明瞭147條的微結，148條的陽微結是相同詞義，可能胸脇滿後漏掉“陽”字？但不論是加“陽”字，微結亦即指津液傷裏虛寒的大便乾硬結。據此解說，臨床應用準確無誤，更驚奇的是，此與厥陰病提綱是多麼的近似！因此體悟到柴胡桂枝乾薑湯是治療厥陰病的最典型用方。

148.傷寒五六日，頭汗出、微惡寒、手足冷、心下滿、口不欲食、大便硬、脈細者，此為陽微結，必有表，復有裏也；脈沉亦在裏也，汗出為陽微。假令純陰結，不得復有外證，悉入在裏，此為半在裏半在外也；脈雖沉緊，不得為少陰病，所以然者，陰不得有汗，今頭汗出，故知非少陰也。可與小柴胡湯，設不了了者，得屎而解。

注解 本條即爲解釋上條“微結”一詞。根據本條文意，“脈雖沉緊”應改爲“脈雖沉細”。陽微，指津液微少，陽微結者，由於津液內竭而致大便硬結的爲證言，本條可分以下三段解：

頭汗出，微惡寒，太陽的表證還在；心下滿、口不欲食、大便硬，陽明內結已顯。津虛血少，則脈細；不充於四末則手足冷，可見此之陽明內結，純由於津液內竭所致，故謂此爲陽微結，而與胃家實的陽明病不同，所以必有表(指頭汗出、微惡寒言)，復有裏也(指心下滿、口不欲食、大便硬言)，雖脈沉亦在裏之診，如其爲陽明病，依法當多汗，今只頭汗出，故知爲陽微，而非胃家實的陽明病也。

假令是純陰證的臟結，又不得復有外證，當悉入在裏，而以上爲證乃半在裏半在外也，故肯定不是臟結。

脈雖沉緊(細)，亦不得認爲少陰病，所以然者，陰證不得有頭汗出，今頭汗出，乃熱亢之候，故知非少陰也；津液內竭的陽微結，汗下俱非所宜，只可與小柴胡湯通其津液，表裏和則治矣。設服藥後而大便硬仍不了了者，可與麻子仁丸，得屎而即解矣。

【按】脈雖沉緊，當是脈雖沉細，以前文有脈細，而無脈緊，必是傳抄之誤，宜改之。心下滿、口不欲食、大便硬爲裏實，但同時又微惡寒、手足冷、脈沉細，最易誤爲純陰內結的寒實證，只頭汗出一證屬陽不屬陰，以是則微惡寒亦可證爲表未解，乃肯定爲必有表複有裏的陽微結。陽微結者，即陽氣(津液)內竭的大便硬結證，詳見陽明病篇，互參自明。脈沉細，爲少陰脈。微惡寒、手足冷，亦易誤爲少陰病，但陰證不得有熱，頭汗出爲熱亢于上，故知非少陰。辨證要全面觀察、反複細推，才可無誤，本條即最好一例，宜細玩。

本條主要講：由於汗下無法而致亡津液的變證，亦即上節所謂爲“微結”者。不過“可與小柴胡湯”，不如柴胡桂枝乾薑湯更較貼切，或傳寫有遺誤亦未可知。

解讀　本條的是胡希恕老師修改最多的注解，這裡突出了胡希恕老師三大研究亮點，一是闡明了陽微結；二是率先指出小柴胡湯是柴胡桂枝乾薑湯之誤；三是指出脈沉緊，當是脈沉細。

值得注意的是，“不過可與小柴胡湯，不如柴胡桂枝乾薑湯更較貼切，”可能是胡希恕老師最後的落筆，在50年代及60年代筆記中未曾見到，只是在80年代初期最後講課錄音時做以上注解。反映了其反複讀原文、反複體會的總結，尤其對半表半裏及其方證的認識不斷深入，啓發了我們對半表半裏方證的進一步的認識。

這裡啓示我們，《湯液經法》八綱辨證的病位只有表和裏概念，仲景在這裡提出半在裏半在表即半表半裏病位概念，並漸漸區分半表半裏陽證和陰證，顯示八綱辨證，發展爲六經辨證，半表半裏的產生是關鍵。

149.傷寒五六日，嘔而發熱者，柴胡證具，而以他藥下之，柴胡證仍在者，復與柴胡湯。此雖已下之，不為逆，必蒸蒸而振，卻發熱汗出而解；若心下滿而硬痛者，此為結胸也，大陷胸湯主之；但滿而不痛者，此為痞，柴胡不中與之，宜半夏瀉心湯。

注解 傷寒五六日，已傳少陽，嘔而發熱者，則柴胡湯證具，而醫未與柴胡湯，而以他藥下之，若下後柴胡證仍在者，復與柴胡湯，此雖已下之，治不爲逆，則必蒸蒸而振，卻發熱汗出而解(解見前)；若下後邪陷於裏，心下滿而硬痛者，此爲結胸，大陷胸湯主之；但心下滿而不痛者，此因誤下而成痞，柴胡不中與之，宜半夏瀉心湯。

【按】小柴胡湯證，爲胸脇苦滿；大陷胸湯證，爲心下滿硬痛；半夏瀉心湯證，爲心下滿而不痛，此三者之主要鑑別點，對於辨證甚關重要，學者須細玩。

【半夏瀉心湯方】

半夏(洗)半升，黃芩、乾薑、人參、甘草(炙)各三兩，黃連一兩，大棗(擘)十二枚。

上七味，以水一斗，煮取六升，去滓，再煎取三升，溫服一升，日三服。

【方解】半夏、乾薑逐飲止嘔，黃芩、黃連解痞除煩而治下利。飲留邪聚，均由於胃氣之虛，故復補以人參，調之以草、棗，故此治嘔而腹鳴、心下痞硬，或下利者。

解讀 從本條可進一步理解：小柴胡湯，是適用於半表半裏陽證；大陷胸湯，適用於裏陽證；半夏瀉心湯，適用於半表半裏陰證，也即厥陰病。

150.太陽少陽併病，而反下之，成結胸，心下硬，下利不止，水漿不下，其人心煩。

注解 太陽病不可下，少陽病更不可下，今太陽與少陽併病，而反下之，邪遂乘虛而入裏，結于上成結胸，則心下硬。陷於下而下利不止。上實下虛，以致水漿不得下嚥，其人心煩不已，勢甚危矣。

【按】此誤下太陽少陽的併病，所致結胸的壞病，上實下虛，攻補兩難，亦難治之證，故未出方。

151.脈浮而緊，而復下之，緊反入裏，則作痞，按之自濡，但氣痞耳。

注解 脈浮而緊，爲表實，當發汗解攻其表，而復下之，緊反入裏的緊字，可作邪字解，本來邪在表，今因誤下，邪反乘虛而入裏，因使心下痞，但按之不硬而自濡，知內無實結，但氣痞耳。

152.太陽中風，下利嘔逆，表解者，乃可攻之。其人漐漐汗出、發作有時，頭痛、心下痞硬滿、引脇下痛、乾嘔、短氣、汗出不惡寒者，此表解裏未和也，十棗湯主之。

注解 此述素有痰飲的人，因外感激動裏飲，一方面發作太陽陽明合病，而另一方面又發作懸飲內痛，由於文詞錯綜，並把發汗前後證候穿插在一起，更不易理解，以前注家亦多有誤，因不避詞費，茲僅就原文分析如下：

既謂太陽中風，當然必有表證，而條文中只有頭痛一症，但由末句"汗出不惡寒者，此表解裏未和也"觀之，則原證必無汗而惡寒。同時又可知，漐漐汗出發作有時，而是發汗後表解的爲狀。又前既有下利、嘔逆，而後又出現乾嘔、短氣，此亦發汗前後證有不同可知，因爲前者是太陽陽明合病的證候，而後者是水飲在裏的證候，以是則發汗前的爲證應如下：

頭痛，無汗，惡寒，下利嘔逆，心下痞硬滿，引脇下痛、短氣。

頭痛至下利嘔逆，爲太陽陽明合病，葛根湯加半夏湯證。心下痞硬滿以下，爲懸飲，十棗湯證。表解乃可攻之者，謂先宜葛根加半夏湯以解表，表解後乃可以十棗湯以攻裏。

漐漐汗出，發作有時，心下痞硬滿，引脇下痛，乾嘔短氣，即服葛根加半夏湯後，表解、嘔吐下利已，亦即條文所謂"汗出不惡寒者，此表解裏未和"的爲狀，因以十棗湯主之。

【十棗湯方】

芫花(熬)，甘遂，大戟。

上三味，等分，各別擣為散。以水一升半，先煮大棗肥者十枚，取八合，去滓，內藥末。強人服一錢七，羸人服半錢，溫服之。平旦服。若下少，病不除者，明日更服，加半錢，得快下利後，糜粥自養。

【方解】三物均屬下水峻藥，重用大棗制其猛烈，兼以養正。此以毒攻病的良法，心下痞硬滿、引脇下痛，即其應用的主證。

【按】曾用大棗一斤煮爛，去皮及核，芫花、甘遂、大戟各用六克，內棗湯再煮數沸，去藥，服湯及棗泥，少少服、頻服，得快利停後服，治胸水，屢驗。

解讀 本條文不易理解，多數注家未能說清。胡希恕老師也做過多次修改(參見《胡希恕講傷寒雜病論》等)，以上是最終的注解。

胡希恕老師在方解後的按，是對十棗湯煎服法的改進，並親試過，臨床實用，易於掌握，療效可靠，誠可師。不僅治胸水，亦治腹水，不但治結核性胸腹膜炎積水者，亦治癌症胸腹水。

由表解裏未和可知，本方治水當屬陽明裏實熱證。

153.太陽病，醫發汗，遂發熱惡寒，因復下之，心下痞，表裏俱虛，陰陽氣並竭，無陽則陰獨。復加燒針，因胸煩、面色青黃、膚瞤者，難治；今色微黃，手足溫者，易癒。

注解 陰陽氣並竭的陰陽，指榮衛言。無陽則陰的陰陽，指邪氣精氣言。

本太陽病桂枝湯證，而醫誤以麻黃湯發其汗，遂發熱惡寒，即遂更使發熱惡寒的意思，乃貶之語氣。發熱惡寒病仍在外，醫不知用桂枝湯以解外，而復下之，因使外邪內陷，則成心下痞。既誤汗以虛其表，又誤下又虛其裏，故謂表裏俱虛。汗下亡津液、亡血液，因致陰榮陽衛之氣並竭，於是則精氣虛竭，而邪氣獨留，故謂無陽則陰獨，複加燒針，則更傷其欲竭之精氣，助長獨留之邪氣，火邪內攻因胸煩；胃氣已敗，則面色青黃；肌膚失精氣滋養，則瞤動不寧，故爲難治；今幸面色微黃，胃氣還未至敗壞，手足還溫，氣血還充四末，故可易癒。

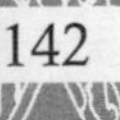

【按】只說易癒，但未出方，因火逆諸證已詳於前，暗示可依證選

用適方救治之。至於心下痞，證治詳後。總之，本條專論汗下及燒針誤治的爲害，不但無方，即證亦略而不談。

154.心下痞，按之濡，其脈關上浮者，大黃黃連瀉心湯主之。

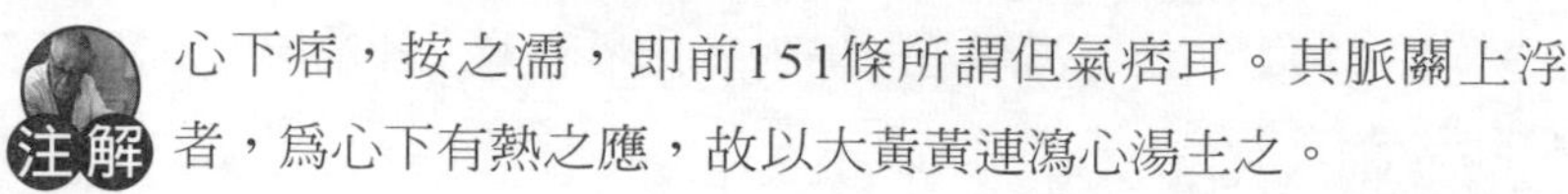

注解　心下痞，按之濡，即前151條所謂但氣痞耳。其脈關上浮者，爲心下有熱之應，故以大黃黃連瀉心湯主之。

【按】心下痞，按之濡，並不是說濡軟如按棉的樣子，乃與結胸證的硬滿比較之詞，若眞濡軟如按棉，乃裏虛之候，決非本方可用，歷來注家多有爭論，都由於因詞害義。

【大黃黃連瀉心湯方】

大黃二兩，黃連一兩。

上二味，以麻沸湯二升，漬之須臾，絞去滓，分溫再服。

【方解】大黃、黃連爲伍，下熱解煩，但只漬之須臾而不煎，瀉下之力甚微，故治因裏熱而致之氣痞，不能治實結也。

解讀　正確理解心下痞，非常重要，吉益東洞以此條爲據，認爲人參治心下痞硬滿，大黃黃連瀉心湯治心下痞，按之濡，因謂爲人參無補虛作用，其根源是未讀懂本條。仲景書中的心下痞，多見於裏虛寒太陰病，或半表半裏少陽病及厥陰病，又多是人參的適應證。本條所稱心下痞，是陽明裏熱證，其詳義胡希恕老師已說明。

155.心下痞，而復惡寒汗出者，附子瀉心湯主之。

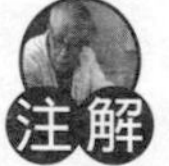

注解　若上述的心下痞，其人無熱而復惡寒汗出者，則已半陷於陰虛證，故以附子瀉心湯主之。

【按】邪熱內陷則心下痞，正氣沉衰則惡寒而汗出，以三黃去邪除痞，加附子扶正固虛，此亦攻補兼施法，不過惡寒汗出，有似表未解的桂枝湯證，但桂枝湯證惡寒輕而汗出少，而且必發熱，此則惡寒甚而汗出多，則不發熱，臨證必須細辨。

【附子瀉心湯方】

大黃二兩，黃連一兩，黃芩一兩，附子(炮，去皮，破八片)一枚，別煮取汁。

上四味，切三味，以麻沸湯二升漬之，須臾，絞去滓，內附子汁，分溫再服。

【方解】用瀉心湯解痞，加附子以治陰寒，故治瀉心湯證，而半陷於陰證者。

解讀 胡希恕老師稱附子瀉心湯證為半陷於陰證，即未完全陷於裏陰證，實即指上熱下寒的陽明太陰合病證。

156.本以下之，故心下痞，與瀉心湯，痞不解，其人渴而口燥煩、小便不利者，五苓散主之。

注解 本因為誤下太陰病，故心下痞，但與瀉心湯而痞不解，審其人渴欲飲水而口燥煩、並小便不利者，知為水氣逆於心下，故非瀉心湯所能治，宜以五苓散主之。

【按】此亦誤下裏有水氣的太陽病，表不解則水伴沖氣以上逆，故心下痞。渴而口燥煩、小便不利，為五苓散證，故用瀉心湯則不治。

157.傷寒汗出解之後，胃中不和，心下痞硬，乾噫食臭，脇下有水氣，腹中雷鳴，下利者，生薑瀉心湯主之。

注解 噫同噯。食臭，即傷食酸臭味。乾噫食臭，即噯氣而泛酸臭傷食味。脇下有水氣，即腸中有水氣。

傷寒發汗表解以後，原有胃中不和的宿疾，因又發作，胃虛則飲氣上逆，故心下痞硬、乾噫食臭。腸中有水氣，故腹中雷鳴而又下利，宜以生薑瀉心湯主之。

【按】此述心下痞亦有不因誤下而致者，素有宿疾，往往于外感時誘使發作，尤不僅胃中不和而已也。

【生薑瀉心湯方】

生薑(切)四兩，甘草(炙)三兩，人參三兩，乾薑一兩，黃芩三兩，黃連一兩，半夏(洗)半升，大棗(擘)十二枚。

上八味，以水一斗，煮取六升，去滓，再煎取三升，溫服一升，日三服。

【方解】此於半夏瀉心湯加降飲上逆的生薑，故治半夏瀉心湯證而乾噫食臭者。

【按】半夏、生薑和甘草三瀉心湯的心下痞硬，雖主要由於胃氣虛，爲人參主治的心下痞，但亦兼有黃芩黃連主治的心下痞，故仍名爲瀉心湯。

本方證治上熱下寒而屬半表半裏陰證者，即屬厥陰病證。

158.傷寒、中風，醫反下之，其人下利，日數十行，穀不化，腹中雷鳴，心下痞硬而滿，乾嘔心煩不得安。醫見心下痞，謂病不盡，復下之，其痞益甚。此非結熱，但以胃中虛，客氣上逆，故使硬也，甘草瀉心湯主之。

注解　不論傷寒或中風，均宜汗而不宜下，而醫反下之，虛其裏，邪乃內陷，因使其人下利日數十行，而穀不得化，水走腸間，則聲如雷鳴；客氣內飲，乘下後胃虛而上逆，故心下痞硬而滿，因使乾嘔、心煩、不得安。醫見心下痞，謂病不盡，因復下之，則胃益虛而痞亦益甚。不知此非結熱的痞，是因胃中虛，客氣上逆而使心下硬者，則不可攻下，宜以甘草瀉心湯主之。

【按】此和上方均屬半夏瀉心湯的加減方，故主治亦大同小異，胃腸疾患多見三方證，適證用之均有捷效，學者試之。

【甘草瀉心湯方】

甘草(炙)四兩，人參三兩，黃芩三兩，乾薑三兩，半夏(洗)半升，大棗(擘)十二枚，黃連一兩。

上七味，以水一斗，煮取六升，去滓，再煎取三升，溫服一升，日三服。

【方解】此于半夏瀉心湯，增緩急迫的甘草，故治半夏瀉心湯證而急迫甚者。

本方證亦屬半表半裏陰證，即厥陰病證。

159.傷寒服湯藥，下利不止，心下痞硬，服瀉心湯已，復以他藥下之，利不止，醫以理中與之，利益甚。理中者，理中焦，此利在下焦，赤石脂禹餘糧湯主之。復不止者，當利其小便。

傷寒誤以湯藥下之，因致胃虛邪陷，故下利不止、心下痞硬。服瀉心湯已者，當指服甘草瀉心湯後，而上證即已也。而醫又與他藥下之，則遂下利不止。因以理中與之，則利反益甚。蓋理中者，理中焦，此利由於一再誤下，而使下焦虛衰，以至不能自禁制，宜以赤石脂禹餘糧湯主之。複利不止者，當利其小便，使水穀別，則癒。

【赤石脂禹餘糧湯方】

赤石脂(碎)一斤，太一禹餘糧(碎)一斤。

上二味，以水六升，煮取三升，去滓，分溫三服。

【方解】赤石脂、禹餘糧均屬收斂止血、止利藥，故治大腸虛失收，而下利不止者。

赤石脂禹餘糧湯方證當屬太陰病證。

160.傷寒吐下後、發汗，虛煩、脈甚微、八九日心下痞硬、脇下痛、氣上衝咽喉、眩冒、經脈動惕者，久而成痿。

注解 痿，即指肢體痿廢而不為用之證。

傷寒吐下本屬誤治，表不解則氣上衝，若其人心下素有飲更必伴飲逆諸證，此再發其汗，更屬誤治，徒亡津液、亡血液，病必不除。其人虛煩脈甚微，即津血亡失的結果也。尤其經此連續誤治，中氣為虛，客邪夾飲以上逆，故心下痞硬、脇下痛；血虛又復飲逆，故其人眩冒；表不解則氣上衝咽喉；經脈動惕者，即發汗則動經、身為振振搖的互詞。此若久不治，則必至肢體失用而成痿。

此即前67條苓桂朮甘湯證條的重出，前之脈沉緊，指未發汗前，此之脈甚微，為已發汗後。不過此於發汗後的變證又加詳說明，並於最後提出久而成痿，水毒的危害以至於此，又那得輕忽視之！

胡希恕先生非常注重對外邪內飲的解讀、證治，傷寒心下有水氣表不解，妄施吐下、發汗，而不知治水，可致人成痿，醫者不可不愼乎。

161.傷寒發汗、若吐、若下，解後，心下痞硬，噫氣不除者，旋覆代赭湯主之。

傷寒經過發汗、或吐、或下等法治療，病已解之後，原來即有的胃疾患，因又明顯發作，若心下痞硬、噫氣不除者，爲胃虛飲聚的徵候，宜以旋覆代赭湯主之。

【按】此亦與前之生薑瀉心湯證同，均是素有是痰，而不是汗下吐治療所致者。胃病見本方證者亦很多，胃反、噎嗝均有用之之機會，即十二指腸潰瘍、心下痞硬、噫氣頻作者，於此方加烏賊骨、乳沒等亦有驗。大便難，屬虛不宜下者，用之亦效。

【旋覆代赭湯方】

旋覆花三兩，人參二兩，生薑五兩，代赭石一兩，甘草(炙)三兩，半夏(洗)半升，大棗(擘)十二枚。

上七味，以水一斗，煮取六升，去滓，再煎，取三升，溫服一升，日三服。

【方解】旋覆花、半夏、生薑皆是下氣逐飲之品，代赭石降濁鎮逆，人參、甘草、大棗健胃安中，故此治胃虛、飲氣上逆，因致心下痞硬，而有嘔噫諸逆者。

旋覆代赭湯方證爲裏虛寒的太陰病證。

162.下後，不可更行桂枝湯，若汗出而喘，無大熱者，可與麻黃杏子甘草石膏湯。

下後表不解，依法當與桂枝湯，今下後汗出而喘，雖亦表未解，但以汗出多而喘劇，其爲裏熱壅盛可知，桂枝湯爲裏熱所忌，故謂不可更行桂枝湯。無大熱，謂外無大熱，正因爲熱大半內陷，故表反無大熱也，以麻黃杏仁甘草石膏湯主之(此宜與前63條互參)。

163.太陽病，外證未除，而數下之，遂協熱而利，利下不止，心下痞硬，表裏不解者，桂枝人參湯主之。

注解 太陽病外證未解，醫不知用桂枝湯以解外，而竟數下之，遂使裏虛邪陷，因致協熱而利，利下不止。心下痞硬，為胃虛邪乘之征；表裏不解者，謂表證未除，複裏虛而協熱利也，因以桂枝人參湯主之。

【按】此由於連續誤下，遂致表裏陰陽交錯互見之證。

【桂枝人參湯方】

桂枝(去皮)四兩，甘草(炙)四兩，白朮三兩，人參三兩，乾薑三兩。

上五味，以水九升。先煮四味，取五升，內桂，更煮取三升，去滓，溫服一升，日再，夜一服。

【方解】此即桂枝甘草湯與人參湯(即理中湯)合方，故治二方證的合併者。

桂枝人參湯方證當屬太陽太陰合病證。

164.傷寒，大下後，復發汗，心下痞，惡寒者，表未解也，不可攻痞，當先解表，表解乃可攻痞。解表宜桂枝湯，攻痞宜大黃黃連瀉心湯。

注解 傷寒不宜下，醫竟大下之，下後表不解，不宜麻黃湯再發汗，而竟複發汗，一誤再誤，故心下痞。仍惡寒者，則表以未解，此宜桂枝湯先解其表，表解後而再以大黃黃連瀉心湯以攻其痞。

165.傷寒發熱，汗出不解，心下痞硬，嘔吐而下利者，大柴胡湯主之。

注解 傷寒發熱，雖發汗汗出而熱不解，並其人心下痞硬、嘔吐而下利者，大柴胡湯主之。

【按】此從表直傳半表半裏及裏而為少陽陽明並病，此心下痞硬為實結，與人參所主的心下痞硬形似而實非。由於本條所述嘔吐下利的

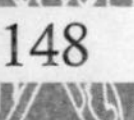

爲證觀之，故於急性胃腸炎或痢疾等，有用本方證的機會矣，讀者應注意。

166.病如桂枝證，頭不痛、項不強、寸脈微浮、胸中痞硬、氣上衝喉咽不得息者，此為胸有寒也。當吐之，宜瓜蒂散。

注解　病如桂枝證，即指下述寸脈浮、氣上衝咽喉而言。但頭不痛、項不強，則非太陽病，當然更不同于桂枝湯證。寸脈微浮，爲病有欲自上外越之機，故脈亦應之。胸中痞硬，爲心下痞硬上迫於胸的意思。氣上沖喉咽不得息者，即病從心下以上迫，而感有氣上沖咽喉，使呼吸困難的自覺證也。此爲有寒飲逆上於胸的爲候，故當吐之，宜瓜蒂散。

【按】寸脈微浮，胸中痞硬，氣上沖咽喉不得息，正是欲吐而不得吐出的證候反映，此時與瓜蒂散以吐之，即所謂順勢利導的治法，但我謂是順應機體機制的原因療法也。

解讀　胡希恕先生認爲中醫辨證施治的實質，是順應機體機制的原因療法，瓜蒂散證治體現了這一實質。仲景書中吐劑只此一方，而具體論治亦只數條(參324、355及《金匱要略•寒疝腹滿宿食病》第24條)，但於吐法中更可清楚地看到，中醫辨證施治是適應機體抗病機制的一種原因療法。若胸中痞硬、氣上衝喉咽不得息者；若胸中滿而煩，饑不能食者；若飲食入口則吐，心中溫溫欲吐而復不能吐者，皆爲本方應用的要證，實際也是胃家實，邪實在上的陽明病。這些都是機體驅趕病邪於胸中，欲吐出的一種病理反應。

【瓜蒂散方】

瓜蒂(熬黃)一分，赤小豆一分。

上二味，個別搗篩，為散已，合治之。取一錢匕，以香豉一合，用熱湯煮作稀糜，去滓，取汁和散，溫頓服之。不吐者，少少加，得快吐乃止。諸亡血虛家，不可與瓜蒂散。

【方解】瓜蒂苦寒，吐不傷人，爲催吐良藥。與赤小豆協力驅水，又飲以香豉汁，更有助於湧吐也。

167.病脇下素有痞、連在臍傍、痛引少腹入陰筋者，此名臟結，死。

注解 脅下素有痞塊的病，連於臍傍，而痛引少腹，甚則痛入前陰，此名臟結，死不治。

【按】此頗似對於肝癌的說明，由是可知則所謂臟結者，大都指臟器腫瘤的病變。古人還無治法，故書中無治方。

168.傷寒，若吐、若下後，七八日不解，熱結在裏，表裏俱熱，時時惡風，大渴，舌上乾燥而煩，欲飲水數升者，白虎加人參湯主之。

注解 傷寒病在表，若吐、若下均屬誤治。故七八日不解，更使邪熱內陷，而熱結於裏。熱極於裏者，亦必迫於外，因使表裏俱熱。身熱則感外寒，故時時惡風。大渴、舌上乾燥而煩、欲飲水數升者，乃熱盛於裏，津液爲虛的徵候，宜以白虎加人參湯主之。(參見26條)

169.傷寒，無大熱、口燥渴、心煩、背微惡寒者，白虎加人參湯主之。

注解 傷寒表邪已盡陷於裏，故外無大熱。口燥渴、心煩，爲裏熱津耗的確候。胃中熱，則當胃的背部因感而微惡寒，宜白虎加人參湯主之。

170.傷寒脈浮、發熱、無汗，其表不解，不可與白虎湯；渴欲飲水、無表證者，白虎加人參湯主之。

注解 傷寒脈浮、發熱、無汗，爲表實，即有白虎湯證，亦須兼解表，其表不解者，則不可與白虎湯，必須確審無表證，而渴欲飲水者，乃宜白虎加人參湯主之。

【按】由於以上二條有時時惡風，和背惡寒的證候，深恐誤爲表候，故特出本條，著重叮嚀，白虎湯治裏不治表，必須確辨無表證，而渴欲飲水者，才可與白虎加人參湯。

171.太陽少陽併病，心下硬，頸項強而眩者，當刺大椎、肺俞、肝俞，慎勿下之。

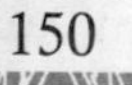

注解 心下硬，即心下痞硬的互詞，爲少陽證；頸強而眩，亦屬少陽；而項強則屬太陽，此太陽證未罷而少陽證已見，故謂太陽少陽併病，此當刺大椎、肺俞、肝俞各穴，以泄太陽少陽的邪熱，愼不可下之。

【按】太少併病，法當治從少陽，以柴胡適方治之，但柴胡證不明確，故用刺法，於前142條已詳述之，可互參。

172.太陽與少陽合病，自下利者，與黃芩湯；若嘔者，黃芩加半夏生薑湯主之。

注解 得病之始，即有太陽病的頭痛發熱，和少陽病的口苦、咽乾，同時發作，因謂爲太陽少陽合病。若此合病而自下利者，宜與黃芩湯；若復嘔逆者，則宜黃芩加半夏生薑湯主之。

【按】此雖謂太陽少陽合病，而實則不外是少陽病熱利而腹痛者，本方有良效。嘔逆者宜加半夏、生薑；裏急後重者，宜更加大黃。

【黃芩湯方】

黃芩三兩，芍藥二兩，甘草(炙)二兩，大棗(擘)十二枚。

上四味，以水一斗，煮取三升，去滓，溫服一升，日再，夜一服。

【方解】黃芩、芍藥苦以除熱。甘草、大棗以安中，諸藥協力，故治煩熱下利而腹痛者。

【黃芩加半夏生薑湯方】

黃芩三兩，芍藥二兩，甘草(炙)二兩，大棗(擘)十二枚，半夏(洗)半升，生薑(切)一兩半(一方三兩)。

上六味，以水一斗，煮取三升，去滓，溫服一升，日再，夜一服。

【方解】此于黃芩湯加半夏、生薑以止嘔，故治黃芩湯證而嘔逆者。

解讀 探討黃芩湯方證的六經歸屬：條文示太陽與少陽合病，且見自下利者，是說不因攻下等治療而見下利，這種下利是熱入裏之證，故以半表半裏和裏熱爲主，是黃芩湯的適應證，因此黃芩湯方證應歸屬少陽陽明合病證。

黃芩加半夏生薑湯，是黃芩湯證又見嘔逆，而嘔逆是胃虛飲逆，當涉太陰，進一步虛者須用人參，即小柴胡湯方義和解本義也。故黃芩加半夏生薑湯當歸屬少陽陽明太陰合病。

173.傷寒，胸中有熱，胃中有邪氣，腹中痛，欲嘔吐者，黃連湯主之。

注解 胸中有熱者，謂胸中發煩也；胃中有邪氣者，謂胃中有熱和水氣也；水和熱刺激胃腸，則腹中痛；沖逆於上則欲嘔吐，宜黃連湯主之。

【按】黃連湯亦半夏瀉心湯的類方，其主治亦大同小異。從冠以“傷寒”觀之，當亦誤下所致的變證。

【黃連湯方】

黃連三兩，甘草(炙)三兩，乾薑三兩，桂枝(去皮)三兩，人參二兩，半夏(洗)半升，大棗(擘)十二枚。

上七味，以水一斗，煮取六升，去滓，再煮，取三升，溫服一升，日三服。

【方解】此于半夏瀉心湯去黃芩，增量黃連，加強治心煩腹痛的作用，復加桂枝以降氣沖，故此治半夏瀉心湯證心煩悸、腹中痛而氣上沖者。

解讀 從方藥組成看，桂枝有解表作用，加入半夏瀉心湯當是治半夏瀉心湯證而有表證者，但胡老注解時只強調降氣沖，因稱本方爲半夏瀉心湯類方，六經分證，亦當屬厥陰。柴胡桂枝乾薑湯、烏梅丸中皆有桂枝亦屬此類。

174.傷寒八九日，風濕相摶，身體疼煩、不能自轉側、不嘔、不渴、脈浮虛而濇者，桂枝附子湯主之；若其人大便硬、小便自利者，去桂加白朮湯主之。

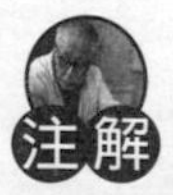

注解 平時多濕又感冒風寒，則謂爲風濕相摶。傷寒八九日風濕相摶者，謂先患太陽傷寒，當八九日又續發風濕相摶證也。身

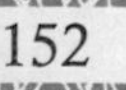

體疼煩，謂身體盡疼痛，以至煩躁不寧。不能自轉側，謂動則痛益劇，以是不能自力轉動。不嘔，爲病未傳少陽；不渴，爲病未傳陽明；脈浮，爲病在表，但虛而澀，則已陷於少陰，故宜桂枝附子湯主治之；若上證，其人，而小便頻利，因致大便硬者，此爲津液亡失於裏，不可汗解，因去桂加白朮湯主之。

【按】風濕證，雖有陰陽之殊，但始終在表，不嘔、不渴並非費詞，正說明其不傳，以示與傷寒異也。小便自利，宜作小便頻數解(下仿此)。朮、附爲伍，不但逐濕痹，亦治小便自利。此之大便硬，純由於小便自利，亡津液所致，小便調，津液復，大便亦自暢通也。

【桂枝附子湯方】

桂枝(去皮)四兩，附子(炮，去皮，破)三枚，生薑(切)三兩，大棗(擘)十二枚，甘草(炙)二兩。

上五味，以水六升，煮取二升，去滓分溫三服。

【方解】此即桂枝去芍藥加附子湯，而增桂枝、附子的用量，主治雖無大異，但附子除濕痹，桂枝能解痛，今增其用量，故治桂枝去芍藥加附子湯證而風濕痹痛劇者。

【桂枝附子去桂加白朮湯方】

附子(炮，去皮，破)三枚，白朮四兩，生薑(切)三兩，大棗(擘)十二枚，甘草(炙)二兩。

上五味，以水六升，煮取二升，去滓，分溫三服。初一服，其人身如痹，半日許復服之，三服都盡，其人如冒狀，勿怪。此以附子、朮，並走皮內，逐水氣未得除，故使之耳。法當加桂四兩。此本一方二法，以大便硬，小便自利，去桂也；以大便不硬，小便不利，當加桂。附子三枚恐多也。虛弱家及產婦，宜減服之。

【方解】中朮、附爲伍，不但逐濕痹，且治小便數。於桂枝附子湯去桂而代之以朮，故治桂枝附子湯證，大便硬而小便數者。

在這裡胡希恕老師提出：“風濕證，雖有陰陽之殊，但始終在表，”值得注意。對桂枝附子湯方證，已明確屬少陰證，

以桂枝附子湯是強壯解表而治痹痛。胡老未明確指出桂枝附子去桂加白朮湯方證的歸類，但據方證分析，方中生薑發汗解表，配附子以解少陰之表；白朮、大棗、甘草溫裏生津液，白朮有生津液治大便硬的特能，故本方治大便硬的痹症，當歸類于少陰太陰合病證。

175.風濕相搏，骨節疼煩，掣痛不得屈伸，近之則痛劇，汗出短氣，小便不利，惡風不欲去衣，或身微腫者，甘草附子湯主之。

注解 骨節疼煩，掣痛不得屈伸，近之則痛劇，較上條之身體疼煩，不能轉側者，不但痛劇，而且急迫。小便不利，爲內飲外濕的成因。裏有微飲，故短氣。汗出惡風，邪雖在表，但無熱不欲去衣，則病已屬陰。或身微腫，濕著更甚也。此亦風濕在表的少陰證，故以甘草附子湯主之。

【按】朮附爲逐寒濕、解痹痛的要藥，上之桂枝附子湯，以濕輕故不用朮，此以濕重故用術朮。寒濕重者，痛亦重，寒濕輕者，痛亦輕，前後互參，不難知經方辨證用藥之嚴。

【甘草附子湯方】

甘草(炙)二兩，附子(炮，去皮，破)二枚，白朮二兩，桂枝(去皮)四兩。

上四味，以水六升，煮取三升，去滓，溫服一升，日三服。初服得微汗則解；能食、汗止復煩者，將服五合；恐一升多者，宜服六七合為妙。

【方解】此即桂枝甘草湯加附子白朮，故治桂枝甘草湯證，風濕痛劇而陷於少陰者。

176.傷寒脈浮滑，此以表有熱，裏有寒，白虎湯主之。

注解 本條爲文是有疑問的，表有熱裏有寒，當然不可用白虎湯，注家因謂是表有寒裏有熱，或表有熱裏有熱之誤。單就白虎湯的應用而論，以上說法均無不可，但以脈浮滑來爲白虎湯定調子還是不妥當的。前之小陷胸湯證，不也是脈浮滑嗎？若不指出證候又如何分辨呢？《玉函經》此條雲：“傷寒脈浮滑，而表熱裏寒者，白通湯主之”。王叔和注謂：“舊云白通湯；一云白虎湯，恐非”。白通湯亦屬少陰的發汗方，其治表熱裏寒可信，但裏寒則脈不應浮滑；另于陽明篇有“脈浮而遲、表熱裏寒、下利清穀者，四逆湯主之。”下利清穀，雖宜四逆湯，但不能治表熱，即使先救裏而後治表，書中慣例亦必曰當先救裏，若雙解表裏，或即《玉函經》的白通湯條，亦未可知。本條即叔和注謂一云白虎者，而置於傷寒。

【白虎湯方】

知母六兩，石膏(碎)一斤，甘草(炙)二兩，粳米六合。

上四味，以水一斗，煮米熟，湯成去滓，溫服一升，日三服。

【方解】石膏、知母清熱解煩，甘草、粳米安中養正。此治熱用寒而不爲寒傷的良法，當治熱甚於裏、口乾舌燥、煩而汗出者。

解讀 從方藥組成分析，白虎湯是治正陽陽明典型代表方，即主治陽明裏熱明顯，且外亦熱有汗出，但未成實者。解讀白虎湯方證，應參考第6條和219條，當知本方爲治溫病、風溫。

177.傷寒脈結代，心動悸，炙甘草湯主之。

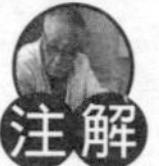

血不足以榮脈，則脈結代。血不足以養心，則心動悸。此大虛候，傷寒見之，愼不可發汗，炙甘草湯主之。

【按】心動爲脈動之源，脈結代者，心自間歇，心動悸即其應徵也。此證有虛有實，本條是指其虛者。

【炙甘草湯方】

甘草(炙)四兩，生薑(切)三兩，人參二兩，生地黃一斤，桂枝(去皮)三兩，阿膠二兩，麥門冬(去心)半升，麻仁半升，大棗(擘)十二枚。

上九味，以清酒七升，水八升，先煮八味，取三升，去滓，內膠烊消盡，溫服一升，日三服。一名復脈湯。

【方解】以生地、麥冬、麻仁、阿膠滋血液於內，以桂枝去芍藥調榮衛於外，尤其增量甘草，更加人參，補益中氣，以資血氣之源。此治津血枯燥，而脈結代心動悸的良法。生地用量獨多，爲本方主藥，但名從炙甘草湯者，正示人以甘滋液之道也。

解讀 胡希恕老師對本方注解精詳，有助於理解炙甘草湯方證，但六經歸屬未曾明示，今做初步探討：關於本方證僅見心動悸、脈結代，參見《金匱》亦僅提到"虛勞諸不足、汗出而悶"。胡老明示謂"此大虛候，傷寒見之，慎不可發汗，"可知病主在裏。但胡老在方解中指出，炙甘草湯是以生地、麥冬、麻仁、阿膠滋血液於內，以桂枝去芍藥調榮衛於外，明確了本方證是有外證的，已知桂枝去芍藥湯治太陽，那麼裏證爲陽明還是太陰？分析藥物組成可知，即人參、甘草、大棗、生薑等補中益氣，治在太陰。以生地、阿膠、麥冬、麻仁等養血，而生地量獨重，重在養血生津而清裏熱，治屬陽明，故炙甘草湯方證，當屬太陽太陰陽明合病兼血虛證者。

178.脈按之來緩，時一止復來者，名曰結；又脈來動而中止，更來小數，中有還者反動，名曰結陰也；脈來動而中止，不能自還，因而複動者，名曰代陰也。得此脈者，必難治。

注解 脈按之來緩者，謂脈來按之則較緩弱也。時一止復來者，謂有時一止，而即復來也，此脈名曰結；脈來動而中止者，謂脈來時動，動即中止也。更來小數者，謂脈良久更來，但更來時則小且數也。中有還者反動者，謂動而中止的脈，其中亦有止即復來者，但來時復搖搖而動也，此脈名曰結陰；脈來亦動而中止，不能自還，良久復動者，此脈名代陰。病得結陰、代陰脈者，必難治。

【按】脈時一止而即復來，名曰結，結者，如繩中間有結，上下仍相連屬不斷。代爲更代之意，脈來中止，良久始來，中有間斷，有似另來之脈來也。故結輕而代重，皆常見脈也。至於結陰、代陰，即所謂如蝦遊、魚躍等怪脈，病見此者多不治。

辨太陽病(表陽證)脈證並治下小結

本篇重點論述有關結胸、臟結、痞證等脈證並治，不過臟結只言其難治或死，而無治療方藥，是否即指的癌瘤一類病，還有待日後考證。至於結胸，因有大小、寒實等證候的不同，而治方亦分大小陷胸和白散的各異。十棗湯本主治懸飲，以其證和治均有似大陷胸湯丸，故特於此提出。痞證比較複雜多變，既有誤下熱陷所致的大黃黃連瀉心湯證，複有半陷於陰證的附子瀉心湯證，亦有由於水逆所致者，如五苓散證，而更多見於胃虛邪乘所致者，如半夏瀉心湯證、生薑瀉心湯證、甘草瀉心湯證、旋覆代赭湯證、黃連湯證等均屬之。若黃芩湯雖主熱痢而腹痛，但亦心下痞；桂枝人參湯雖主表裏不解的協熱利，但亦心下痞硬，故亦可納入痞證的一類。此外對於熱入血室、風濕相搏，亦均有較詳的說明，前者多屬柴胡證，若血結經斷，並須驅瘀。後者多屬少陰，朮、附為治痹痛的要藥，桂枝附子湯、去桂加朮湯、甘草附子湯均屬隨證示範的治劑。前後還穿插有文蛤湯、大小柴胡湯、柴胡桂枝湯、柴胡桂枝乾薑湯、麻杏石甘湯、赤石脂禹餘糧湯、瓜蒂散、白虎湯、炙甘草湯等證治，大都屬於救誤應變的手段，無須一一重敘。

太陽病(表陽證)證治結要

基於以上的論述和通過臨床的證明，則所謂太陽病者，不是什麼個別的病，而是疾病中常見的一般的證。它經常以脈浮、頭項強痛而惡寒等一系列的症狀反映出來，因即據為辨認它的特徵，由於它是表陽證，治宜發汗以解表，若用吐、下、火劫之均當嚴禁。自汗出(指中風型)和不汗出(指傷寒型)為極易區分的兩種類型，兩者雖均須發汗，但前者必須用桂枝湯法，而後者必須用麻黃湯法，並隨證候的出入變化，而行藥味的加減化裁，以是則有桂枝湯類和麻黃類兩大系別的發汗方劑。見於本篇者，則桂枝湯類計有桂枝湯、桂枝加葛根湯、桂枝加附子湯、桂枝去芍藥湯、桂枝去芍藥加附子湯、桂枝去芍藥加茯苓白朮湯、桂枝加厚朴杏子湯、桂枝加芍藥生薑各一兩人參三兩新加湯、桂枝甘草湯、小建中湯、桂枝加桂湯、桂枝去芍藥加蜀漆龍骨牡蠣湯、桂枝甘草龍骨牡蠣湯、桂枝人參湯、桂枝附子湯、甘草附子湯等十五方。則麻黃湯類，計有麻黃湯、葛根湯、葛根加半夏湯、大青龍湯、小青龍湯、麻黃杏仁草石膏湯、文蛤湯等七方。另有桂枝麻黃合方，計桂枝麻黃各半湯、桂枝二麻黃一湯、桂枝二越婢一湯等三方。以上共二十五方，但其中桂枝加附子湯、桂枝去芍藥加附子湯、桂枝附子湯、甘草附子湯四者均屬少陰病的治劑。小建中湯和桂枝人參湯，均用於表裏併病，亦非專于解表的太陽病治劑。除此六方，則有關太陽病的發汗劑，亦只十九首，即是說有關此十九方的證治，均屬於太陽病，此外，大都屬於救誤應變之治，而不屬於太陽病也。

麻黃湯用於發表，桂枝湯本爲解肌，故前者宜於表實，而後者宜於表虛。若麻黃湯發汗後，表不解，不可再用麻黃湯，而宜易以桂枝湯。但桂枝湯發汗後，表不解，仍宜再與桂枝湯，而不得易以麻黃湯。下之後表不解，亦宜桂枝而不宜麻黃。此外，表裏併病，若裏實須攻者，必須先解表而後攻裏。若裏虛需補者，必須先救裏而後治表。但太陽少陽併病，或少陽陽明併病，均當治從少陽，汗下俱屬逆治，此皆用藥定法，不可不知。

小便不利，水停於裏者，若不利小便，則表不解，若強發其汗，激動裏水則病變百出；若裏有水飲者，亦須於發汗藥中兼逐水飲，表乃得解，治太陽病須注意於此。

素有瘀血潛伏於體內，一旦外感，往往誘發其人如狂的瘀血證，桃核承氣湯、抵當湯丸皆爲治此證的要方。婦人因月經關係，外感經來常有熱入血室之變，均非太陽病，但常於太陽病時見之，因一併提出詳加論述。

結胸、心下痞亦均與太陽病無關，由於多因太陽病誤下所致，故亦詳述其證治，但證不是太陽證，方亦不是治太陽證方。

柴胡諸方本屬少陽病的治劑，以太少合病和併病治從少陽，故於太陽病篇論述較詳，不可誤爲太陽病而有柴胡證也。

風濕相搏病本屬表，但所出證治盡屬少陰，蓋太陽與少陰病位皆在表，只是陽陰屬性不同，治陽即須知陰，前之桂枝加附子湯、桂枝去芍藥加附子湯亦皆治屬少陰，前後用意同。

總之，仲景以六經名篇，只是分論六種類型的證，而不是六經發出來的病，諸家多誤於六經名稱，乃以爲太陽病篇都是論述太陽經所發的病，實屬大錯。

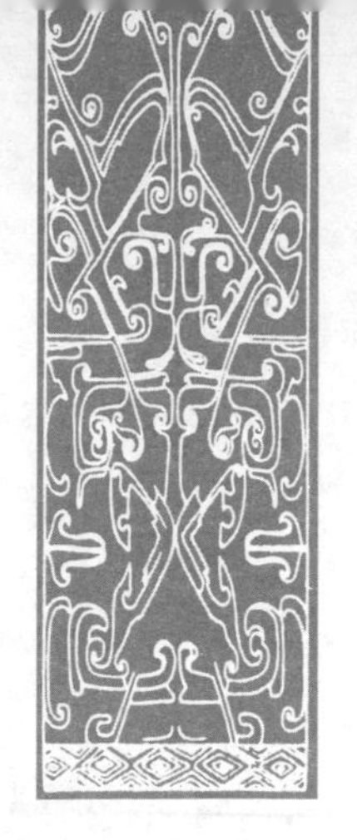

第二篇

辨陽明病(裏陽證)脈證並治

(起179條迄262條)

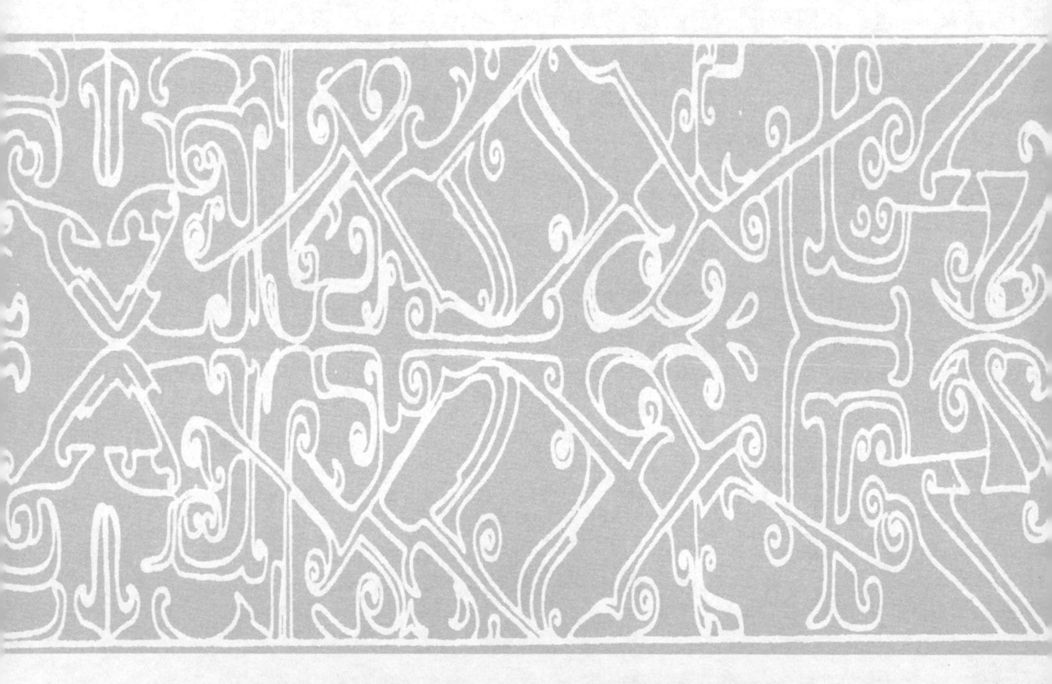

179.陽明之為病，胃家實是也。

趙、成本均把下條置於篇首，今依《玉函經》以本條冠篇首爲是。

陽明病，即裏陽證。胃家實，即病邪充實於胃內之謂，按之硬滿而痛者是也，胃家實爲陽明病顯著的特徵，故凡病胃家實者，即可確斷爲陽明病也。

解讀 這裏要注意，胃家實是辨明陽明病的主要依據，也就提示我們：胃家虛不是陽明病，也可知經方的陽明不是經絡臟腑的陽明胃，經方六經辨證不是經絡臟腑辨證甚明。

180.問曰：病有太陽陽明，有正陽陽明，有少陽陽明，何謂也？答曰：太陽陽明者，脾約是也；正陽陽明者，胃家實是也；少陽陽明者，發汗、利小便已，胃中燥煩實，大便難是也。

注解 太陽陽明者，即指太陽與陽明併病；脾約，詳後，太陽病證未罷，而即見大便難的脾約證是也。少陽陽明者，即指少陽与陽明併病，由於誤發汗，或利小便，少陽 未解，而即見胃中燥煩實是也；正陽陽明者，已不見太陽或少陽證，但胃家實是也。

181.問曰：何緣得陽明病？答曰：太陽病，若發汗、若下、若利小便，此亡津液，胃中乾燥，因轉屬陽明，不更衣，内實，大便難者，此名陽明也。

注解 本太陽病，由於汗、下、利小便等法治療，津液亡失多，胃中乾燥，因轉屬陽明。古人登廁必更衣，不更衣即不大便也。大便難通，而胃家實者，則爲陽明病也。

182.問曰：陽明病外證云何？答曰：身熱，汗自出，不惡寒，反惡熱也。

注解 病在於裏者，亦必形於外，故胃家實的陽明病，亦有其外在的證候反映。熱實於裏勢必迫於外，故身熱，此熱來自於裏，即蒸蒸發熱，與太陽病翕翕發熱在表者不同。津液被裏熱蒸發，故汗自出。身熱本應惡寒，但以裏熱盛極的刺激劇甚，則惡寒的刺激反被抑制，故不惡寒而反惡熱也。

【按】胃家實，爲陽明病的腹證。身熱、汗自出、不惡寒、但惡熱，爲陽明病的外證。熱實於裏者，當然胃家實，但熱而不實者，只有外證也，二者均是陽明病的特徵，病見其一即爲陽明證也。

解釋太陽病發熱惡寒，陽明病身熱，但惡熱，胡希恕老師引用了巴甫洛夫學說，堪稱中西醫結合典範，參前。

183.問曰：病有得之一日，不惡熱而惡寒者，何也？答曰：雖得之一日，惡寒將自罷，即自汗出而惡熱也。

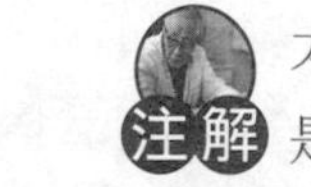

太陽病則惡寒，初傳陽明之一日，亦有不惡熱而惡寒者，這是因爲初傳裏而表還未罷的關係，但此惡寒爲時甚暫，不久將自罷，即汗出而惡熱也。

【按】本條所述，即所謂陽明直中證，直中者，即不經太陽病或少陽病的傳變過程，而直接發作陽明病的意思，初病亦惡寒，惟不待汗解，而即自汗出不惡寒但惡熱，呈現陽明病的外證，與太陽病的惡寒，須汗解而治者大異，溫病即此之類。

條文“不惡熱而惡寒者”胡希恕先生是據《玉函經》而改正。他本爲“不發熱而惡寒者”，是少陰證而不是陽明，明顯錯誤。

184.問曰：惡寒何故自罷？答曰：陽明居中，土也。萬物所歸，無所復傳。始雖惡寒，二日自止，此為陽明病也。

注解　惡寒爲表證，陽明病初得何亦惡寒？並此惡寒又何故自罷？古人喻胃居中屬土，土者萬物所歸，病從表傳裏，至胃而極，亦絕不從裏外傳，故始雖惡寒，而二日自止，此爲陽明病的特性，則與表證的惡寒不同。

【按】陽明病初作，熱還不實，惡寒的刺激還未受到抑制的程度，故惡寒。待熱逐盛實，熱刺激強烈，則惡寒遂被抑制，故不惡寒而但惡熱了。條文五行的說法不可信。

185.本太陽病，初得病時，發其汗，汗先出不徹，因轉屬陽明也。

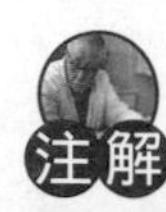

初於太陽病時，雖發汗汗出，而病不解，因轉屬陽明病也。

【按】轉屬即併病的意思，太陽病轉屬陽明者，即太陽陽明的併病，此述太陽病直接傳裏，而爲太陽陽明的併病，即前之所謂太陽陽明者是也。

太陽輕證，依法發汗即已，但重證雖發汗汗出而病不解。一般多癒于少陽病末期，或陽明病初期，不可不知。

185(續).傷寒，發熱無汗、嘔不能食、而反汗出濈濈然者，是轉屬陽明也。

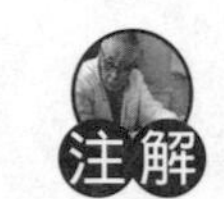

傷寒，發熱無汗、嘔不能食者，此爲小柴胡湯證，暗示太陽傷寒先已傳入少陽。若反汗出濈濈然者，是已轉屬陽明而爲少陽陽明的併病。

【按】此述太陽病，經過半表半裏的少陽病而後傳入陽明，爲少陽陽明併病，即前之所謂少陽陽明者是也。

186.傷寒三日，陽明脈大。

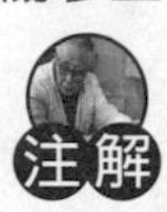

傷寒三日時，如病欲傳陽明，則脈必大。

【按】傷寒二、三日，陽明、少陽證不見者，爲不傳也。脈大爲陽明病白虎湯證的一征，今脈大，故知欲傳陽明。

187.傷寒脈浮而緩，手足自溫者，是為繫在太陰。太陰者，身當發黃，若小便自利者，不能發黃，至七八日大便硬者，為陽明病也。

注解

太陽傷寒脈當浮緊，今浮而緩，已兼現太陽病的脈弱。太陽病當發熱，今止于手足自溫，則熱已內陷，當是病傳于裏而成太陽太陰的併病，故謂爲繫在太陰。太陽內陷的熱合太陰在裏的濕而成瘀熱，則身當發黃。若小便自利，則濕從下越，便不能發黃。至七八日大便硬者，又成胃家內實之候，前之小便自利亦正是熱極於裏，津液流離所致，故不得以系在太陰視之，其原來即爲轉屬陽明病。

【按】表證未罷，並於裏而發病時，若胃家素虛多濕，則即轉屬太陰病；若胃家素實多熱，則即轉屬陽明病。細按傷寒脈浮而緩手足自溫原含二義： 傷寒傳裏並于太陰，脈故變緊爲緩，發熱止於手足自溫，是爲繫在太陰。 傷寒傳裏並于陽明，熱盛津消，亦可變浮而緊的脈爲浮而緩，熱漸內結，故身無大熱，手足自溫，乃手足濈然汗出之漸，是爲繫在陽明。由於太陰多濕，濕熱相瘀不開，必致發黃。陽明多燥，燥熱相助而盛，迫使津液流離，而小便自利，大便必硬，或繫於陰，或繫于於陽各隨其人胃家虛實爲轉移，一串寫來，格外精審，後世注爲既轉屬太陰，又由太陰轉爲陽明，大背經旨。

胡希恕先生對本條注解及按語修改再三，以上是最後的修改，文後有“？再細考”，可知還在考慮進一步修改。

188.傷寒轉繫陽明者，其人濈然微汗出也。

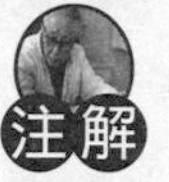

傷寒本無汗，但如轉屬陽明病，其人必濈然微汗出也。

【按】太陽傷寒轉屬陽明之始，於脈當大、於證當濈然微汗出，此示人以見微知漸之法。

189.陽明中風，口苦咽乾，腹滿微喘，發熱惡寒，脈浮而緊，若下之，則腹滿小便難也。

注解

陽明中風，即中風轉繫陽明的意思；口苦咽乾爲少陽證；腹滿微喘爲陽明證；發熱惡寒、脈浮而緊，爲太陽證，此爲自表傳入半表半裏又傳入裏的三陽併病，依法當從少陽治之，若誤下之，則太少邪熱悉入於裏，必更使其腹滿，下傷津液，而小便亦必難也。

【按】陽明病法多汗，故傷寒轉屬陽明病則濈然微汗出。若中風轉屬陽明，其必自汗出可知。今雖冒以陽明中風，但脈浮而緊，乃表實無汗之應，蓋此中風，即太陽篇所述不汗出而煩躁的大青龍湯證，故雖轉屬陽明亦還未得濈然微汗出，乃發以上三陽共見的熱勢彌漫內外的三陽併病，此時汗之固不可，而下之亦屬非治，此惟有依證選用大柴胡湯加石膏，自半表半裏以清除內外之熱，熱除則津液行，外得汗解，下得便行，諸證自當全治。

解讀 胡希恕先生以前注解本條，強調表裏皆熱的大青龍湯證，而後強調口苦咽乾爲少陽，明確爲三陽併病，並進一步明確爲大柴胡湯方證。

190.陽明病，若能食，名中風；不能食，名中寒。

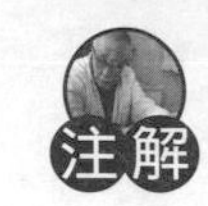
注解 胃有熱當能化穀，風屬陽熱邪，故陽明病若能食，爲胃多熱，因名之爲中風；胃有水則拒納，水性寒，故陽明病，若不能食，爲胃多濕，因名之爲中寒。

【按】此以能食與否，以別陽明病爲中風中寒的二類。

解讀 前187條以濕與熱判別太陰病，大便硬判別陽明病；此則以能食與否，以別中風(裏熱)、中寒(裏寒)的二類證，實際亦是鑒別是陽明病，還是太陰病。

191.陽明病，若中寒者，不能食，小便不利，手足濈然汗出，此欲作固瘕，必大便初硬後溏。所以然者，以胃中冷，水穀不別故也。

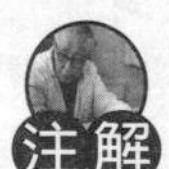
注解 此欲作固瘕，結實堅硬，謂爲固，忽聚忽散謂爲瘕。欲作固瘕者，即指大便初硬後溏的大便也。

陽明病若中寒者，不能食，已如上述，今由於小便不利，因致胃中有停飲，而爲不能食的中寒證。手足濈然汗出，爲大便已硬之候，但此欲作固瘕，必大便初硬後溏，其所以致此，即因爲小便不利，胃腸中有寒飲，不經行小便而下，所謂水穀不別故也。雖手足濈然汗出，大便當硬，但此欲作固瘕，必大便初硬後溏。所以然者，以胃中冷，水穀不別故也。

【按】此承上節，言小便不利，亦爲陽明病中寒的一因。手足濈然汗出，大便當硬，因水穀不別，故初頭硬後必溏。

192.陽明病，初欲食，小便反不利，大便自調，其人骨節疼，翕翕如有熱狀，奄然發狂，濈然汗出而解者，此水不勝穀氣，與汗共並，脈緊則癒。

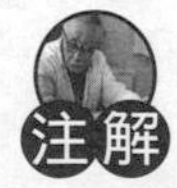
注解 陽明病初現即欲食，則胃中熱無飲可知，依法小便當利、大便當硬，今小便反不利，大便反自調，其人骨節疼，翕

翕如有熱狀，乃表還未解之征。由此可見，此為水停不行表不得解的太陽病。此欲食，為胃氣自振與邪相搏形象，非眞陽明中風證也。奄然發狂，即忽然發狂，亦病欲自解的瞑眩狀態。因是則濈然汗出而病乃自解。此水不勝穀氣與汗共並，為著者的注語，謂停水終不勝穀氣，只得與汗共並而去。脈緊則癒者，指脈浮緊無汗的太陽病，亦因飲去汗出而癒。

【按】停水能使胃虛衰，而胃氣振興亦能逐停水。此治病所以必須顧慮胃氣為首要。本條所述，原是停水於裏的表不解證，由於機體自衛的良能作用，終至胃氣一振，遂使水除於裏，汗解於外，雖能食形似陽明中風證，而實非陽明中風證。陽明病以下為法，出此正戒以不得妄攻傷胃。

193.陽明病欲解時，從申至戌上。

194.陽明病，不能食，攻其熱必噦。所以然者，胃中虛冷故也。以其人本虛，攻其熱必噦。

注解 陽明病，不能食為中寒，若誤以苦寒藥攻除其熱，則必噦，所以然者，因其人胃本虛有寒飲，若再攻其熱則更使虛，故未有不噦者。

【按】此述胃虛停飲不能食的陽明中寒證，切不可妄施攻下。

解讀 陽明和太陰皆為裏證，但有時寒熱虛實難分，故仲景書中常有條文冒之以陽明病，實是太陰病，以下諸條亦如是，提示陽明病與太陰病要仔細的鑒別。

195.陽明病，脈遲，食難用飽，飽則微煩、頭眩，必小便難，此欲作穀疸。雖下之，腹滿如故，所以然者，脈遲故也。

注解 脈遲主寒，陽明病脈遲，則為胃虛有寒，消化不良，故食難用飽，飽則停食不消，故微煩。胃虛則水自下上，故頭眩；水上而不下，故小便難；停食停水，瘀積蘊熱，則久必發黃，故謂此欲作穀疸。穀疸腹滿本可議下，今雖下之，腹滿如故，所以然者，因為脈遲，中虛有寒，不可下也。

【按】此述胃虛消化不良的黃疸證，由食難用飽，飽則微煩觀之，亦陽明中寒之屬，故不可下。

196.陽明病，法多汗，反無汗，其身如蟲行皮中狀者，此以久虛故也。

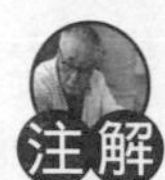

陽明病，依法當多汗，而今反無汗，只覺其身如蟲行皮中狀者，此以胃氣久虛於裏，而精氣不充於外故也。

197.陽明病，反無汗，而小便利，二三日嘔而咳、手足厥者，必苦頭痛；若不咳不嘔，手足不厥者，頭不痛。

注解 陽明病，法多汗，而今小便利，則津液亡於下，故反無汗。若二三日仍嘔而咳，則柴胡證還未罷。小便利既亡津液於下，上焦不通，又阻津液於上，不布於四末，則手足厥。熱充於上，故必苦頭痛。若二三日已不咳不嘔，則柴胡證罷，上焦得通，津液得下，不但手足不厥，則頭亦必不痛。

【按】此述少陽轉屬陽明，即前之所謂少陽陽明者。由於小便利，津液內竭，故雖並于陽明而無汗。若柴胡證未罷，上焦不通又阻津液於上不布於四旁，故手足必厥。嘔、咳、頭痛爲柴胡證也。

198.陽明病，但頭眩，不惡寒，故能食而咳，其人咽必痛；若不咳者，咽不痛。

注解 頭眩與目眩同，爲少陽證。已轉陽明，故不惡寒，言外亦無往來寒熱，而但惡熱也。胃中有熱故能食，二陽合熱上逆於肺則咳。少陽病本咽乾，熱盛上亢，故咽必痛。若不咳者，熱不上亢，故咽亦不痛。

【按】此亦少陽陽明的併病，此證多見，以小柴胡湯加生石膏、桔梗治之，有捷效。

199.陽明病，無汗、小便不利、心中懊惱者，身必發黃。

陽明病，無汗，則熱不得越於外；小便不利，則水不得泄於下。濕瘀熱鬱，故心中懊憹，身必發黃也。

【按】黃疸大多屬於肝膽疾患，中醫謂爲瘀熱在裏，看似無理，其實不然。因爲中醫所指是證，而不是病，即是說凡發黃，均屬濕熱在裏的一種證，肝病也好，膽病也好，只要發黃就依治濕熱在裏的方法治之，均可治癒。前謂太陰者，身當發黃。此又謂陽明病亦發黃，其故何在呢？這也是辨證，如上所述，黃疸爲濕熱在裏的一種證，假如濕多於熱，則熱隨濕化，將發作嘔不欲食、腹滿、下利的太陰病徵，這就屬於太陰病的黃疸證，亦簡稱之爲陰黃。又如熱多於濕，則濕隨熱化，將發作心中懊憹、大便難的陽明病徵，這就屬陽明病的黃疸證，亦簡稱之爲陽黃，本條所述，即是後者。

200.陽明病，被火，額上微汗出，而小便不利者，必發黃。

注解 陽明病本多熱，其無汗，乃胃虛氣鬱使然，若醫不詳查妄用火攻，激動水氣逆於上，則額上微汗出，而不行於下，則小便反不利，因致濕熱瘀於裏，故必發黃。

【按】此承上條，言陽明病，無汗或少汗而小便再不利者，則必發黃。不過本條所述，是由於被火而致小便不利者。

201.陽明病，脈浮而緊者，必潮熱，發作有時；但浮者，必盜汗出。

注解 脈浮而緊，爲太陽傷寒無汗的表實脈，陽明病見此脈，爲傷寒將轉屬陽明，還未至濈然微汗出可知，即有潮熱，亦必發作有時。若脈不緊而但浮而者，雖表未罷，但津液已有耗損，故必盜汗出。

【按】此就脈診以說明太陽轉屬陽明的進程。病初傳發潮熱，但脈浮緊爲表還實，雖潮熱亦必發作有時，而且必無汗。若脈但浮而不實，爲津耗表虛，雖表未解，未至濈然汗出，但必時有盜汗。

解讀 由本條的“但浮者，必盜汗出，”可知，經方的盜汗不是岐黃之說的陰虛盜汗，而是太陽陽明合病。小兒發熱常見此證，反復多日發熱，而睡著後盜汗出，多爲太陽陽明合病，適方證兩解則癒。

202.陽明病，口燥，但欲漱水，不欲嚥者，此必衄。

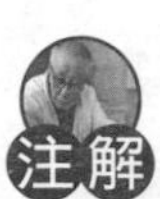

陽明病，裏有熱則口乾燥，若胃中不和必欲飲。今口燥，但欲漱而不欲嚥者，爲熱在血分，故必衄也。

【按】此述渴欲飲水，與但欲漱水不欲嚥者，爲熱在胃或在血分的鑒別法。血爲熱逼，必致衄。

203.陽明病，本自汗出，醫更重發汗，病已差，尚微煩不了了者，此必大便硬故也。以亡津液，胃中乾燥，故令大便硬。當問其小便日幾行，若本小便日三四行，今日再行，故知大便不久出。今為小便數少，以津液當還入胃中，故知不久必大便也。

注解

陽明病，本自汗出，即指太陽中風轉屬陽明者，雖表未解，亦宜桂枝湯微汗解之，而醫竟用麻黃湯重發其汗，還幸病已差，而其人尚微煩不了了者，此必大便硬不通的關係，不外於發汗過多，亡津液，胃中水分被奪而乾燥，故使大便硬。當問其小便日幾次行，若本小便日三四行，而今日再行，即可知不久大便當自調，因爲小便次數見減少，則胃中津液自然恢復，故知不久必大便也。

【按】大便硬不通，有由於一時的津液亡失而致者，此與熱結成硬者不同，即所謂十日不大便，亦無所苦者是也，待其津液復必自癒。

204.傷寒嘔多，雖有陽明證，不可攻之。

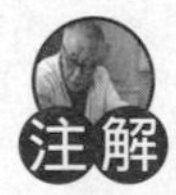

傷寒嘔多，則已轉屬少陽病，雖有陽明證，亦不外二陽併病，而不可下之以攻裏。

205.陽明病，心下硬滿者，不可攻之。攻之利遂不止者，死，利止者，癒。

注解

心下硬滿，爲胃氣虛，陽明病而心下硬滿者，愼不可以胃家實以承氣湯攻下，若誤攻之，利遂不止者，必死；如幸利止，還可治癒。

【按】心下硬滿與心下痞硬同，乃胃大虛之候，爲人參的主治證，試看方中以人參爲主藥者，大多有心下痞硬證可徵。

206.陽明病，面合赤色，不可攻之，攻之必發熱、色黃、小便不利也。

注解 面合赤色，爲陽氣怫鬱在表，即有陽明證，亦須小發汗先解其外，而不可攻其裏，若誤攻之，則邪均陷於裏，故必發熱。若小便不利，則更必發黃。

【按】面色赤爲陰陽表裏俱有證，若陽氣怫鬱在表，以小發汗法解之；若黃連、梔子等苦寒解熱劑，多宜於顏面潮紅者；胃中有熱上蒸其面亦色赤；但大實證面色赤者反少。若陰證而反色赤多屬惡候，即所謂浮陽戴面者是，本條當指陽氣怫鬱在表證，此所謂陽明病，自亦是太陽陽明的併病。

陽明病(裏陽證)篇前28條小結

以上共二十八條，概要地闡述有關陽明病各方面的問題，可作陽明病的總論讀。其中重要者可有以下幾點：

一、陽明病，即是裏陽證，熱實於裏，則必有胃家實的腹證出現，但熱而不實，當亦有身熱、汗自出、不惡寒、反惡熱的外證反映。腹證和外證，均屬陽明病的特徵，凡病見此特徵之一者，即可確斷為陽明病，便不會錯誤的。

二、由於太陽病不解，傳裏而發陽明病者，謂為太陽陽明；若由少陽病傳裏而發陽明病者，謂為少陽陽明。另外還有所謂正陽陽明，即專就胃家實的為證而言。

三、陽明病不經太陽病或少陽病的傳變，而亦有直接發作陽明病者，謂為直中證，太陽篇所出的溫病，即屬直中的一類。

四、陽明病，以能食和不能食，又分中風與中寒的二類。

五、陽明病，為熱在裏，若無汗或少出汗，而小便又不利者，則熱鬱濕瘀，必發黃疸。

六、陽明病，胃家實，以下為法，但有些證候不可下者，不可不知。所述為例繁多，必須逐一默記，對於治療甚關重要。

207.陽明病，不吐，不下，心煩者，可與調胃承氣湯。

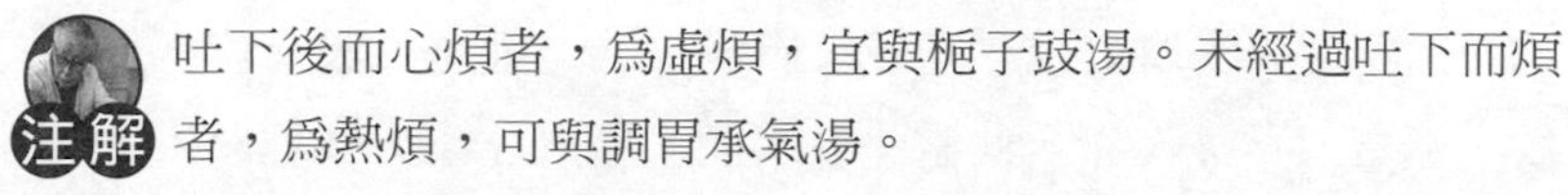
注解 吐下後而心煩者，爲虛煩，宜與梔子豉湯。未經過吐下而煩者，爲熱煩，可與調胃承氣湯。

208.陽明病，脈遲，雖汗出不惡寒者，其身必重、短氣、腹滿而喘。有潮熱者，此外欲解，可攻裏也。手足濈然汗出者，此大便已硬也，大承氣湯主之；若汗多，微發熱惡寒者，外未解也；其熱不潮，未可與承氣湯；若腹大滿不通者，可與小承氣湯，微和胃氣，勿令至大泄下。

注解 潮熱，即蒸蒸發熱，言其熱如潮，勢甚洶湧的意思；身重，爲濕郁於體表的證候；短氣，心下有微飲則短氣；腹滿而喘，腹滿以至上壓胸膈，阻礙呼吸故喘。爲便於理解，本條可分四段解如下：

遲爲不及脈，常主寒主虛，今陽明病脈遲，雖汗出不惡寒，陽明病的外證已顯，但其人仍必有身重、短氣、腹滿而喘等表裏虛實交錯互見的證候，當然還不可議下。

若汗出不惡寒，並有潮熱者，則脈遲當是裏實氣血受阻的關係，乃可肯定爲外欲解可攻裏也。若手足亦不斷汗出，更屬大便成硬的確候，則宜大承氣湯主之。

若汗出雖多，而只微發熱，並還惡寒者，脈遲亦表虛之應，爲外未解也，可與桂枝湯以先解外，自在言外。

雖發熱不惡寒，但其熱不潮，則裏還未實也，不可與承氣湯以攻之，即便腹大滿(即指上之腹滿而喘)而大便不通者，亦只可少與小承氣湯，微和其胃氣，而不可使之大泄下。

【按】水火不相容，熱盛於裏，勢必迫使津液外越。陽明病法多汗者，即由於此。表有濕鬱則身重，裏有微飲則短氣，此熱未至極，裏還不實甚明，雖腹滿而喘，亦正是表裏虛實交錯互見徵象，此時何得妄攻？

由於脈遲屬不及，一般主寒主虛，但裏實極者，則氣血受阻而脈亦遲，所以陽明病脈遲，首宜當心其虛。雖汗出不惡寒者，即含有不可攻的否定語氣。其身必重、短氣、腹滿而喘，即是所設想的不可妄攻的證候，下之大承氣湯證，此當除外甚明。歷來注家大多連讀下去，而把身重等亦說成大承氣湯的適應證，此實錯了。試觀書中有關身重的條文很多，而無一可下者，尤其後之219、221二條所述與此頗相似，但均禁下，更屬可證。古文詞意曲折，不易理解，故不避詞費細釋如上，以供參考。

解讀 對本條注解，充沛體現胡希恕先生對每一條文，皆前後對照、互相聯繫研究，即他所宣導的"始終理會"的研究方法，這樣可以正確理解每一條文。

【大承氣湯方】

大黃(酒洗)四兩，厚朴(炙，去皮)半斤，枳實(炙)五枚，芒硝三合。

上四味，以水一斗，先煮二物，取五升，去滓，內大黃，更煮取二升，去滓，內芒硝，更上微火一兩沸，分溫再服。得下，餘勿服。

【方解】大黃、芒硝攻堅下熱，厚朴、枳實消脹除滿，故治熱實於裏而脹滿不通者。

【小承氣湯方】

大黃(酒洗)四兩，厚朴(炙，去皮)去皮二兩，枳實(大者，炙)三枚。

上三味，切，以水四升，煮取一升二合，去滓，分溫二服。初服當更衣，不爾盡飲之；若更衣者，勿服之。

【方解】此於大承氣湯去軟堅下熱的芒硝，又減行氣消脹的枳實、厚朴用量，雖亦屬裏實的下劑，但較大承氣湯則遠有不及，尤其下熱，更較不足，故名爲小承氣湯。

209.陽明病，潮熱，大便微硬者，可與大承氣湯；不硬者，不可與之。若不大便六七日，恐有燥屎，欲知之法，少與小承氣湯，湯入腹中轉失氣者，此有燥屎也，乃可攻之；若不轉失氣者，此但初頭硬，後必溏，不可攻之，攻之必脹滿不能食也。欲飲水者，與水則噦；其後發熱者，必大便復硬而少也，以小承氣湯和之，不轉失氣者，慎不可攻也。

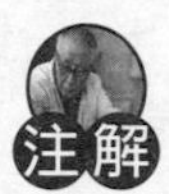

燥屎，即硬便。轉失氣，即俗所謂放屁。

陽明病，發潮熱，已屬裏實可下之候，若更知其大便微硬者，即可與大承氣湯攻之；但大便不硬者，則不可與之。假設不大便已六七日，欲知其有無燥屎，可先少與小承氣湯，若大便成硬，斷非此藥所能下，服後亦只能使之轉失氣而已，以是可知大便已成硬，則可與大承氣湯攻之；若屎未成硬，服小承氣湯必下初硬後溏的大便，則不轉失氣，當然不可再與大承氣湯。如不經試服小承氣湯，而誤與大承氣湯於此證，勢必大傷中氣，以至虛脹虛滿而不能食。欲飲水者，亦必因胃中虛不受而噦。

試服小承氣湯，既下先乾後溏的大便，裏已不實，潮熱當解。若其後又發潮熱，此必大便復硬而少也，仍宜以小承氣湯和其胃。當然服小承氣湯後，只轉失氣而大便不通者，則宜與大承氣湯以攻之，但不轉失氣，愼不可與大承氣湯攻之也。

【按】陽明病發潮熱，在原則上爲表解裏實之候，是可以議下的，但以何藥下之，還必須進一步細辨方藥的適應證。大承氣湯爲攻下峻劑，尤其不可輕試。有潮熱同時大便硬者，即可與大承氣湯。如前條的手足濈然汗出，即大便成硬的一候，而本條所述，是沒有明確大便硬的爲候，因出小承氣湯試之一法。但六七日不大便，爲恐其大便硬，因出小承氣湯試之的一法。不過潮熱而大便先幹後溏者，爲小承氣湯證，若施於大便硬的大承氣湯證，只能使之轉失氣，當然無效，但亦無害，而後再與大承氣湯，乃最妥當不過，故於大小承氣湯疑似之證，先與小承氣湯，亦可視爲定法，雖謂試之，實即治之，不可不知也。

210.夫實則譫語，虛則鄭聲。鄭聲者，重語也。直視譫語，喘滿者死，下利者亦死。

注解 熱實於裏達到一定高度時，勢必波及頭腦而發譫語。若精氣虛竭，而必進爲鄭聲。鄭聲即細音重語，與譫語之狂言難道者不同。譫語原非死候，但如津液耗衰殆盡，以至不能榮養目系而發直視。若更喘滿或下利，均屬虛現象，故主死。

【按】陽明病，不怕熱實，而怕津虛。實則下之即治，若病既實而正反虛，攻補兩難，故死。

211.發汗多，若重發汗者，亡其陽，譫語脈短者死；脈自和者不死。

注解 病在表當發汗，但發汗以微似汗出者佳，若發汗多，病除，再以爲汗出不徹而更發其汗，必使津液大量亡失，因致胃中燥而發譫語。脈短爲血不足之應，裏雖實，而血虛者不可下，故死。脈自和爲精氣未衰，雖燥實在裏，下之可治，故不死。

【按】裏熱表實不汗出而煩躁的太陽病，若不知配伍石膏的大青龍湯法，以兩解表裏，只一味發汗，徒亡津液而病必不解。若更認爲汗出不徹而復發其汗，則必致津枯熱實之禍，即所謂“陽盛陰虛者，汗之則死者”是也。蓋熱盛者，津液爲虛，虛其津液者，熱因益盛，終至脈短不治，皆醫者引至於死地。仲景此論，正爲不知愛惜津液者言。

212.傷寒若吐、若下後不解，不大便五六日，上至十餘日，日晡所發潮熱，不惡寒，獨語如見鬼狀；若劇者，發則不識人，循衣摸床，惕而不安，微喘直視，脈弦者生，濇者死；微者，但發熱譫語者，大承氣湯主之。若一服利，則止後服。

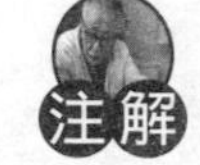
獨語如見鬼狀，謂無人相對而自語，如見鬼似的自作問答，即譫語之謂；循衣摸床，即摸索衣邊床沿喪失意識的動作；惕而不安，即恐懼而煩躁不安。

太陽傷寒，本當發汗，若吐、若下皆屬誤治，邪熱深陷於裏，故病不解。不大便已五六日，上至十余日，於日晡所發潮熱，不惡寒，獨語如見鬼狀，則表證已罷，陽明裏實的爲候已具備了。

上證之劇甚者，更必神識不清，不辨素識之人，循衣摸床惕而不安，微喘直視，此皆病實正虛險惡至極徵象。脈弦爲氣血尚充，還可急下以求生；脈澀爲氣血已衰，已不可再下，故死。

若上證之輕微者，而只發潮熱和獨語如見鬼狀之譫語者，則以大承氣湯主之。若一服得快下，則止後服。

【按】以上二條，均承前條，說明陽明病熱實津竭的死證，而均由於表證的誤治所致，冤哉。

213.陽明病，其人多汗，以津液外出，胃中燥，大便必硬，硬則譫語，小承氣湯主之，若一服譫語止者，更莫復服。

注解 陽明病，以法當多汗，今謂其人多汗者，指其人平時即多汗，今患陽明病，則較一般人更多汗的意思。以是則津液大量外出，故不待熱實有潮熱的爲候，即胃中燥，大便硬而譫語，因只以小承氣湯主之。若一服譫語止，更莫復服。

【按】此以汗出多，因使大便硬發譫語，還未至熱實的自結，因亦無潮熱，故主以小承氣湯和其胃以止譫語。此以津液亡失爲病根，屎雖硬亦不可與大承氣湯，譫語止，即小承氣湯亦不得再服，慮其更亡津液也。

此論下法，不得只著眼於大便硬，應細審致硬之因，多汗、熱實大有分寸，其關鍵在於有無潮熱一證。

214.陽明病，譫語、發潮熱、脈滑而疾者，小承氣湯主之。因與承氣湯一升，腹中轉失氣者，更服一升；若不轉失氣者，勿更與之。明日又不大便，脈反微濇者，裏虛也，為難治，不可更與承氣湯也。

注解 陽明病，譫語、發潮熱，可攻的爲候雖備，但脈滑而急，爲有熱無實之診，故以小承氣湯主之，因先試與一升，服後腹中轉矢氣而不利下者，則再與服一升；若服後不轉失氣而即利下者，即勿更與之。假設明日又不大便，而脈微濇者，乃氣血俱不足，爲裏虛之候，病實正虛，故爲難治，愼不可更與承氣湯也。

【按】滑脈雖主實熱，但實熱而至結硬的高度，氣血受阻，脈常不滑，故小結胸湯證脈滑，而大結胸湯證則脈不滑。熱結于裏的白虎湯證脈滑，但大便硬的大承氣湯證則脈不滑。疾爲數之甚，數疾之脈雖主熱，但亦主虛，尤其滑疾同時出現，脈來既滑利又數急，中無所阻甚明，謂爲裏熱則可，若裏實以至大便成硬的高度，則不當有此脈應。陽明病，譫語、發潮熱，本屬大承氣湯可攻之證，只因脈滑而疾，熱實中隱伏有虛候可慮，但爲證當下，雖云小承氣湯主之，實乃舍重就輕，

愼而又愼，爲防實去虛脫之變。全文精神，統由因之一字傳出，經過深思熟慮，因而才與小承氣湯一升，更服、勿再與之、脈反微濇，在因與承氣湯時使步步都有成算，並非冒然一試，當初診察脈證，便即知爲難治，但如未至大虛，遂與小承氣湯和胃救津，亦可緩緩治癒，故謂小承氣湯主之。假如先服一升後，腹中不轉失氣而即利下，明日又不大便，脈反微濇，原來所慮裏虛眞面目，乃暴露出來，終成爲不可更與承氣湯的難治證。

解讀 以上可能是胡希恕先生對本條的最終解讀，以前認爲本條有錯簡，而本次認爲有道理，主要著眼點是脈滑而疾。這一解說，與第209條、第215條注解精神一貫，即大承氣湯證或大承氣湯疑似證可與小承氣湯治之。讀者宜細研之。

胡希恕先生對本條的注解，以前的筆記多謂："譫語、發潮熱，爲有燥屎，脈滑而疾，爲有宿食，均宜大承氣湯下之，書中有明文，而謂小承氣湯主之，可疑，尤其因與承氣湯一升以下爲文，更令人不可理解，其中必有錯簡，不釋"。胡老所指書中有明文，即《傷寒論》第215條："陽明病，譫語，有潮熱，反不能食者，胃中必有燥屎五六枚也，若能食者但硬耳，宜大承氣湯下之。"和第256條："陽明少陽合病，必下利……脈滑而數者，有宿食也，當下之，宜大承氣湯。"及《金匱要略•腹滿寒疝宿食病》第22條："脈數而滑者，實也，此有宿食，下之癒，宜大承氣湯。"

215.陽明病，譫語有潮熱，反不能食者，胃中必有燥屎五六枚也；若能食者，但硬耳，宜大承氣湯下之。

注解 譫語有潮熱，爲熱實於裏，大便成硬的爲候。裏熱當能食，今反不能食者，爲胃中必有乾燥的宿食不消關係。若其人能食，則胃中無積食，但亦必大便硬無疑。故無論能食與否，均宜大承氣湯主之。

【按】譫語有潮熱，爲熱實於裏大便成硬的一候，燥結上及於胃則不能食，尚未及於胃則能食，但潮熱而大便微硬者，即大承氣湯的適應證，上條以小承氣湯治同證，只以脈滑而疾，與實結於裏大有矛盾，深恐隱伏津耗爲虛，乃迫不得已的權宜手段，前後對照更易明瞭。

216.陽明病，下血譫語者，此為熱入血室，但頭汗出者，刺期門，隨其實而瀉之，濈然汗出則癒。

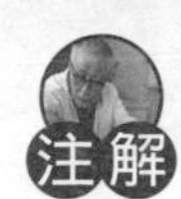

陽明病下血，爲熱入血室所致，熱隨血以上犯，故但頭汗出而譫語，宜刺期門，隨熱之實處而瀉之，當濈然汗出而癒。

【按】古人所謂血室，正當膀胱部位，爲經血集匯之處，故又名之爲血海。考之近代解剖生理學，亦謂骨盆內器官的靜脈大而且多，在陰道壁與陰道下端及直腸尤多，組成靜脈網，此處受傷，則出血甚多，與古人所指爲血室處頗相合，熱邪陷入此處，最易影響臨近器官發炎出血，熱隨血上犯頭腦,必發譫語，此和婦人熱入血室證、譫語如見鬼狀者同一道理，故亦刺期門。

217.汗出譫語者，以有燥屎在胃中，此為風也。須下者，過經乃可下之；下之若早，語言必亂，以表虛裏實故也。下之癒，宜大承氣湯。

注解

汗出則津液外出，胃中燥，便必結以至其人譫語者，爲裏已有燥屎的關係。此爲風也，謂此本太陽中風而轉屬陽明者，以示與其人多汗而致大便硬、譫語者不同(前213條可互參)，此證已須下之，但必須太陽證罷，乃可下之。下之若早，則使外邪全陷於裏，更必熱盛神昏加甚其語言錯亂。表虛裏實者，即是說表邪內陷，則表已虛，邪併於裏，則裏益實也，但下之則癒，宜大承氣湯。

【按】此和213條所述證候頗相似，而所以前與小承氣湯而此與大承氣湯者，主要是此爲太陽中風轉屬陽明病，表未罷即續自汗出而譫語，其燥結之速可見。未發潮熱，亦表未解的關係，故一俟表解，即須下之，以其病勢進行太速故也。前者只以其人多汗，表證早不存在，以無潮熱，屎雖硬而熱不甚，因只宜小承氣湯和之足矣。所以辨證必須入細，粗枝大葉，未有不出錯者。

218.傷寒四五日，脈沉而喘滿，沉為在裏，而反發其汗，津液越出，

大便為難，表虛裏實，久則譫語。

注解 傷寒四五日，病已傳裏轉屬陽明，故脈沉而喘滿。脈沉爲病在裏，喘滿爲熱上迫胸膈的結果。醫不詳查，誤以喘滿爲表不解的麻黃湯證，而復發其汗，因使津液越出於外，水分被奪於裏，故大便難通。表因汗出而虛，裏因燥結遂實，久則大便成硬，必發譫語。

【按】喘滿爲麻黃湯和承氣湯的共有證，但麻黃湯證以喘爲主而脈必浮；承氣湯證，以滿爲主而脈必沉。上條爲太陽中風轉屬陽明，由於汗出因致大便硬而譫語；本條爲太陽傷寒轉屬陽明，由於誤汗因致大便難，久必譫語，均是由於津液外出加快燥結的進展，本條未出方，讀者試探討之。

219.三陽合病，腹滿、身重、難以轉側、口不仁、面垢、譫語、遺尿。發汗則譫語；下之則額上汗出、手足逆冷；若自汗出者，白虎湯主之。

注解 太陽、陽明、少陽同時發病者，謂爲三陽合病。腹滿爲陽明證；身重爲濕郁於表，不過裏熱迫津液於外亦可使濕郁於表，身重難以轉側可視爲太陽陽明共有證；陽明證口燥渴，少陽病咽乾，今合爲不知味覺的口不仁。三陽合熱，故面不澤而色垢，上犯頭腦則譫語，下迫膀胱則遺尿。統觀全證，爲盛熱遍及表裏上下，因謂爲三陽合病。裏熱者不可汗，若誤發其汗則譫語當更甚；裏雖熱但不實，尤其有濕，故不可下之，若誤下則虛其裏，則額上生汗，手足逆冷；若未經汗下，而自汗出者，白虎湯主之。

【按】此雖謂三陽合病，其實不外濕熱之屬，故以汗、下爲戒。此所謂腹滿亦只腹皮膨滿，較承氣湯證的硬滿者不同，即按之亦必無抵抗和壓痛也。

冒以三陽合病，正示表、裏、半表半裏無處不熱，煎蒸自汗，津液欲竭，故必須白虎湯的寒涼，清肅其上下表裏，熱除津潤，則三焦通暢，表裏自和矣。

220.二陽併病，太陽證罷，但發潮熱，手足漐漐汗出，大便難而譫語者，下之則癒，宜大承氣湯。

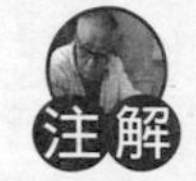

太陽與陽明併病，若太陽證罷，但見其人發潮熱、手足漐漐汗出，大便難而譫語，更是大便成硬的確征，宜以大承氣湯下之即癒。

221.陽明病，脈浮而緊、咽燥口苦、腹滿而喘、發熱汗出、不惡寒、反惡熱、身重。若發汗則躁、心憒憒反譫語；若加溫針，必怵惕煩躁不得眠；若下之，則胃中空虛，客氣動膈，心中懊憹，舌上胎者，梔子豉湯主之。

心憒憒，謂心亂、昏憒。怵惕，為驚恐不安狀。

脈浮而緊，為太陽傷寒脈；咽燥口苦為少陽證；腹滿而喘，不惡寒反惡熱，為陽明證；身重為太陽陽明共有證，可見此為三陽併病，但太陽病、少陽病將欲罷，而陽明病的外證已備，但胃家還未實的為候，宜以白虎湯主之，不可發汗、溫針或下也。

若誤發其汗，必致表虛裏實，則必躁煩、心憒憒、反譫語；若誤施溫針，則以火助熱，其人必怵惕煩躁不得眠；若誤下之，裏雖熱而不實，下則使胃中空虛，客熱邪氣必乘虛而動膈，因而為心中懊憹的虛煩證；舌上有苔，亦虛熱為候，宜以梔子豉湯主之。

【按】此承上之三陽合病，而又出三陽併病，均就白虎湯證立論，發汗、溫針以及下之，均屬誤治。前二者誤治後的變證未出方，但均見於前，讀者試自擬之，後者雖亦見前，因本條注重在誤下，故出方。

222.若渴欲飲水，口乾舌燥者，白虎加人參湯主之。

注解 此與下條均承上條誤下之後，其人渴欲飲水，口乾舌燥，則以白虎加人參湯主之。

【按】白虎湯證誤下亡津液，而變為白虎加人參湯證，加人參即為補中以滋津液而止渴，此可於白虎湯和白虎加人參湯諸條對照一下，即可看出有無人參為治之異。

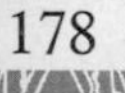

223.若脈浮發熱、渴欲飲水、小便不利者，豬苓湯主之。

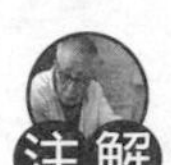

若誤下後，脈浮發熱、渴欲飲水而小便不利者，以誤下因致蓄水不化之變，此宜豬苓湯主之。

【按】此和上條均承前條“若下之”句，連續寫來，與梔子豉湯證併例爲三。細按前後語意確屬一貫，《金鑒》合爲一節，可從。又豬苓湯證與五苓散證大致同，可互參，故不詳釋。不過豬苓湯爲寒性利尿劑，故宜於熱證，不宜於寒證，不可不知。

【豬苓湯方】

豬苓(去皮)、茯苓、澤瀉、阿膠、滑石(碎)各一兩

上五味，以水四升，先煮四味，取二升，去滓，内阿膠烊消，溫服七合，日三服。

【方解】四味均屬甘寒利尿藥，豬苓尤善止渴，阿膠止血潤燥，故此治小便不利、或淋瀝、或出血而渴欲飲水者。

豬苓湯方證當屬陽明證。

224.陽明病，汗出多而渴者，不可與豬苓湯，以汗多胃中燥，豬苓湯復利其小便故也。

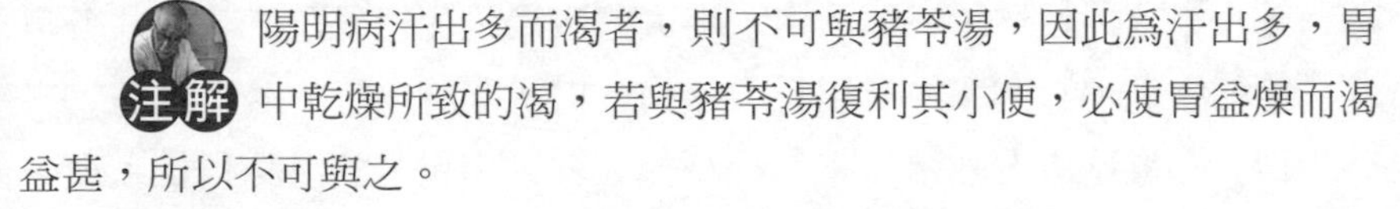

陽明病汗出多而渴者，則不可與豬苓湯，因此爲汗出多，胃中乾燥所致的渴，若與豬苓湯復利其小便，必使胃益燥而渴益甚，所以不可與之。

【按】陽明病由於汗出多，胃中燥而渴欲飲水者爲白虎加人參湯證，豬苓湯雖亦治渴，但治蓄水不化小便不利所致的渴，與本條述證正好相反，故不可與之。

225.脈浮而遲，表熱裏寒，下利清穀者，四逆湯主之。

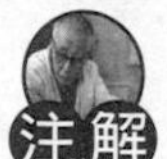

脈浮而遲，爲表熱裏寒之應。而下利清穀，裏虛且寒，雖有表熱，亦宜先救其裏，四逆湯主之。

【按】此爲於太陽病傳裏，而轉屬太陰病者，陽明與太陰同屬裏位，熱實陽證者，即爲陽明；虛寒陰證者，即爲太陰。對照寫來，以示鑒別，不要以陽明病亦有四逆湯證。

226.若胃中虛冷，不能食者，飲水則噦。

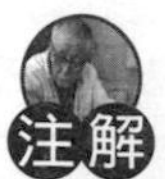
注解 若胃中虛冷，不能食者，即飲水亦必噦，因胃寒有飲，復得水寒故噦。

【按】此亦虛寒在裏的太陰病，皆屬胃腸中事，與經絡有何關係？

227.脈浮發熱、口乾、鼻燥、能食者，則衄。

注解 脈浮主表亦主熱，今發熱無惡寒，則熱不在表。口乾、鼻燥而能食，爲熱在裏，裏雖熱而未實，故脈應之浮；熱已使口乾、鼻燥，故久必衄。

【按】發熱、口鼻乾燥，爲白虎湯證，早治之或可不衄，遲則必衄，然亦宜白虎湯主之。

228.陽明病，下之，其外有熱、手足溫、不結胸、心中懊 、饑不能食、但頭汗出者，梔子豉湯主之。

注解 太陽病傳裏轉屬陽明病，太陽病未罷而下之，每致邪熱內陷而成結胸。今其外有熱，而手足溫，熱還未實於裏，故不結胸。但下後胃中空虛，客氣動膈，因致心中懊憹。邪熱壅上，故饑不能食，而但頭汗出也，宜梔子豉湯主之。

【按】心中懊憹、但頭汗出，爲大陷胸湯證和梔子豉湯證的共有證候。而梔子豉湯證的胸中窒和心中結痛，與大陷胸湯證的心下硬痛，亦略相似。但結胸者，熱結於裏，則身無大熱；而梔子豉湯證只是虛煩，而外有熱；而且陷胸湯證按之心下硬且痛，而梔子豉湯證，按之虛軟且不痛也，不難鑒別。本條主要爲示二方證的鑒別法，不結胸並非費詞，須知。

229.陽明病，發潮熱、大便溏、小便自可、胸脇滿不去者，與小柴胡湯。

注解 陽明病雖發潮熱，但大便不硬而反溏，而小便亦自調，則裏熱還未實甚明。胸脇滿不去者，柴胡證仍未罷也，故與小柴胡湯治之。

【按】此亦少陽陽明並病之屬，日人湯本求眞於其所著《皇漢醫

學》書中說“則本條爲說明治腸窒扶斯性之下痢作用，然以余之實驗，則本方不特限於此病，凡一般之急性、亞急性、慢性胃腸卡答兒，尤以小兒之疫痢、消化不良證等，最有奇效。若效力微弱時，宜加芍藥；有不消化之便、或粘液、粘血便時，宜加大黃；有口舌乾、發熱煩渴等證時，當更加石膏。蓋余根據本條及下條之嘔而發熱者，小柴胡湯主之，及黃芩湯、黃芩加半夏生薑湯、白虎湯諸條，潛心精思，綜合玩索而得之者也”。以上所述頗能發揮古方之用，有參考價值。但小女患中毒性痢疾，高燒４０℃，與大柴胡湯加石膏得速治。又曾以小柴胡湯加石膏，治噤口痢收奇效，並附此以供三考。

230.陽明病，脇下硬滿、不大便而嘔、舌上白胎者，可與小柴胡湯，上焦得通，津液得下，胃氣因和，身濈然汗出而解。

注解 陽明病，雖不大便，而舌上白苔，還未至燥結成硬可知，況脇下硬滿而嘔，乃柴胡湯證的確徵。此亦少陽初併於陽明，故可與小柴胡湯，清上焦的熱結，胸脇通暢，津液得下，胃氣因和，大便自調，裏和氣運，身當濈然汗出而癒。

【按】以上二條，均屬少陽陽明併病，少陽病，不可吐下，柴胡證在者，故仍宜與柴胡湯，此亦定法。

231、232.陽明中風，脈弦浮大，而短氣，腹都滿，脇下及心痛，久按之氣不通，鼻乾，不得汗，嗜臥，一身面目悉黃，小便難，有潮熱，時時噦，耳前後腫，刺之小差，外不解。病過十日，脈續浮者，與小柴胡湯；脈但浮無餘證者，與麻黃湯；若不尿、腹滿加噦者，不治。

注解 弦爲少陽脈，浮爲太陽脈，大爲陽明脈。腹都滿，即上下腹俱滿的意思，短氣而腹都滿，爲裏有水氣。脇下及心痛，指脇下和心下俱痛，爲少陽證。久按之氣不通，謂按其脇下和心下稍久，則覺呼吸困難的意思。鼻乾，屬陽明證。不得汗，即不得汗出，屬太陽證。嗜臥屬少陽證。一身面目悉黃、小便難，爲黃疸病。有潮熱，屬陽明證。時時噦、耳前後腫，屬少陽證。由以上的脈和證，可知此爲三陽合病而又併發黃疸證。刺之小差者，謂耳前後腫，經過針刺已稍減輕之意，但仍不得汗出而外不解。病過十日，而脈續浮者，則可與小柴胡湯；若脈但浮而無餘證者，則可與麻黃湯；至於黃疸，雖以利小便的方法治之，而終不得尿，腹內水氣不消，故腹滿有增無減，並加噦甚者，屬胃氣大衰，故稱不治。

【按】本條是述黃疸而現三陽合病的重證，治從少陽而用小柴胡湯，當可理解，但麻黃湯之用，實難理解，其中必有錯簡。實踐證明，黃疸型肝炎併發腹水者，預後多不良，謂爲不治，亦是經驗之談。

233.陽明病，自汗出，若發汗，小便自利者，此為津液內竭，雖硬不可攻之，當須自欲大便，宜蜜煎導而通之。若土瓜根及大豬膽汁，皆可為導。

注解 陽明病，本自汗出，即便微惡寒而表未解，亦宜桂枝湯微汗解之。若複以麻黃湯發其汗，則益使津液亡失。汗出多者，小便當少，今反自利，此爲津液自竭於內，而大便必乾，但此與熱極於裏的燥結不同，大便雖硬，亦不可攻之，當須使其自欲大便，宜蜜煎導而通之。餘如土瓜根和大豬膽汁，亦均可爲導。

【蜜煎導方】

蜜七合。

上一味，於銅器內，微火煎，當須凝如飴狀，攪之勿令焦著，欲可丸，並手撚作挺，令頭銳，大如指，長二寸許。當熱時急作，冷則硬。以內穀道中，以手急抱，欲大便時乃去之。疑非仲景意，已試甚良。

又大豬膽一枚，瀉汁，和少許法醋，以灌穀道內，如一食頃，當大便出宿食惡物，甚效。

又用土瓜根，削如指狀，蘸豬膽汁納入穀道中亦可用。

本方後未見胡老方解，土瓜根用法是其加入。

以蜜做栓劑，可潤滑大腸、肛門，用於非熱結，不可攻下的大便難者。

土瓜根，方未見。土瓜，《本經》又稱王瓜，土瓜根爲葫蘆科植物王瓜的根。味苦寒。《肘後備急方》記載："治大便不通，土瓜采根搗汁，筒吹入肛門中，取通"。亦藥物灌腸法，可試用。

234.陽明病，脈遲、汗出多、微惡寒者，表未解也，可發汗，宜桂枝湯。

陽明病，法多汗，今雖汗出多，但微惡寒，爲表還未解也。脈遲，亦汗多表虛之應，宜桂枝湯汗以解表。

235.陽明病，脈浮、無汗而喘者，發汗則癒，宜麻黃湯。

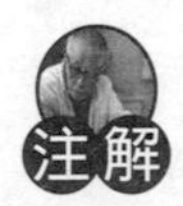

脈浮爲太陽脈，無汗而喘爲表實，此發汗則癒，宜麻黃湯。

【按】以上兩條均述太陽陽明的併病而表未解者，故須先解表，依證而選用適方。

236.陽明病，發熱汗出者，此為熱越，不能發黃也。但頭汗出、身無汗、劑頸而還、小便不利、渴引水漿者，此為瘀熱在裏，身必發黃，茵陳蒿湯主之。

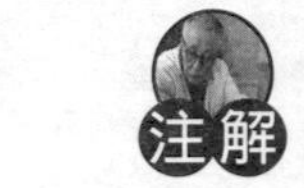

陽明病，若發熱汗出者，此爲熱隨汗越，則不能發黃。若只頭汗出，頸以下則身無汗，使熱不能越於外，小便復不利，其人又渴欲飲，則濕必留於裏，以是濕熱相瘀，身必發黃，宜茵陳蒿湯主之。

【按】此述陽黃的證治。

【茵陳蒿湯方】

茵陳蒿六兩，梔子(擘)十四枚，大黃(去皮)二兩。

上三味，以水一斗二升，先煮茵陳，減六升，內二味，煮取三升，去滓，分溫三服。小便當利，尿如皂莢汁狀，色正赤，一宿腹減，黃從小便去也。

【方解】茵陳蒿除濕熱，梔子解熱煩，二藥均有驅黃作用，伍以通便的大黃，故治黃疸、心煩腹滿、二便不利者。

237.陽明證，其人喜忘者，必有畜血。所以然者，本有久瘀血，故令喜忘。屎雖硬，大便反易，其色必黑者，宜抵當湯下之。

注解 陽明病，即指大便乾燥言。喜忘，即善忘，爲有久瘀血的徵候。熱結於裏，大便當硬，因有瘀血，故大便反易，而色亦必黑也，宜抵當湯下之。

【按】由本條可知，以水蛭、虻蟲所配伍的抵當湯，爲治比較陳固的瘀血證矣。

238.陽明病，下之，心中懊　而煩，胃中有燥屎者，可攻；腹微滿，初頭硬，後必溏，不可攻之；若有燥屎者，宜大承氣湯。

注解 陽明病，雖已下之，遺熱未除，故心中懊憹而煩。若裏有燥屎，腹當硬滿而拒按，則仍可攻之；若只微滿而不實，大便必初頭硬後溏，此乃虛煩的梔子豉湯證，則不可攻之。如確診其有燥屎者，即宜以大承氣湯攻之。

【按】大實大滿亦有燥屎的爲候，心中懊憹而煩，爲梔子豉湯和大承氣湯的共有證，腹微滿或大實滿爲其主要鑒別法，此腹診之所以必知。

239.病人不大便五六日，繞臍痛、煩躁、發作有時者，此有燥屎，故使不大便也。

注解 病人不大便五六日，腸中燥，大便硬，欲行則澀滯不前，故繞臍痛而煩躁。不行則痛與煩躁亦暫止，時休時作，故謂發作有時也，此爲有燥屎，故使五六日不大便也。

【按】繞臍痛、煩躁、發作有時，亦有燥屎的爲候，雖未出方，當宜以大承氣湯攻之。

240.病人煩熱，汗出則解，又如瘧狀，日晡所發熱者，屬陽明也；脈實者，宜下之；脈浮虛者，宜發汗。下之與大承氣湯；發汗宜桂枝湯。

注解 病人煩熱，汗出則解者，暗示不汗出而煩躁的大青龍湯證，經服大青龍湯後則汗出煩熱即解也。但又續如瘧狀，於日將暮則定時發熱，此已轉屬陽明病；如果診其脈實，宜與大承氣湯以下

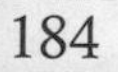

之；若脈不實而浮虛，則不關係陽明病，乃榮衛不調於外，則宜桂枝湯以發汗。

【按】時發熱汗出者，爲桂技湯證。但發熱於日晡所，與陽明病日晡所發熱者，很難區別，此時惟有辨之於脈，實則屬陽明，浮虛乃在外也。不過只日晡所發熱，即脈實又何至用大承氣湯猛攻？殊不知將發汗，即轉屬陽明，病勢猛劇，正在變化莫測之頃，緩恐惡證蜂起，當頭痛擊，此正其時，醫者不但要知常規，更須知機應變，可與後之急下諸條互參自明。

241.大下後，六七日不大便，煩不解，腹滿痛者，此有燥屎也。所以然者，本有宿食故也，宜大承氣湯。

注解　前用大承氣湯大下以後，今又六七日不大便，而煩躁亦始終未解，今腹滿且痛者，則有燥屎也。之所以大下後而又有燥屎者，因其人本有宿食，下而不盡的緣故，仍宜大承氣湯下之。

【按】此承前陽明病下之，心中懊憹而煩，胃中有燥屎者可攻條，而重申攻毒必盡之意。

242.病人小便不利，大便乍難乍易，時有微熱，喘冒不能臥者，有燥屎也，宜大承氣湯。

注解　小便不利，則大便應溏，今以裏熱盛實，邊流邊結反而乍難乍易。熱實於裏，外只時有微熱，喘冒不能臥，亦實熱壅上的爲候，故肯定此有燥屎也，宜大承氣湯攻之。

243.食穀欲嘔者，屬陽明也，吳茱萸湯主之。得湯反劇者，屬上焦也。

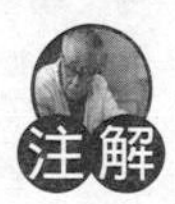

屬陽明，即屬於胃的意思，不是轉屬陽明病。

胃虛有寒飲，則食穀欲嘔，宜以茱萸湯主之。若服吳茱萸湯，嘔反增劇者，是把屬於上焦的欲嘔，而誤以本方治之也。

【按】得湯反劇者，屬上焦也，暗指嘔而不欲食的小柴胡湯證。本條主要爲示吳茱萸湯證和小柴胡湯證的鑒別法，但與陽明病毫無關係，不應出此，或叔和編次時，見有屬陽明也句，誤列於此亦未可知。

【吳茱萸湯方】

吳茱萸(洗)一升，人參三兩，生薑(切)六兩，大棗(擘)十二枚。

上四味，以水七升，煮取二升，去滓，溫服七合，日三服。

【方解】吳茱萸溫中下氣，佐以生薑尤能逐寒飲而止嘔逆。另以人參、大棗補胃之虛，故治胃虛有寒飲、心下痞硬、煩躁吐逆、或頭痛、或眩冒、或腹痛者。

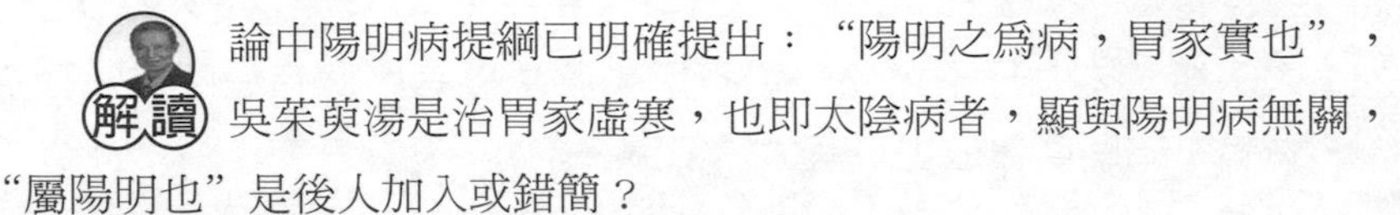

論中陽明病提綱已明確提出：“陽明之爲病，胃家實也”，吳茱萸湯是治胃家虛寒，也即太陰病者，顯與陽明病無關，“屬陽明也”是後人加入或錯簡？

244.太陽病，寸緩、關浮、尺弱、其人發熱汗出、復惡寒、不嘔、但心下痞者，此以醫下之也；如其不下者，病人不惡寒而渴者，此轉屬陽明也。小便數者，大便必硬，不更衣十日，無所苦也。渴欲飲水，少少與之，但以法救之。渴者，宜五苓散。

寸緩關浮、尺弱，疑非仲景語，其實即浮而緩弱的脈。

太陽病脈浮緩弱，爲中風脈。其人發熱、汗出、復惡寒，爲中風證。裏無飲、胃中無水，故不嘔，而所以心下痞者，當不外以醫誤下所致，言外先宜桂枝湯以解外，外解已，再以瀉心湯以攻痞。

如果不經誤下，其人已不惡寒而渴者，此已轉屬爲陽明病。既汗出，若復小便數者，則大便必硬，此由於津液內竭，與熱實燥結的大便成硬者不同，即不大便十日，亦必無滿痛之苦，言外不可與大承氣湯攻之。至於渴欲飲水，可依少少與飲之方法救之。若與之飲而渴不止者，當是水不化氣，宜與五苓散。

【按】小便數而致大便硬，何以還用五苓散以利小便？歷來注家多有爭論，甚則以爲條文有誤，此皆只知利尿藥能治小便不利，而不知其並治小便數也(書中亦常稱小便自利)。基於多年的經驗和研究，則小便頻數，大多由於有水毒的存在，機體欲自小便加速排出的反應，但以自然良能的有限，雖使小便數，而竟達不到預期的效果，此時與以利尿的適方，使水毒得到排出，則小便數亦自止，並由於小便數所導致的大便硬和渴，亦不治而自癒。前白朮附子湯條，亦以小便自利而致大便硬，乃去桂加朮以利尿，其治療手段前後同，可互參。

245.脈陽微，而汗出少者，為自和也。汗出多者，為太過。陽脈實，因發其汗，出多者，亦為太過。太過者，為陽絶於裏，亡津液，大便因硬也。

注解 浮爲沉之對，浮爲太過屬陽；沉爲不足屬陰。脈陽微，指脈浮按之微，即指太陽中風的浮弱脈。陽脈實，指脈浮按之不微而實，即太陽傷寒的浮緊脈。

太陽中風則自汗出，若汗出少者，津液無大傷損，故謂爲自和；若汗出多者，必致津液大量亡失，故謂爲太過。太陽傷寒當發汗，發汗宜取微似汗出者佳，若大發其汗，而使汗出多者，亦爲太過。無論自汗與發汗，若汗出太過，則津液亡失，其結果必使陽絕於裏，大便因而成硬也。

解讀 胡希恕先生明確指出，《傷寒論》中的陽氣、陽指津液，參46條。這裡要特別注意，“陽絕於裏”，爲津液絕於裏。張仲景多次提及無陽、亡陽，與《內經》的陽氣、陽熱的概念是不同的，前有論述，本條“太過者，爲陽絕於裏，亡津液”，已明確陽絕於裏爲亡津液，但一些注家仍說是指“陽氣極于裏”、“陽熱阻絕於裏”，解釋難圓其說。

246.脈浮而芤，浮為陽，芤為陰，浮芤相搏，胃氣生熱，其陽則絶。

注解 浮脈主熱，故謂爲陽；芤脈主津血虛，故謂爲陰。浮芤相搏者，即指熱和津液相互影響，必致熱者愈熱，虛者愈虛，其結果則必至胃氣生熱，而津液絕於裏。

【按】此論津液自虛，非因他故亡失所致，故專以脈論，津虛本可致熱，熱盛更使津虛，二者相搏，其結果必致胃氣生熱，陽絕於裏，其亦必大便硬，自在言外。

247.趺陽脈浮而濇，浮則胃氣強，濇則小便數，浮濇相搏，大便則硬，其脾為約，麻子仁丸主之。

注解 趺陽脈爲足陽明胃經的動脈，古人用以候胃。浮脈主熱，胃有熱則氣盛，故謂浮則胃氣強；濇主津虛，小便數則耗泄津液，故謂濇則小便數。浮濇相搏，亦必使陽絕於裏，大便則硬，古人謂脾爲胃運行津液，今胃中乾已無津液可運，則脾的功能亦受到制約，故謂其脾爲約，此宜麻子仁丸主之。

【按】以上共四條，爲脾約證作較詳細的闡明，雖所因各有不同，但津液絕於裏而致大便硬的結果是一致的。此與大承氣湯證熱實燥結者，大不一樣，若就大便難一證取治，最易弄錯，以是連續論述，或以證分，或以脈辨，處處示人以辨之之道，並名之爲脾約，出麻子仁丸的主治方，以示與大承氣湯的證治顯然有別。

【麻子仁丸方】

麻子仁二升，芍藥半斤，枳實(炙)半斤，大黃(去皮)一斤，厚朴(炙，去皮)一尺，杏仁(去皮尖，熬，別作脂)一升。

上六味，蜜和丸，如梧桐子大，飲服十丸，日三服，漸加，以知為度。

【方解】此於小承氣湯加潤燥的麻仁、芍藥、杏仁等藥，和蜜爲丸，安中緩下，使正不傷，習慣性或老人的便秘，以及虛人裏有積滯者宜之。

解讀 本方證當屬陽明病證。必須注意：這裡的"安中緩下，使正不傷，習慣性或老人便秘"，當屬陽明病證者。大便硬、習慣性便秘屬太陰者，當禁用麻子仁丸。

248.太陽病三日，發汗不解，蒸蒸發熱者，屬胃也，調胃承氣湯主之。

注解 太陽病三日，雖發汗而病不解，其人反蒸蒸發熱者，此熱發自於裏，故謂屬胃也，宜以調胃承氣湯主之。

【按】太陽病才三日，發汗不解，馬上即蒸蒸發熱，傳變可謂迅急。而不用大承氣湯者，以無大汗出和腹滿痛等證故也。

249.傷寒吐後，腹脹滿者，與調胃承氣湯。

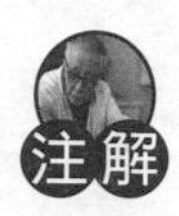

注解 吐後，胃氣不和，而腹脹滿者，宜與調胃承氣湯。

【按】吐後，胃氣不和而腹脹滿，不要誤爲大實滿，而與大承氣湯以攻之。吐後，胃常不和，與調胃承氣湯和其胃氣，乃常法。

250.太陽病，若吐、若下、若發汗後、微煩、小便數、大便因硬者，與小承氣湯和之癒。

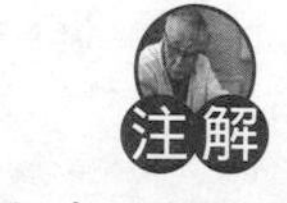

注解 太陽病，吐、下、發汗後，由於津液亡失，胃中乾不和，故微煩，若復小便數，益使胃腸枯燥，因使大便硬難通者，宜與小承氣湯和其胃氣即癒。

【按】此由於太陽病誤治而轉屬陽明病者，但裏熱不甚，故只微煩，雖使大便硬，不宜大承氣湯的猛攻。此雖有似脾約證，但脾約證，雖十日不大便無所苦，而此則只微煩，故不用麻子仁丸，而用小承氣湯。辨證必如此入細，用藥方能恰到好處。

251.得病二三日，脈弱，無太陽、柴胡證，煩躁，心下硬，至四五日，雖能食，以小承氣湯少少與微和之，令小安，至六日，與承氣湯一升；若不大便六七日，小便少者，雖不能食，但初頭硬後必溏，未定成硬，攻之必溏，須小便利，屎定硬，乃可攻之，宜大承氣湯。

注解 無太陽柴胡證，指無太陽表證和少陽柴胡湯證言。今既煩且躁，心下又硬，已四五日不大便，裏實顯然可見，但因脈弱應慮其虛，雖能食爲有熱，因只宜少少與小承氣湯微和其胃，稍安其煩躁，再行觀察。至六日還不大便，可增與小承氣湯一升；延至六七日仍不大便，雖不能食，爲裏當有燥屎，但若小便少者，大便亦必初頭硬後溏，屎未定成硬，攻之必溏瀉不止，必須待其小便利，屎定硬，乃可攻之，宜大承氣湯。

【按】本條的脈弱和前之脈遲，均屬不及的一類脈，陽明病見之，必須精心觀察，慎重用藥，尤其脈弱而伴心下硬，更當慮其虛，即有一二實候，亦不可妄試攻下。以小承氣湯少少與，微和之，令小安，至六日再與一升，用藥何等慎重，四五日，五六日，六七日，觀察何等周詳。治大病難，治疑病更難，病家急躁，醫者粗心，未有不敗事者。四五日至六日，雖無不大便的明文，然據不大便六七日一語，則四五日至五六日亦未大便自在言外，古文簡練，須細玩之。

252.傷寒六七日，目中不了了，睛不和，無表裏證，大便難，身微熱者，此為實也，急下之，宜大承氣湯。

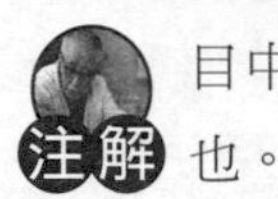

目中不了了者，謂視物不明也。睛不和者，謂眼球暗無光也。

傷寒六七日，其人突然目中不了了睛不和，無發熱惡寒的表證和大實大滿的裏證，雖只大便難而身微熱，此熱實於裏，爲候殊惡，雖外迫尚微，但上攻甚烈，病勢猛暴，勢須急下，宜大承氣湯。

【按】熱實極於裏，或迫於外，發於體表，而爲身大熱汗出等證；或亢於上，波及頭腦，而爲煩躁、譫語等證，本條所述即係後者。不過傷寒表證，突然而罷，而裏實諸候不待形成，竟出現目中不了了，睛不和的險惡證候，其來勢猛暴，傳變迅急，大有不可終日之勢，那得以只大便難，而身微熱，再行觀望之理，應急制變，唯有釜底抽薪，以大承氣湯急下之一法。

253.陽明病，發熱、汗多者，急下之，宜大承氣湯。

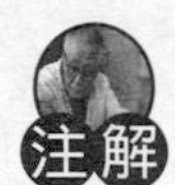

陽明病蒸蒸發熱，大汗如流，爲熱蒸騰於裏，津液欲竭於外的形象，應急下以救津，緩則無及，宜大承氣湯。

【按】壯熱內迫，津液外越，故發熱汗多如流，如不急下，則津液立可枯竭，惡證蜂起，必致不救。

254.發汗不解，腹滿痛者，急下之，宜大承氣湯。

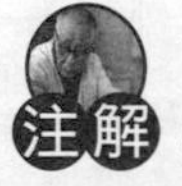

發汗不解，指太陽病發汗後而病不解，競直傳於裏。腹滿且痛，可見實結已甚，傳變如此急暴，不可等閒視之，急下之，宜大承氣湯。

【按】以上三條，均屬病勢猛劇，傳變迅急的證候，看似不重，稍有延誤，惡候蜂起，禍變立至，故須急下，學者宜細玩而熟記之。

255.腹滿不減，減不足言，當下之，宜大承氣湯。

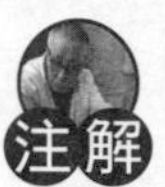

注解　此承上條的腹滿痛言，雖以大承氣湯急下之，但腹滿不減，即有所減，亦微不足道，此還當下之，宜大承氣湯。

【按】腹滿不減，減不足言，雖屬實滿，則用三物厚朴湯即可，當無須大承氣湯的峻攻，其承上條而言甚明，蓋病重劇，常非一擊即能收功，除惡務盡，故須再下。

256.陽明少陽合病，必下利。其脈不負者，為順也；負者，失也。互相克賊，名為負也。脈滑而數者，有宿食也，當下之，宜大承氣湯。

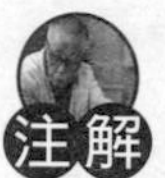

注解　本條應讀爲：下利，脈滑而數者，有宿食也，當下之，宜大承氣湯。

【按】著者以陽明病本不下利，由於木來克土，故反下利，因以陽明少陽合病必下利冠之。此和其脈不負以下一段文字，均爲附會五行家言，不足取法，故均置之不釋。

又前於214條，謂結實於裏脈不應滑疾(急)，故不用大承氣湯，而本條脈滑數，何以謂爲有宿食而用大承氣湯呢？不知此由於傷食而致下利，以其有熱，故脈滑數，而並非熱實燥結，若眞燥結，雖有宿食，脈亦不會滑數，《金匱》曰："寸口脈浮而大，按之反濇，尺中亦微而濇，故知有宿食"可徵。

257.病人無表裏證，發熱七八日，雖脈浮數者，可下之。假令已下，脈數不解，合熱則消穀善饑，至六七日不大便者，有瘀血，宜抵當湯。

注解　病人無明顯的表裏證，而延續發熱七八日不解，雖脈浮數者，亦不可下之。假設已下，而脈數不解，熱仍未除，其人亦當消穀善饑，下後至六七日而不大便者，有瘀血也，宜抵當湯。

【按】重感冒，發汗後，高燒不退，脈浮數、大便偏乾者，多宜下之，尤以小柴胡加大黃石膏湯證和大柴胡加石膏湯證爲最常見，下之即解。此證多見，讀者試之。

258.若脈數不解，而下不止，必協熱而便膿血也。

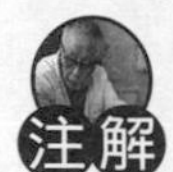
如上所述，假設已下，而脈數不解，若下後而利不止者，利復有熱，故必便膿血也。

【按】邪熱內盛，雖依法下之，亦有轉爲便膿血的協熱痢者，此當於熱痢中求之。故未出方。

259.傷寒發汗已，身目為黃，所以然者，以寒濕在裏不解故也，以為不可下也。於寒濕中求之。

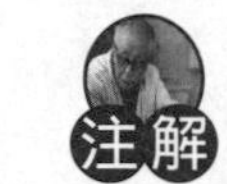
傷寒發汗後，則身目發黃，所以然者，以寒濕在裏，發汗則表熱不解，熱鬱濕瘀，因而發黃。以爲不可下，即診病無實，不可下的意思。於寒濕中求之，即教人當利其小便以去寒濕也。

【按】黃疸的發作，常以太陽傷寒證出現，急性黃疸型肝炎，尤其是這樣，在未發黃前，亦常發熱惡寒形似傷寒證，往往誤爲感冒治。無論發汗與否，必逐漸發黃，本條所謂以爲不可下也。當有小便不利、大便溏等不可下證，教人不要用茵陳蒿湯和梔子大黃湯等下劑，當用茵陳五苓散以去寒的方藥治之。

260.傷寒七八日，身黃如橘子色，小便不利，腹微滿者，茵陳蒿湯主之。

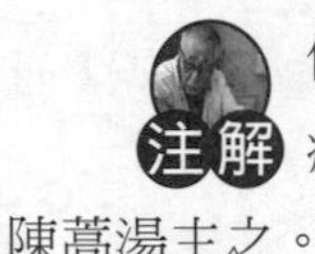
傷寒七八日，常爲病傳陽明的時期，若復小便不利，則濕熱瘀於裏，因使發黃，身黃如橘子色。腹微滿爲裏實，故以茵陳蒿湯主之。

【按】此承上條，言黃疸病，亦有轉屬陽明而始發黃者。

261.傷寒，身黃發熱，梔子蘗皮湯主之。

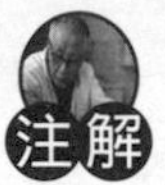
傷寒，發熱惡寒，今發熱不惡寒，爲濕病，今濕病發黃，故宜苦寒以除熱，梔子蘗皮湯主之。

【梔子蘗皮湯方】

肥梔子(擘)十五個，甘草(炙)一兩，黃蘗二兩。

上三味，以水四升，煮取一升半，去滓，分溫再服。

【方解】梔子、黃蘗除熱解煩，並均有驅黃作用，用甘草以緩急迫，故治黃疸發熱、心煩而急迫者。

262.傷寒，瘀熱在裏，身必發黃，麻黃連軺赤小豆湯主之。

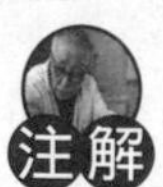

傷寒裏有濕則表不解，熱鬱濕瘀，身必發黃，麻黃連軺赤小豆湯主之。

【按】以上四條均論述黃疸的證治，以爲證不同而治亦各異，辨證施治的精神於此亦可見其一斑。

【麻黃連軺赤小豆湯方】

麻黃(去節)二兩，連軺二兩，杏仁(去皮尖)四十個，赤小豆一升，大棗(擘)十二枚，生梓白皮(切)一升，生薑(切)二兩，甘草(炙)二兩。

上八味，以潦水一斗，先煮麻黃再沸，去上沫，內諸藥，煮取三升，去滓，分溫三服，半日服盡。

【方解】麻黃、杏仁、大棗、甘草發汗解表，生梓白皮、連翹、赤小豆清熱除濕，故此治表實無汗，瘀熱在裏而發黃者。

陽明病(裏陽證)篇後150條小結

以上諸條，主要是闡明陽明病的具體證治，概要地講，若陽明病只見外證，而胃還不實者，則宜白虎湯；若復渴欲飲水者，津液已有耗傷，則宜白虎加人參湯；若已胃家實，宜隨其爲證的輕重緩急，選用三承氣湯以下之。但其中亦有由於津液亡失而致大便硬不通者，古人謂之爲脾約，宜以麻子仁丸以潤下，或須使自欲大便，而行蜜煎導、或大豬膽汁等法，導之使下。此外，抵當湯的攻瘀血，茵陳蒿湯的驅黃疸，亦均用於裏實，當屬陽明病的法劑一類。餘者多爲因證應變之治，與陽明病證治無關也。

陽明病(裏陽證)證治結要

陽明病和前之太陽病一樣，它不是什麼個別的病，而是各種疾病所常見的一般的證。由於它有外證和腹證兩方面的特徵，這就說明了陽明病可有熱而不實，和亦熱亦實的兩種證型反映，若白虎湯證、白虎加人參湯證等即屬前者若大小承氣湯證、調胃承氣湯證等，即屬於後者。不過前者證情單純，而後者比較複雜，故本篇論述，亦偏重於後者。

熱實於裏者，下之即癒，故陽明病雖熱實大便硬並不可慮，而可慮者爲津液再虛，熱最耗傷津液，熱極則津液未有不虛者，待至病實正虛，攻補兩難措手之境，必致不救，此陽明病之所有急下證者，即急下其熱以救津液也。不過大承氣湯爲攻下峻藥，用非其證亦足害人，所以方證之辨，最關重要。但津液亡失亦往往足使大便硬結，如無所苦，當導之，欲自大便佳。即使大便多日不通，亦只宜麻子仁丸以潤下，而不可以湯藥下之。

抵當湯本爲攻瘀，茵陳蒿湯用於驅黃，爲因雖殊，但均屬裏位的實證，當亦陽明病的一類，因並及之，以此類推，則桃核承氣湯證、大陷胸湯證等亦均屬於陽明病，可勿待言。即如瓜蒂散爲苦寒吐藥，而驅在上的實邪，亦屬陽明病的法劑，不可不知。

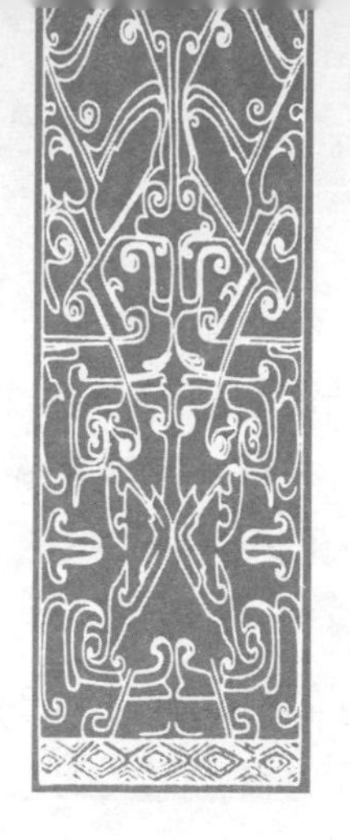

第三篇

辨少陽病(半表半裏陽證)脈證並治

(起263條迄272條)

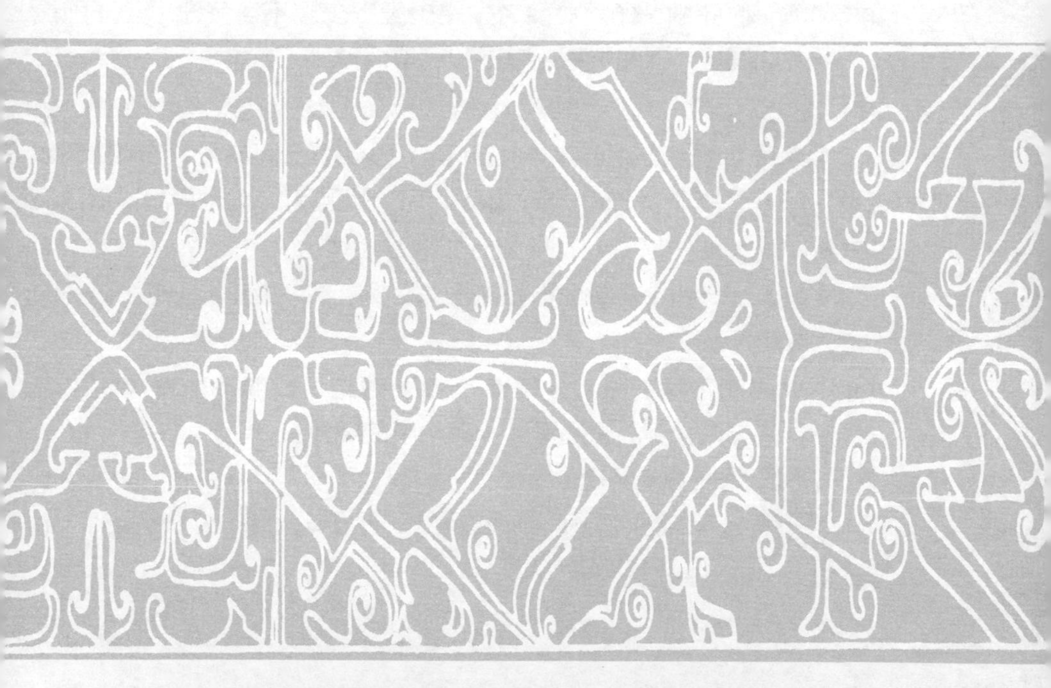

263.少陽之為病，口苦、咽乾、目眩也。

注解 少陽病，即是半表半裏的陽證，陽熱之邪，郁集於胸腹腔間，外不得出於表，內不得入於裏，熱循孔道以上炎，則口苦、咽乾、目眩三者，乃其必然的反映，以之爲少陽病的有熱特徵。

【按】半表半裏爲胸腹二大腔間，乃諸臟器所在之地。若病邪集中於此體部，常誘使諸不同的臟器發病，爲病相當複雜多變，不過只若是多熱的陽證，其熱必循孔道以上犯，則口苦、咽乾、目眩即成爲一般的證候反映，故爲少陽病的概括特徵。

264.少陽中風，兩耳無所聞、目赤、胸中滿而煩者，不可吐下，吐下則悸而驚。

注解 少陽中風，即指太陽中風轉屬少陽而言者；兩耳無所聞、目赤者，亦同口苦、咽乾、目眩一樣，亦皆熱邪充斥於胸腹腔間，上犯頭腦的爲證。胸中滿而煩者，即胸脇苦滿而且心煩也。此本柴胡證，故不可吐下，若誤行吐下，徒虛其胃氣，亡津液其結果更不止於心煩，還使其人悸而驚。

265.傷寒，脈弦細，頭痛發熱者，屬少陽。少陽不可發汗，發汗則譫語。此屬胃，胃和則癒，胃不和，煩而悸。

注解 太陽傷寒脈浮緊，弦細爲少陽脈，傷寒脈變浮緊爲弦細，雖頭痛發熱則已轉屬少陽病了。少陽病不可發汗，若誤爲傷寒而發其汗，亡失津液，胃中燥必譫語，故謂此屬胃，此可與調胃承氣湯和其胃即癒。若不使胃和，則必進而煩躁且心悸也。

【按】上條述少陽不可吐下，此又說少陽不可發汗，可見少陽病的治療只有和之一法。

266.本太陽病不解，轉入少陽者，脇下硬滿、乾嘔不能食、往來寒熱、尚未吐、下、脈沉緊者，與小柴胡湯。

注解 凡太陽病不解，而轉入少陽病者，則一般常現脇下硬滿、乾嘔不能食、往來寒熱等證候，若還未經過吐、下等誤治，而脈沉緊者，則宜與小柴胡湯。

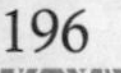

【按】前二條分就中風傷寒轉屬少陽病，而提出不可吐下發汗的禁忌，而本條又概括中風和傷寒，凡太陽病不解而轉入少陽者，提出一般的證和治，詳見太陽篇小柴胡湯證，可參考。

267.若已吐、下、發汗、溫針，譫語，柴胡證罷，此為壞病，知犯何逆，以法治之。

注解 上述的柴胡湯證，若已經吐、下、發汗、溫針等誤治，而發譫語，並原有的柴胡證已罷，此爲逆治的壞病，柴胡湯已不可與之，當詳審其所犯何逆，宜隨證以法治之。

268.三陽合病，脈浮大、上關上，但欲眠睡，目合則汗。

注解 太陽病脈浮，陽明病脈大，關上以候少陽，今脈浮大之脈俱上于關上，爲三陽俱現的脈應，故謂三陽合病。熱困神昏，故但欲眠睡，津虛不守，故目合則汗。

【按】《金匱要略》曰："病人脈浮者在前，其病在表；浮者在後，其病在裏"。此以脈位候病在表裏的方法。簡言之，即寸以候表，尺以候裏，關以候半表半裏，今浮大脈上于關上，雖謂爲三陽合病，其實浮大均主熱主虛，而現于關上，正爲少陽熱盛津虛之應，故重點仍在少陽，常以小柴胡加石膏湯治肺結核盜汗屢驗，讀者可試之。

269.傷寒六七日，無大熱，其人躁煩者，此為陽去入陰故也。

注解 無大熱者，謂無太陽病的翕翕發熱，陽明病的不惡寒但惡熱，少陽病的往來寒熱等外現的諸熱證。無熱而躁煩者，當不是陽證的熱煩，而屬陰證的虛煩，故謂此爲陽去入陰故也。

270.傷寒三日，三陽為盡，三陰當受邪。其人反能食而不嘔，此為三陰不受邪也。

注解 傷寒一日太陽受之，二日陽明受之，三日少陽受之，四日太陰受之，五日少陰受之，六日厥陰受之，今傷寒三日，三日已盡依次當太陰受之，太陰病則腹滿而吐，食不下，今其人反能食而不嘔，故知三陰不受邪。

【按】此爲《內經》六經遞傳之說，不可信。通過實踐，病從表傳入半表半裏，或直傳於裏，或從半表半裏再傳於裏，均屬屢經屢見的事實，若據上說，則陽明可傳少陽；太陰亦可傳少陽，不但無此事實，即書中亦未有此例，今出此豈不自相矛盾？或系晉人作僞，亦未可知。

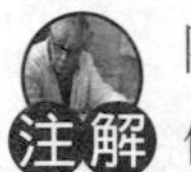

解讀 岳美中指出："《傷寒論》所論六經與《內經》迥異，強合一起只會越講越糊塗，於讀書臨證毫無益處"。一些注家認爲《傷寒》的六經來自《素問•熱論》，本條即附會其六經遞傳之說，無論如何自圓其說理亦難通。

271.傷寒三日，少陽脈小者，欲已也。

注解 陽證脈減爲邪氣衰，故傷寒三日，少陽脈小者，爲病欲已之候。

【按】此少陽脈小，乃統三陽而言，不應是專論少陽。

272.少陽欲解時，從寅至辰上。

少陽病(半表半裏陽證) 證治結要

少陽病，即是半表半裏的陽證，由於半表半裏位於胸腹二大腔間，爲諸臟器所在之地，若病邪充集於此體部，則往往導致某一臟器或某些臟器的異常反應，故無論少陽病或厥陰病，則證候的變化相當複雜，實遠非表裏諸證所及，以是則不可能如表裏的爲證那樣，作出一種比較概括的提綱，即以少陽病的口苦、咽乾、目眩而論，則亦未免失之空泛，因爲熱結于裏的白虎湯證，亦有口苦、咽乾、目眩的爲候，而少陽病若熱少者，反不定即有口苦、咽乾、目眩的出現。故少陽病之辨，與其求之於正面，還不如求之於側面，更較正確。此即是說，凡陽性病證，若診其不屬於太陽病，同時又不屬於陽明病者，即可確斷爲少陽病，有關少陽病證治散見於各篇(都是爲了說明方便)，而本篇只提一小柴胡湯證，須知少陽病證並不只限於柴胡湯證，而且也不限於太陽病的轉屬，其自發的少陽病證反而更多，若前之梔子豉湯類、半夏瀉心湯類、黃芩湯類等，亦均是少陽病的法劑也。

解讀 胡老認爲："由於半表半裏爲諸臟器所在之地，病邪郁集於此體部，往往涉及某一臟器或某些臟器發病，故其爲證複雜

多變，” “而治劑亦以少陽爲繁多也。” 所指是根據臨床觀察，不論是急性病還是慢性病，臨床所見以少陽方證爲多，治用方藥以少陽爲多，而不是僅指仲景書中出現的方證。值得 明的是，胡希恕先生所舉梔子豉湯類、半夏瀉心湯類亦屬少陽有待商討，我們在《經方六經類方證》中有探討，可資參考。

由三陽病的排列順序可知，在經方發展過程中，我們的祖先，是先認識到表證和裏證治，而後認識到半表半裏證治，更說明《傷寒論》的六經不同於《內經》的六經。

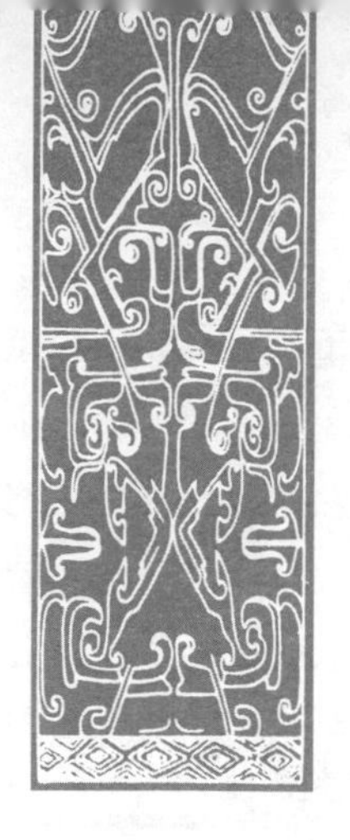

第四篇

辨太陰病(裏陰證)脈證並治

(起273條迄280條)

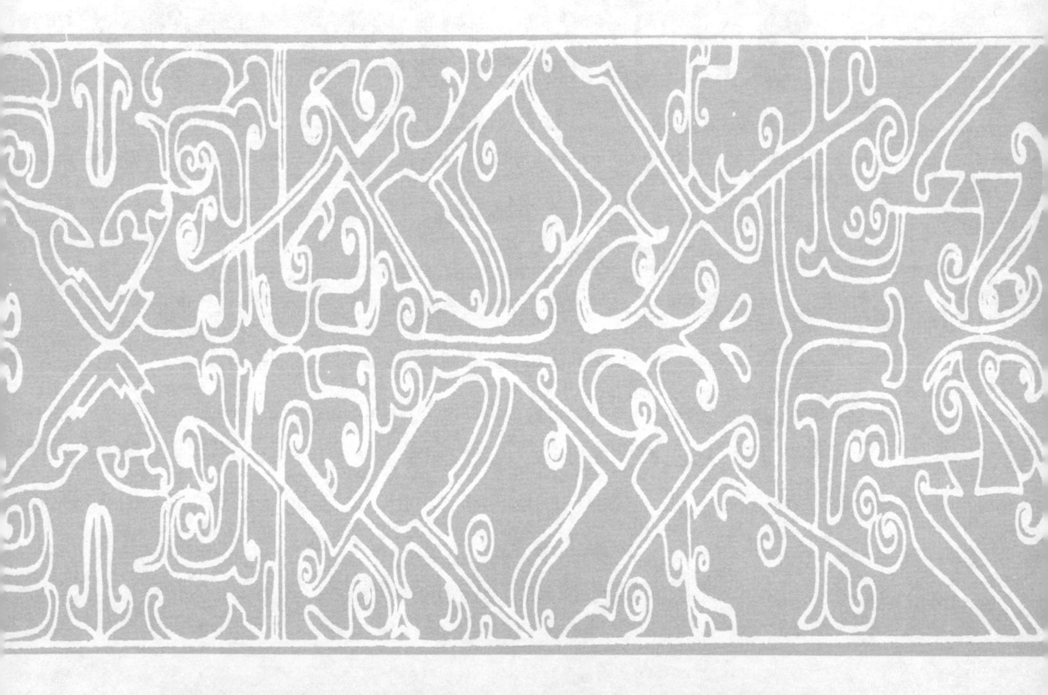

273.太陰之為病，腹滿而吐，食不下，自利益甚，時腹自痛。若下之，必胸下結硬。

注解 太陰病，即裏陰證，它經常以腹滿而吐、食不下、自利益甚、時腹自痛等一系列症狀反映出來，故凡病若見此一系列的症狀者，即可確斷是太陰病，依治太陰病的方法治之，便不會錯誤的。太陰病的腹滿屬虛滿，愼勿誤爲陽明病的實滿而下之，若誤下之，則必致胸下結硬之變。

【按】太陰病與陽明病，是在同一裏位所反映出來的陰陽兩種不同的證，爲便於理解，再就其證候，逐一說明之。由於胃腸虛弱，因使停水多寒，故腹滿而吐、食不下，裏虛之極，不但停水，而且不能保持之，以是則自下利，益甚者，謂此自下利，較一般陽證的下利爲更甚也。時腹自痛者，謂腹中因有寒而自痛，稍暖時則亦自止也。基於以上的說明，不也和陽明病一樣，都是來自胃腸中的證候反映嗎？不過一則爲熱爲實，一則爲寒爲虛罷了。

274.太陰中風，四肢煩痛，陽微陰濇而長者，為欲癒。

注解 太陰中風，謂太陽中風轉屬太陰病者。太陽證未罷，故四肢煩痛。陽微，即脈浮微。陰濇，即脈沉濇。外邪已衰，故脈陽微；裏雖虛而脈陰濇，但脈不短而長，胃氣不衰，故病當自癒。

【按】太陽病傳裏，以轉屬陽明病爲常，然亦間有轉屬太陰病者，本條所述，即太陽轉屬太陰的欲癒證。

275.太陰病，欲解時，從亥至丑上。

276.太陰病，脈浮者，可發汗，宜桂枝湯。

注解 太陰病，即指腹痛自下利的爲證言，但脈浮爲病在表，此亦表裏合病之屬，故宜桂枝湯以發汗。

【按】下利而有表證者，宜發汗解之，前之太陽陽明合病而下利者，用葛根湯，與本條用桂枝湯取法同。不過此只言脈浮，但必兼緩弱，或有自汗出，若脈浮緊而無汗，則宜葛根湯，而不宜桂枝湯。於此還需注意者，葛根湯與桂枝湯均屬發汗解熱劑，宜於陽證不宜於陰證，若眞虛寒甚於裏的太陰病，若爲並病，雖表未解，亦宜先救其裏，如太陽篇所述，下利清穀而身疼痛者的爲例是也。若在合病，亦應用配伍姜附的白通湯，而葛根湯、桂枝湯俱不中與之，不可不知。

277.自利不渴者，屬太陰，以其臟有寒故也，當溫之，宜服四逆輩。

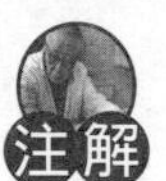

凡病自下利而不渴者，均屬太陰病。太陰病下利之所以不渴，以其臟虛有寒飲的關係，治宜四逆湯輩以治之。

【按】四逆輩，乃指四逆湯類和理中湯類而言者，此述太陰病下利的正治大法，其具體證治均詳於各篇有關條文，於此只概要示之。

278.傷寒脈浮而緩，手足溫者，繫在太陰。太陰當發身黃；若小便自利者，不能發黃。至七八日，雖暴煩下利，日十餘行，必自止，以脾家實，腐穢當去故也。

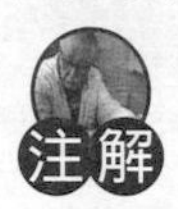

本條前半見於陽明病篇，今只就後半解之。

至七八日，若大便不硬，而反暴煩下利日十餘行，則此下利亦必自止，因胃氣壯實，不容濕濁穢物存在故也，言外濕去利止，病當自癒。

【按】裏證者，爲機體欲藉湧吐或下利的機轉，自消化道以解除病邪也，但往往限於自然的良能，反致欲吐不能吐，或大便難的裏實證；或雖得吐利，但以胃腸機能沉衰，不但病邪不去，而反致吐利不止的裏虛證。本條所述“雖暴煩下利，日十餘行，必自止，以脾家實，腐穢當去故也”。正是說明機體抗病機制的勝利，脾家實，可作胃氣強解，古人誤以脾爲消化器官，由於不明生理故也。

279.本太陽病，醫反下之，因而腹滿時痛者，屬太陰也，桂枝加芍藥湯主之；大實痛者，桂枝加大黃湯主之。

解讀

太陽病宜汗不宜下，而醫反下之，因使表邪陷於裏，而爲表裏併病。太陰病有腹滿時痛證，今亦腹滿時痛，故謂屬太陰，其實此腹滿並非太陰病的虛滿，而此時痛，亦非太陰病的寒痛，是陽證而不是陰證，故以桂枝湯以解外，加量芍藥以治腹滿痛。若更大實痛者，還須更加大黃以下之。

【按】此腹滿時痛本非太陰證，而謂屬太陰者，蓋亦另有深意，教人辨證，宜全面細審，片面看問題，往往弄錯。太陰病雖有腹滿時痛，但腹滿時痛者，不一定即屬太陰，如前條自利不渴者，屬太陰，以其臟有寒故也，言外自利而渴者，不但無寒而且有熱，當然不屬太陰也。不過前者言在明處，而此言在暗處也。

【桂枝加芍藥湯方】

桂枝(去皮)三兩，芍藥六兩，甘草(炙)二兩，大棗(擘)十二枚，生薑(切)三兩。

上五味，以水七升，煮取三升，去滓，溫分三服。本云：桂枝湯，今加芍藥。

【方解】于桂枝湯增加治腹攣痛的芍藥，故治桂枝湯證而腹攣痛甚者。

【桂枝加大黃湯方】

桂枝(去皮)三兩，大黃二兩，芍藥六兩，生薑(切)三兩，甘草(炙)二兩，大棗(擘)十二枚。

上六味，以水七升，煮取三升，去滓，溫服一升，日三服。

【方解】于桂枝加芍藥湯，更加通便的大黃，故治桂枝加芍藥湯證而大便難者。

280.太陰為病，脈弱，其人續自便利，設當行大黃芍藥者，宜減之，以其人胃氣弱，易動故也。

注解 太陰爲病，本虛寒在裏，故脈常弱。其人續自便利者，即自下利不止之意。假設當用大黃芍藥者，亦宜減之，因爲胃氣沉弱，不勝苦寒攻伐故也。

【按】太陰病下利，沒有用芍藥大黃的機會，假設當行大黃芍藥云云，無理，恐非著者話。

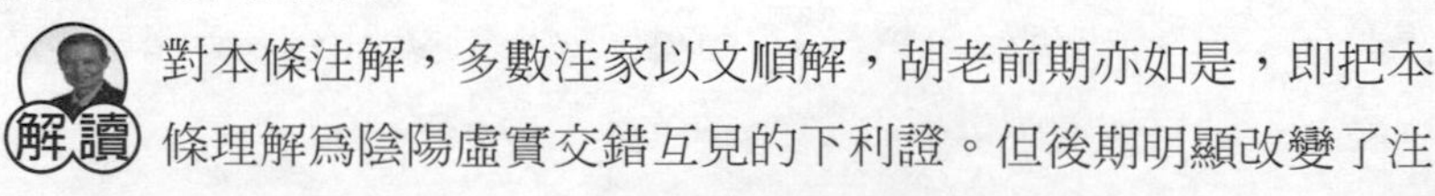

解讀 對本條注解，多數注家以文順解，胡老前期亦如是，即把本條理解爲陰陽虛實交錯互見的下利證。但後期明顯改變了注

解，認爲太陰病下利，沒有用芍藥、大黃的機會，“設當行大黃芍藥”云云，無理，恐非著者話，最後做以上解。

太陰病(裏陰證) 證治結要

太陰病，即是裏陰證，它和陽明病恰好是對子。本篇只有八條，而且大多不是說明眞的太陰病，但於273條即有明確的概括提綱，於277條又明確指出正治大法，對於太陰病的說明已無遺憾。至於具體證治，大部見於少陰篇，因於此從略。本屬太陰病的證治，而特出于少陰病篇，著者當另有深意，此將于少陰病篇細論之，此不多贅。

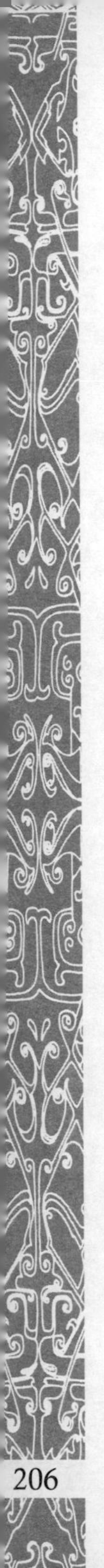

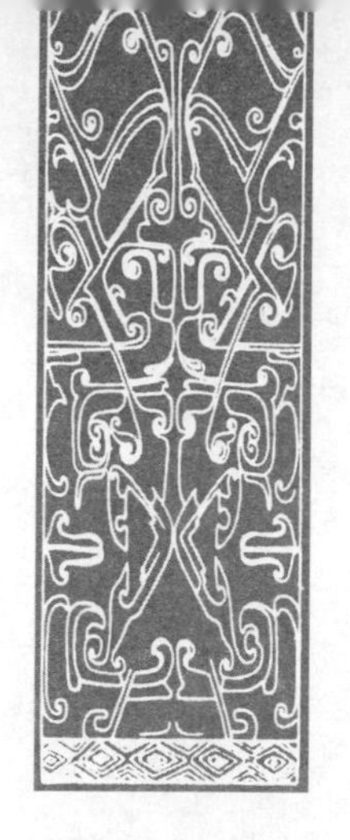

第五篇

辨少陰病(表陰證)脈證並治

(起281條迄325條)

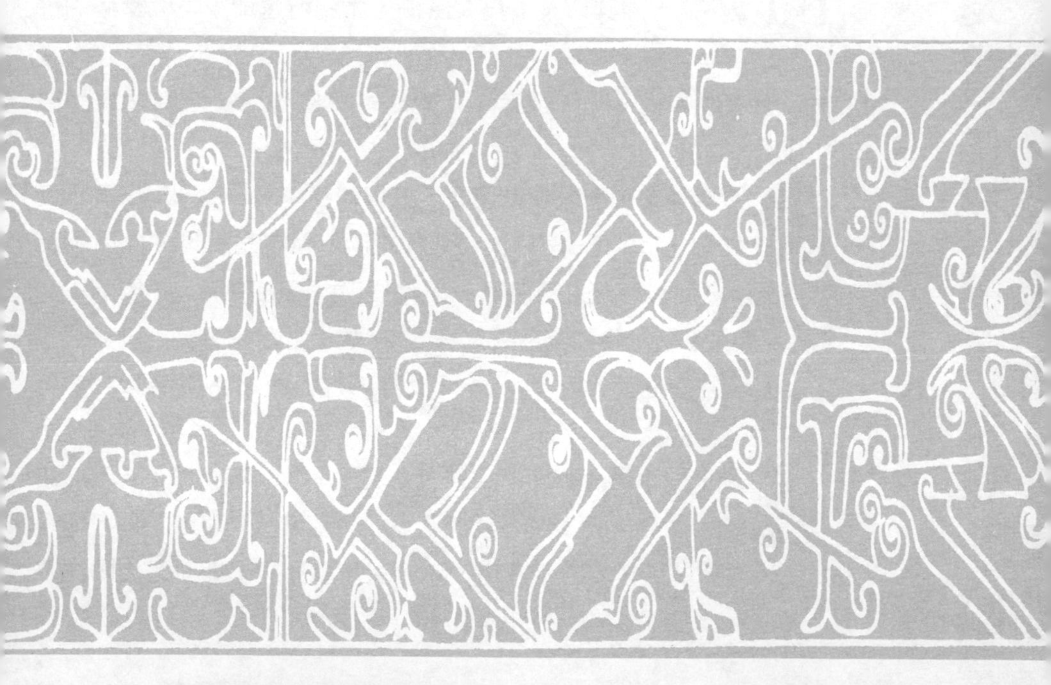

281.少陰之為病，脈微細，但欲寐也。

注解 少陰病，即是表陰證，條文所論即是對照太陽病說的，意是說，脈浮頭項強痛而惡寒的太陽病，若脈兼見微細，而並但欲寐者，即是少陰病。

【按】素即體弱或老年氣血俱衰者，患外感當發表證時，則常作少陰病形。由於氣血俱不足，故脈亦應之微細。虛則困倦少神，因而但欲寐也。

282.少陰病，欲吐不吐、心煩、但欲寐、五六日自利而渴者，屬少陰也。虛故飲水自救，若小便色白者，少陰病形悉具。小便白者，以下焦虛有寒，不能制水，故令色白也。

注解 少陰病，裏有水飲，欲吐而不得吐，故心煩。但欲寐，爲少陰本證，五六日時傳裏而併發太陰病，故自下利。少陰病津液本虛，今又下利，故渴。因爲自利不渴者屬太陰，今由少陰病轉屬則渴，故謂屬少陰。小便色白，爲代謝機能沉衰的反映，古人謂爲下焦有寒，亦辨少陰病的一征，故謂少陰病形悉具也。

【按】少陰病本虛其傳裏多爲太陰病，本條所述即少陰太陰病的併病。

283.病人脈陰陽俱緊，反汗出者，亡陽也。此屬少陰，法當咽痛而復吐利。

注解 太陽傷寒，則脈陰陽俱緊，但傷寒不汗出，今則汗出故謂反汗出。此以邪盛正虛，精氣外越，因謂亡陽也。此屬少陰者，謂雖脈陰陽俱緊形似太陽傷寒，但就汗出亡陽的情況，正屬系于少陰。陽脈緊爲外邪盛，陰脈緊爲裏有寒(飲)，故法當咽痛而複吐利。

【按】法當咽痛而復吐利，爲予後言，宜與後之豬膚湯條互參自明。

解讀 胡老對本條注解曾多次修改，其中一次注解謂爲：“邪盛津虛，並於半表半裏必咽痛，並於裏更必吐利也。”即考慮是病由表往裏傳變。其實，這種傳變，臨床還是多見的，即原是太陽傷寒

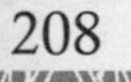

表證，由於汗出多而津虛，而成少陰證，或傳半表半裏而爲少陽，或傳裏爲太陰，此即本條之大意。本次的按語很重要，宜注意。

284.少陰病，咳而下利、譫語者，被火氣劫故也，小便必難，以強責少陰汗也。

注解 火氣激動裏飲，上迫於肺則咳，下注於腸則利。火邪入胃則譫語。太陽病又忌火攻，少陰病津液本虛，而以火迫使大汗，津液枯竭，小便必難。

285.少陰病，脈細沉數，病為在裏，不可發汗。

注解 細數之脈而見於沉，爲裏熱血虛之候，此傳裏轉屬陽明，故謂病在裏，不可發汗。

【按】少陰津液氣血本虛，若內傳陽明，耗津燥結均極速，故切忌發汗。

286.少陰病，脈微，不可發汗，亡陽故也。陽已虛，尺脈弱濇者，復不可下之。

注解 少陰病，寸脈甚微者，爲津液虛於外，則不可發汗。若尺脈弱濇者，爲血不足於裏，故更不可下之。

【按】由於後文的尺脈濇，可知前文的脈微，當是寸脈微，故解如上。前“少陰之爲病，脈微細”與本條的脈微，大有區別，前是浮中按之微而細，而此爲但微而不浮。少陰脈微，絕不可發汗，此于治療甚關重要，不可不辨。

287.少陰病，脈緊，至七八日，自下利，脈暴微，手足反溫，脈緊反去者，為欲解也，雖煩、下利，必自癒。

注解 少陰病脈緊，即承前之“病人脈陰陽俱緊”條至七八日傳裏轉屬太陰則自下利，邪盡陷於裏，故脈暴微。利前手足不溫，而今反溫者，爲胃氣復振，腐穢不容停留也。利前脈緊，而今脈緊反去者，邪共下利排出於外也。胃復邪去，雖煩下利，必自癒。

【按】此承前脈陰陽俱緊條，述下利後，胃氣復振的自癒證，可與太陰病篇脾家實，腐穢當去條互參。

288.少陰病下利，若利自止，惡寒而踡臥，手足溫者，可治。

踡臥，即屈身向前而臥，惡寒之極乃屈縮其而臥也。

少陰病下利，乃概少陰太陰合病和併病言，意是說，不論合病或併病，凡少陰病而下利者，若利自止，其人雖惡寒而踡臥，而手足自溫者，爲胃氣未衰，故病可治。

【按】精氣泄盡則下利止，胃氣自復則下利亦止，前者死而後者生，本條所述，即屬後者。

289.少陰病，惡寒而踡，時自煩，欲去衣被者，可治。

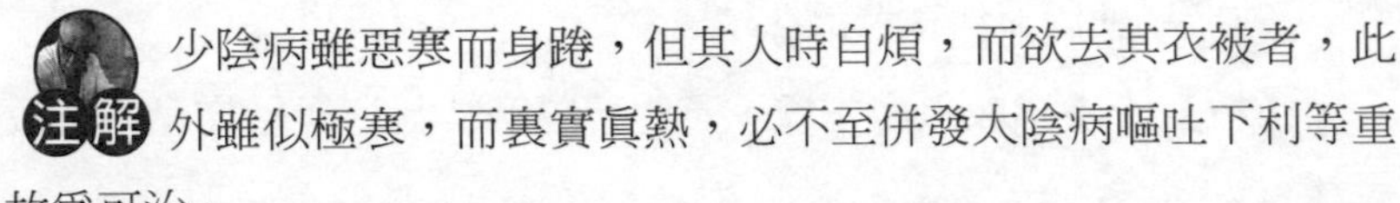

少陰病雖惡寒而身踡，但其人時自煩，而欲去其衣被者，此外雖似極寒，而裏實眞熱，必不至併發太陰病嘔吐下利等重證，故爲可治。

【按】此雖現少陰病極寒的外觀，而實際是有大熱的陽證，即前太陽篇中，所謂身大寒反不欲近衣者，寒在皮膚，熱在骨髓者是也。陰寒證多虛難療，陽熱證多實易治，故謂爲可治。

290.少陰中風，脈陽微陰浮者，為欲癒。

注解 脈陽微，即寸脈微，寸以候表，寸脈微爲表邪已衰。脈陰浮，即尺脈浮，尺以候裏，尺脈浮爲裏氣漸充，此爲邪退正復之象，故少陰中風見此脈者，爲欲癒。

【按】仲景脈法有以浮沉分陰陽者，亦有以寸尺分陰陽者，本條當指寸尺言。

291.少陰病，欲解時，從子至寅上。

292.少陰病，吐利，手足不逆冷，反發熱者，不死。脈不至者，灸少陰七壯。

注解 少陰病，轉屬太陰，而嘔吐下利者，若手足不逆冷，而反發熱者，爲胃氣不衰，故不死。假設脈不至者，可灸少陰太溪二穴各七壯。

293.少陰病，八九日，一身手足盡熱者，以熱在膀胱，必便血也。

少陰病八九日，傳裏而發陽明病，故一身手足盡熱。由於其人便血，知爲熱入血室，故謂以熱在膀胱也。

【按】陽明病下血，爲熱入血室的要徵，但一身手足盡熱，肯定不了爲熱在膀胱，同時有便血才能肯定之(此可與陽明病篇下血譫語互參自明)。以熱在膀胱，宜讀在必便血之後。

294.少陰病，但厥無汗，而強發之，必動其血，未知從何道出，或從口鼻，或從目出者，是名下厥上竭，為難治。

注解

血不充於四末則厥，故少陰病厥者，必無汗，故但厥無汗。若強發其汗，則必動其血，因致口鼻出血，或目出血等，不一其道。肢厥者，血本虛，上出血更使之竭，因名之下厥上竭，此證爲難治。

【按】此述少陰病而四肢厥者，不可發汗，若強發之，必致下厥上竭難治之證。

295.少陰病，惡寒身踡而利、手足逆冷者，不治。

注解

少陰病併于太陰而下利，惡寒身踡，虛寒已甚，手足不溫而逆冷者，則胃氣已衰，故不治。

296.少陰病，吐利、躁煩、四逆者，死。

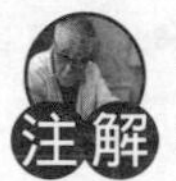

少陰病併于太陰，則上吐下利，若其人躁煩不寧、四肢逆厥者，爲胃氣已敗，生機欲息之象，故死。

297.少陰病，下利止而頭眩、時時自冒者，死。

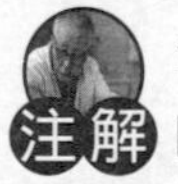

少陰病併于太陰而下利，胃氣不復，精氣已盡而利止。頭眩時時昏冒者，爲血虛上竭之征，必死。

【按】頭眩時時自冒，即今所謂腦貧血症。本條所述，爲胃氣沉衰、精氣虛竭所致也。

298.少陰病，四逆、惡寒而身踡、脈不至、不煩而躁者，死。

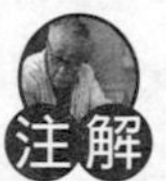

少陰病四逆、惡寒而身踡，則虛寒至甚。血虛心衰則脈不至。因無熱故不煩，神欲離故躁，病屬不治，必死。

【按】四逆脈細欲絕者，與當歸四逆湯尚可治。但至脈不至，不但血不足而心亦大衰，尤其不煩但躁，死在頃刻矣。

299.少陰病，六七日，息高者，死。

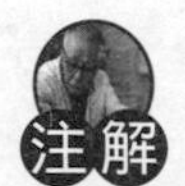

少陰病，六七日，突然呼吸困難，息促聲高者，氣脫於上也，此大凶候，主死。

【按】以上兩條，前者爲血竭，後者爲氣脫，均爲少陰併厥陰的死證。

300.少陰病，脈微細沉，但欲臥，汗出不煩，自欲吐，至五六日自利，復煩躁不得寐者，死。

注解 脈微細，但欲臥，爲少陰本有的脈和證，始得之病在表，微細之脈反見於沉，可知爲寒飲在裏之應。汗出不煩者，暗示除上之脈證外，原來還有發熱煩，因服過麻黃細辛附子湯微發汗，汗出熱解而已不煩也。但寒飲未除，故自欲吐，則太陰病的證漸顯，此時急與附子湯溫中以逐飲，本可治癒，待至五六日，終因胃虛無力收攝而自下利，又復煩躁以至不得臥寐者，更是生機欲息難得暫安之象，故不免於死。

【按】少陰病本虛，若裏有伏飲，勢必轉屬太陰，與麻黃附子細辛湯，雖汗出不煩，但自欲吐，明明裏飲未除已有內傳太陰之漸，奈何待至五六日，終至中虛失攝自下利，而成不治死證。此正告醫者，要知防微杜漸也。學者宜與後之麻黃細辛附子湯、附子湯、四逆湯等條互參，而細研之。

少陰篇(表陰證)階段小結

以上可視爲少陰病的總論，少陰與太陽，爲同在表位的陰陽二類不同的證，歷來讀者誤以經絡名稱，不承認少陰爲表證，但論中屢以少陰病不可發汗的禁例，若不是病在表，提出這些禁汗條例，豈非廢話！少陰病本虛，維持在表的時間甚暫，二三日後即常傳裏、或傳半表半裏，而且傳裏多傳太陰，傳半表半裏多傳厥陰，與太陽病傳裏多傳陽明、傳半表半裏多傳少陽者亦正相反。少陰病在表本無死證，但其死證，均在並於太陰或厥陰時見之，最後所提死證諸條，均屬其例。

本小結是解讀少陰病的關鍵，亦是解讀六經的關鍵。

301.少陰病，始得之，反發熱，脈沉者，麻黃細辛附子湯主之。

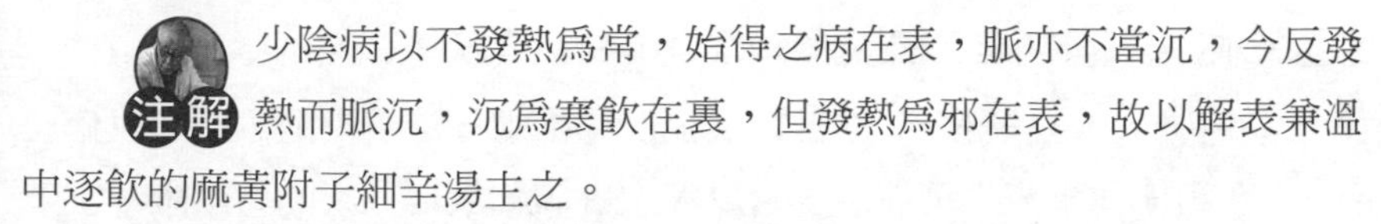

少陰病以不發熱爲常，始得之病在表，脈亦不當沉，今反發熱而脈沉，沉爲寒飲在裏，但發熱爲邪在表，故以解表兼溫中逐飲的麻黃附子細辛湯主之。

【按】太陽篇謂發熱惡寒者，發于陽也，無熱惡寒者，發于陰也，故少陰病以不發熱爲常。脈沉主裏有寒飲，本不宜發汗，今以始得之而又發熱，則表邪明顯，因以兩解表裏的麻黃附子細辛湯主之。

【麻黃細辛附子湯方】

麻黃(去節)二兩，細辛二兩，附子(炮，去皮，破八片)一枚。

上三味，以水一斗，先煮麻黃減二升，去上沫，內諸藥，煮取三升，去滓，溫服一升，日三服。

【方解】此于麻黃附子甘草湯去甘緩的甘草，而加驅寒逐飲的細辛，故治麻黃附子甘草湯證而有寒飲者。

302.少陰病，得之二三日，麻黃附子甘草湯微發汗，以二三日無裏證，故微發汗也。

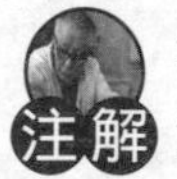

少陰病，始得之二三日時，以不傳裏而無裏證爲常，則宜麻黃附子甘草湯，微發汗以解表。

【按】由上條脈沉而用麻黃附子細辛湯，則本條脈自不沉可知。麻黃附子甘草湯爲少陰病發汗的主方，亦即傷寒無汗這類的發汗劑，若中風汗自出的少陰病，當于桂枝加附子湯類求之，已詳於太陽病篇，故不重出。少陰病二三日無裏證，明明告人本是表證，以其多虛傳變較速，三日後即要傳裏或半表半裏，但並不是說，少陰病根本即是在裏的病。

【麻黃附子甘草湯方】

麻黃(去節)二兩，甘草(炙)二兩，附子(炮，去皮，破八片)一枚。

上三味，以水七升，先煮麻黃一兩沸，去上沫，內諸藥，煮取三升，去滓，溫服一升，日三服。

【方解】麻黃、甘草發汗緩急，附子溫中興衰，此少陰病無汗、發表之主方。以其本虛，麻黃用量甚輕，微發汗也。

303.少陰病，得之二三日以上，心中煩，不得臥，黃連阿膠湯主之。

注解 少陰病得之二三日以上，而心中煩、不得安臥入睡者，病已傳半表半裏而爲少陰少陽的併病，故作以上的虛煩證，宜黃連阿膠湯主之。

【按】本方治心中煩不得臥頗似梔子豉湯證，不過本方偏於治虛而咳血、吐血、或下痢腹痛便膿血，而虛煩者用之有驗，但梔子豉湯則否。

【黃連阿膠湯方】

黃連四兩，黃芩二兩，芍藥二兩，雞子黃二枚，阿膠三兩，一云三挺。

上五味，以水六升，先煮三物，取二升，去滓，内膠烊盡，小冷，内雞子黃，攪合相得，溫服七合，日三服。

【方解】黃連、黃芩除熱解煩，芍藥、阿膠、雞子黃，養血補虛，故治上焦有熱，陰血不足，而心中煩悸不得眠者。

【按】久痢、便膿血或血便，以及諸失血證，而心中煩不得眠者，用本方均有驗。

解讀 本方證主要爲心中煩，不得臥，胡老從少陰病傳變規律解，認爲屬少陽，有一定道理，不過，我們聯繫了胡老有關注解，應做進一步合理解答。胡老在講解桂枝加芍藥湯證時指出："其實此腹滿並非太陰病的虛滿，此時痛，亦併非太陰病的寒痛，是陽證而非陰證，"明確了芍藥有補血、解痙攣而有清熱作用，是治陽明裏熱，而不是治太陰虛寒。黃連阿膠湯中的黃連、黃芩苦寒清熱，阿膠、雞子黃亦皆甘寒養血清熱，全方無一如小柴胡湯中有甘溫者，故黃連阿膠湯爲治裏熱兼養血之劑。再參看胡老在按語中說，本方治"久痢便膿血或血便，"更可知，本方的適應證明顯爲陽明裏實熱證。故本條應解爲：少陰病二三日傳裏，裏熱而致心煩、不得臥。

304.少陰病，得之一二日，口中和，其背惡寒者，當灸之，附子湯主之。

注解 裏有寒，則口中和。胃中有飲，則背惡寒。少陰病一二日，即見此候，急當溫中逐飲，緩則必並於太陰而吐利也，故當灸之，並以附子湯主之。

【按】《金匱要略》曰："夫心下有留飲，其人背寒冷如掌大"。少陰病本虛，雖得之一二日，尚未傳裏，但口中和，背惡寒，裏寒有飲的為候已顯，亦宜溫中逐飲以救裏，可止吐利於未萌，此即良工治未病的手段。至於當灸何穴，書中無明言，諸家多謂鬲關(第七椎下兩旁三寸陷中)及關元(腹中線任脈臍下三寸)各穴，是否，存以待證。

【附子湯方】

附子(炮，去皮，破八片)二枚，茯苓三兩，人參二兩，白朮四兩，芍藥三兩。

上五味，以水八升，煮取三升，去滓，溫服一升，日三服。

【方解】主用附子溫中驅寒，佐以人參健胃補虛，苓、朮利小便以逐留飲，與附子為伍並解濕痹，芍藥緩攣急而治腹痛，故此治裏虛有寒飲、小便不利、或腹痛、或痹痛而脈沉者。

解讀 胡希恕先生在注解本條稱："尚未傳裏"，、"此即良工治未病的手段"，宜細讀。于方解中明確指出，本方治裏虛有寒飲者，即主治在太陰。

305.少陰病，身體痛、手足寒、骨節痛、脈沉者，附子湯主之。

注解 中氣虛則手足寒，而脈沉亦寒飲水氣之應，故知身體痛、骨節痛，當屬濕痹，而無關風邪，因以附子湯主之。

【按】寒濕痹痛而脈沉者，多屬本方證，尤其下肢拘急，屈伸不利，而脈沉者，更多驗。

306.少陰病，下利便膿血者，桃花湯主之。

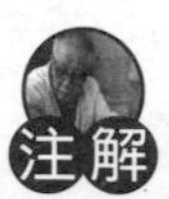

少陰病併於太陰，若下利便膿血久不止者，宜溫中止利，桃花湯主之。

【按】下利便膿血，即指今之痢疾，乃粘血便，非眞膿血。若脈微弱沉細，而無裏急後重，滑泄不止者，可與本方治之。若脈滑數而裏急後重者，多陽熱實證，溫澀大非所宜，不可輕試本方，須注意。

【桃花湯方】

赤石脂一斤(一半全用，一半篩末)，乾薑一兩，粳米一升。

上三味，以水七升，煮米令熟，去滓，溫服七合，內赤石脂末方寸匕，日三服。若一服癒，餘勿服。

【方解】赤石脂爲一收斂止血、止泄藥，用爲本方主藥。乾薑溫中，粳米養正，且治腹痛，故此治虛寒下利、腹痛而便膿血不止者。

本方證屬太陰病證。

307.少陰病，二三日至四五日，腹痛、小便不利、下利不止、便膿血者，桃花湯主之。

注解 少陰痛，二三日至四五日，常爲傳裏而發太陰病的時期，今以下利不止，故小便不利；大腸粘膜糜爛，故腹痛而便膿血，以桃花湯主之。

【按】以上二條，均指脈微細但欲寐的少陰病，而並於太陰，爲便膿血下利不止證，即所謂陰證的下痢，故以溫中固脫的本方治之。

308.少陰病，下利便膿血者，可刺。

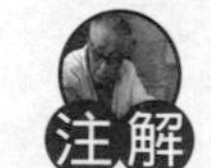

如上述少陰病下利便膿血者，除以桃花湯主之外，亦可用針刺輔助治之。但刺何穴、如何刺，書中無明文。

309.少陰病，吐利、手足逆冷、煩躁欲死者，吳茱萸湯主之。

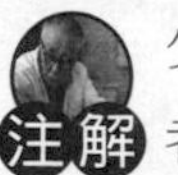

少陰病傳裏，轉屬太陰而上吐下利，若手足逆冷、煩躁欲死者，爲裏寒飲逆迫之證，吳茱萸湯主之。

【按】吳茱萸湯爲溫中逐飲治嘔的要藥，凡胃虛寒伴有水飲沖逆而嘔吐者，或頭痛、或胃痛、或眩冒，用之無不驗，讀者試之。

煩者熱，爲陽；躁者亂，爲陰。陰寒重證，陽復則生，陰進則死。故煩而不躁者吉，躁而不煩者凶。煩躁者，雖非不躁，但以煩爲主；躁煩者，雖非不煩，但以躁爲主，前(296)條曰："少陰病，吐利、躁煩、四逆者，死"。與本條所述頗相似，只以煩躁有別於躁煩，故猶可以吳茱萸湯主之。仲景用字極有分寸，不可混用視之。

【吳茱萸湯方】

吳茱萸一升，人參二兩，生薑(切)六兩，大棗(擘)十二枚。

上四味，以水七升，煮取二升，去滓，溫服七合，日三服。

【方解】吳茱萸溫中下氣，伍以大量生薑更能降飲止嘔，復以人參、大棗補胃之虛，故治胃虛寒飲逆迫、嘔惡、煩躁、或胃痛、或頭痛、或眩暈、或下利者。

310.少陰痛，下利、咽痛、胸滿、心煩者，豬膚湯主之。

少陰病，咽痛、胸滿、心煩者，爲熱自半表半裏上炎的徵象，以是此下利亦屬熱利而非寒利，故以豬膚湯主之。

【按】此亦少陰轉屬少陽證者。少陽熱甚，故胸滿心煩，上炎則咽痛，下迫則下利也。少陰病本虛，內寒者多，故常傳太陰或厥陰。但若內熱亦間有傳陽明或少陽者，前(283)條少陰病汗出而脈複緊，即熱邪內盛之證，"法當咽痛而復吐利"者，乃予其後傳少陽言也。本條所述當即其具體證治，宜互參。

【豬膚湯方】

豬膚一斤。

上一味，以水一斗，煮取五升，去滓，加白蜜一升，白粉五合，熬香，和令相得，溫分六服。

【方解】豬膚潤燥解熱，合白蜜以治咽痛，用白粉以止下利也。

本方證當屬少陽病證。

311.少陰病二三日，咽痛者，可與甘草湯；不差者，與桔梗湯。

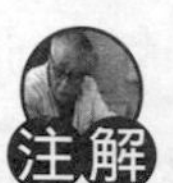

少陰病二三日，咽痛別無餘證者，可與甘草湯。若服後咽痛不癒者，可再與桔梗湯。

【按】此當是論述扁桃體發炎的證治紅腫輕者，則與甘草湯即治。紅腫重者，則痛重，須加桔梗治之。但據經驗，單用此二方的機會不多，反以小柴胡湯加石膏桔梗的機會多，應注意。

【甘草湯方】

甘草二兩。

上一味，以水三升，煮取一升半，去滓，溫服七合，日再服。

【方解】甘草緩急止痛，凡痛而急迫者，均主之，不止於治咽痛也。

【桔梗湯方】

桔梗一兩，甘草二兩。

上二味，以水三升，煮取一升，去滓，溫分再服。

【方解】桔梗排痰、排膿並亦止痛，合於甘草湯，故治甘草湯證、排痰困難、或有腫膿而痛較劇者。

從方和證分析，以上二方證當皆屬少陽病證。

312.少陰病，咽中傷、生瘡、不能語言、聲不出者，苦酒湯主之。

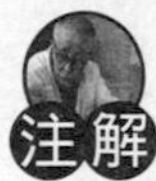

咽中傷生瘡，即咽中有腫膿的意思，瘡腫痛劇，張口困難，故使不能言語、聲不出，宜苦酒湯主之。

【按】此當是論述扁桃體周圍膿腫的證治。

【苦酒湯方】

半夏(洗，破如棗核)十四枚，雞子(去黃，內上苦酒，著雞子殼中)一枚。

上二味，內半夏著苦酒中，以雞子殼置刀環中，安火上，令三沸，去滓，少少含咽之，不差，更作三劑。

【方解】《本經》謂半夏辛平，主喉咽腫痛，用爲本方主藥。複以苦酒之酸，以斂瘡傷；雞子之潤，以利音聲，少少含嚥之，使漬患處，實治咽中傷生瘡之妙制也。

解讀 此前以半夏溫中化飲，因把本方證歸類于太陰，今考雞蛋“清主除熱火瘡，治癇”，及“苦酒酸斂清熱”，即本方清上溫下，恰適應半表半裏少陽證，故本方證當歸屬於少陽病證。

313.少陰病，咽中痛，半夏散及湯主之。

注解 前之咽痛，是指或左或右咽之一處痛。此之咽中痛，是全咽中均痛,較桔梗湯證更腫重而痛劇，但未化膿成瘡，因亦未至不能語言聲不出，此宜半夏散及湯主之。

【按】此即上條所說的爲病，始得之的表證還在，故以半夏逐痰涎，並治咽喉腫痛，合桂枝甘草以解外邪。以上三條除甘草桔梗湯條，又可說是少陰少陽的併病。至於以後二條，均與少陰病無關，可能因爲是證，亦常發熱、惡寒，但最忌發汗，冒以少陰病，以示警戒，亦未可知。

【半夏散及湯方】

半夏(洗)、桂枝(去皮)、甘草(炙)。

上三味，等分，各別搗篩已，合治之，白飲和服方寸匕，日三服。若不能散服者，以水一升，煎七沸，內散兩方寸匕，更煮三沸，下火令小冷，少少咽之。

【方解】《本經》謂：“桂枝，主結氣、喉痹”，與半夏合用，利咽喉而治腫痛，更以甘草緩急止痛，少少咽之，亦使漬患處也。

解讀 胡希恕先生認爲，咽痛多屬少陽，或由太陽傳少陽，或由少陰轉屬少陽，皆是由表傳半表半裏，已如上述。胡希恕先生又強調，咽中痛，病主在少陽，治據證用甘草湯、桔梗湯、苦酒湯，胡希恕先生又強調，臨床治咽痛多須合以小柴胡加石膏湯。咽中痛比咽痛重劇，治用半夏散及湯，並明確爲少陰少陽併病，怎樣認識六經歸屬及其治療機理？這須從證和方藥二方面探討。首先看本方證，咽中痛，比咽痛重劇，是外邪盛，由表很快傳半表半裏及裏，而呈少陰少陽太陰合病。再看本方藥，半夏散及湯由桂枝甘草湯加半夏而成，理當屬表裏合病，裏用半夏治屬太陰，桂枝甘草湯原治太陽，亦治少陰表，今與半夏合爲方，理屬少陰太陰合病，但方中用量三藥等分，說明加重甘草用量，重在治咽中痛，亦即重在治少陽，故本方證當屬少陰少陽太陰合病證。

314.少陰病，下利，白通湯主之。

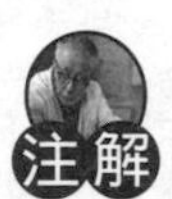

既有少陰病的外證，同時又有自下利的裏證，當是少陰與太陰的合病，故以白通湯主之。

【按】表裏合病的下利證，現太陽證者，宜葛根湯，現少陰證者，宜白通湯，其理同，宜互參。

【白通湯方】

蔥白四莖，乾薑一兩，附子(生，去皮，破八片)一枚。

上三味，以水三升，煮取一升，去滓，分溫再服。

【方解】蔥白發汗解表，乾薑、附子溫中止利，故治少陰與太陰合病，而自下利者。

315.少陰病，下利，脈微者，與白通湯；利不止、厥逆無脈、乾嘔煩者，白通加豬膽汁湯主之。服湯脈暴出者死，微續者生。

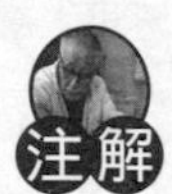

白通加豬膽湯主之，當是通脈四逆加豬膽汁湯主之，可能傳抄有誤，宜改之。

上文少陰病下利雖宜白通湯主之，但少陰病脈微者，不可發汗，今下利而脈微，故不可與白通湯，若誤與之，則不但利不止，而且必致厥逆無脈、乾嘔煩等虛脫的惡候，此時應以通脈四逆加豬膽汁湯主之，服藥後，若脈暴出者，乃燭欲息焰反高的凶兆，故主死。若脈微續而出者，爲生氣的漸復，故主生。

【按】歷來注家多謂不是白通湯藥有所誤，認爲陰寒之極，初服熱藥反而拒格，以是則利不止，厥逆無脈，乾嘔而煩，宜以熱因寒用之

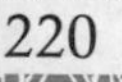

法，乃以白通加豬膽汁湯主之。我早年也信其說，但經長時間的體驗研究，乃知其非，今就管見略述於下。

首先討論一下白通湯究竟屬於那一類的方和主治什麼樣的證：蔥白爲一辛溫發汗藥，乃衆所周知的常識，伍以薑、附熱藥，當更能致汗，它與麻黃附子甘草湯、麻黃細辛附子湯等配伍的大意同，雖主證候有所出入，但均屬少陰病的發汗方劑，這是可以肯定的。諸家爲了附會原文，或謂蔥白通陽，或謂能升下陷的陽氣，而避言其發汗作用，因而說白通湯溫中逐寒的作用，比四逆湯、通脈四逆湯等更爲有力，這是可說是閉著眼睛說瞎話。溫中逐寒、振興沉衰，須賴薑、附的大力，通脈四逆湯之所以能治四逆湯證陰寒更劇者，即由於增量薑、附的結果。白通湯的薑、附用量還不及四逆湯，更不用說通脈四逆湯了。何況主用發汗的蔥白，虛寒極于裏的陰證，依法勢在必禁。試看下利清穀、四肢逆冷、脈微欲絕等條陰寒重證，均用無蔥白的四逆湯和通脈四逆湯，而無一用有蔥白的白通湯即其明征。蔥白通陽，無可非議，不過通陽是通津液以致汗，用現在的話說，即發汗也，名之爲白通湯，其取意在此。上條的少陰病下利，白通湯主之，乃下利而同時有少陰病的外證，即所謂表裏合病之屬，用白通湯溫中使微汗，則表裏當均治，此與太陽陽明合病而下利者，用葛根湯以發汗，是同樣的治療手段，只是陰陽有別，用藥不同罷了。

白通湯的方證既明，再看本條與白通湯後的變化，是不是藥有所誤？少陰病下利，似與上條的爲證同，但明明提出“脈微者”三字，豈可看作無關重要的浮詞，前286條謂“少陰病脈微，不可發汗，亡陽故也”，白通湯本是發汗劑，上條少陰病下利，白通湯主之，當然是脈不微者，今少陰病下利而脈微，故不可與白通湯，若強與之，則不但利不止，而且由於誤汗，更使其亡津液、亡血液，因致厥逆無脈、乾嘔煩的虛脫證候。諸家只看到薑、附的溫中，而忽視了蔥白的發汗，又把前後二條誤爲同證，因而說不是藥有所誤，是因證極陰寒，初服熱藥，而反拒格云云，此實出於臆測。

基於以上的說明，則與白通湯利不止，厥逆無脈、乾嘔煩者，明明是誤與白通湯治成的壞病，最後更有脈暴出者死，脈微續者生的結語，可見這是何等嚴重的虛脫惡候。豬膽苦寒，雖有治嘔煩和有多少亢奮作用，但加于白通湯的發汗劑，而施於此證，勢必益其虛脫而速其死亡。厥逆脈絕，只有通脈四逆的一法，加豬膽汁，亦只能加於通脈四逆湯中，始較合理，故謂白通加豬膽汁湯，當是通脈四逆加豬膽汁湯之誤，宜改之。爲便於參考，仍將白通加豬膽汁湯方照錄附後：

【通脈四逆加豬膽汁方】

甘草(炙)二兩，乾薑三兩(強人可四兩) ，附子(生，去皮，破八片)大者一枚，豬膽汁半合(玉函為四合)。

上四味，以水三升，煮取一升二合，去滓，內豬膽汁，分溫再服，其脈即來，無豬膽，以羊膽代之。

【方解】豬膽汁爲一苦味亢奮藥，而有強心作用，加於通脈四逆湯，故治通脈四逆湯證而心衰益甚者。

爲便於學者研究，仍附白通加豬膽汁湯方如下：

【白通加豬膽汁湯方】

蔥白四莖，乾薑一兩，附子(生，去皮，破八片)一枚，人尿五合，豬膽汁一合。

上五味，以水三升，煮取一升，去滓，內膽汁、人尿，和令相得，分溫再服。若無膽，亦可用。

316.少陰病，二三日不已，至四五日，腹痛、小便不利、四肢沉重疼痛、自下利者，此為有水氣。其人或咳、或小便利、或下利、或嘔者，真武湯主之。

注解 或下利，當是或不下利，始與上文自下利者爲文相應，必是傳抄有誤，宜改之。

少陰病二三日未已者，暗示二三日雖服麻黃附子甘草湯，而少陰病表證還未已也。至四五日，乃轉屬太陰因又腹痛而自下利。由於小便不

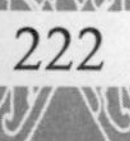

利，四肢沉重、疼痛者，爲有水氣的徵候，以是可知前與麻黃附子甘草湯主之所以病不已，和今之腹痛自下利，均不外是裏有水飲的關係。其人或咳、或小便自利、或不下利、或嘔者，亦皆屬水氣的爲患，均宜眞武湯主之。

【按】心下有水氣，只發汗則表不解，必須兼治其水，若太陽病的小青龍湯證和少陰病的麻黃附子細辛湯證均屬其例。本條所述，即麻黃附子細辛湯證而誤與麻黃附子甘草湯，因轉變爲眞武湯證也。

解讀 對外邪裏飲的證治，胡老有獨特見解，宜參見苓桂朮甘湯、小青龍湯、五苓散、桂枝去桂加茯苓白朮湯等方證聯繫解讀。

【眞武湯方】

茯苓三兩，芍藥三兩，白朮二兩，生薑(切)三兩，附子(炮，去皮，破八片)一枚。

上五味，以水八升，煮取三升，去滓，溫服七合，日三服。

【方解】本方是附子湯去人參而加生薑，故治裏虛寒水飲的太陰證，見身瞤動、頭暈且呈現振振欲擗地者。

解讀 胡希恕先生特別指出本條是外邪裏飲證治，方中生薑伍附子解少陰之表，故眞武湯方證少陰太陰合病證。

317.少陰病，下利清穀、裏寒外熱、手足厥逆、脈微欲絕、身反不惡寒、其人面色赤、或腹痛、或乾嘔、或咽痛、或利止脈不出者，通脈四逆湯主之。

注解 此少陰太陰的併病，下利清穀，手足厥逆，證屬裏寒，身反不惡寒，其人面色赤，證屬外熱。脈微欲絕，爲極虛欲脫之應。可知裏寒爲眞寒，外熱爲虛熱，即所謂無根之虛火上泛者是也。或以下均爲或有或無的客證，不問其有無，均宜通脈四逆湯主之。

【通脈四逆湯方】

甘草(炙)二兩，附子(生用，去皮，破八片)大者一枚，乾薑三兩(強人可四兩)。

上三味，以水三升，煮取一升二合，去滓，分溫再服，其脈即出者癒。面色赤者，加蔥九莖；腹中痛者，去蔥，加芍藥二兩；嘔者，加生薑二兩；咽痛者，去芍藥，加桔梗一兩；利止脈不出者，去桔梗，加人參二兩。病皆與方相應者，乃服之。

【方解】此於四逆湯增其薑、附用量，故治四逆湯證陰寒劇甚，而脈微欲絕，或無脈者。

【按】陰寒劇甚，機能沉衰，因致脈微欲絕，或無脈者，急迫虛脫之爲候也，非此不足以救治之。故本方之用，亦以脈微欲絕或無脈爲要徵。凡陰寒重證，見此脈候者，用之無不驗。方後加減法，後人所附，不可信，故去之。

解讀 胡老筆記，對本條的注解，有的無按語，有的有按語，此按語對理解通脈四逆湯有重大啓示，故收錄進來。

要說明的是，胡老所提“方後加減法，後人所附，不可信，故去之，”是指方後煎服法“面色赤者”以下文字，胡老筆記中已刪除，不過我們考慮到，本段文字中，藥物的加減不合仲景經方法制，應當批判，但最後10字，確屬經方至理，這裡告訴我們，方後所附，不是一人、一個朝代所爲，《傷寒》爲歷代經方家一代一代論廣而成，故本著仍與保留，以做參考。尤其最後10字，是經方家實際體悟，有重要理論價值和考證價值，更值得注意的是，有人謂：“方證對應或稱方證相對是日本人先提出來的”、又有人提出是“唐代的孫思邈先提出來的”……。參看方後附，對這一問題當有利於解讀。

318.少陰病，四逆，其人或咳、或悸、或小便不利、或腹中痛、或瀉利下重者，四逆散主之。

注解 邪熱鬱結於胸脇心下，血氣受阻，因致脈微細四肢厥冷，形似少陰四逆證，因以少陰病四逆冒之。其實此乃熱厥之屬，爲少陽證。其人或咳以下諸證，亦同小柴胡湯證，涉及其他臟器的爲病，均宜四逆散主之。

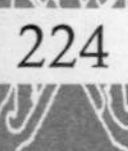

【按】通過實踐證明，則本方證的四逆很少見。只若形似大柴胡湯證，胸脇煩滿、心下痞結、不嘔而不宜攻下者，大多屬於本方證。並由本條腹中痛或瀉利下重的說明，則本方有治熱痢的機會，宜注意。

【四逆散方】

甘草(炙)、枳實(破，水漬，炙乾)、柴胡、芍藥。

上四味，各十分，搗篩，白飲和服，方寸匕，日三服。今各藥取三錢作煎劑亦驗。

【方解】本方含有芍藥甘草湯，和枳實芍藥散的合方而加柴胡所組成，故治芍藥甘草湯與枳實芍藥散的合併證而有柴胡證，即少陽證者。

319.少陰病，下利六七日，咳而嘔渴、心煩不得眠者，豬苓湯主之。

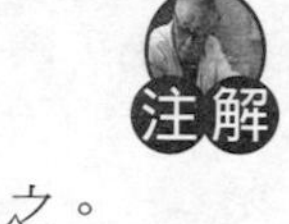
注解

小便不利，裏有停飲，故下利而嘔，復以有熱故渴。飲和熱上迫呼吸器則咳，波及頭腦，則心煩不得眠，宜豬苓湯主之。

【按】此亦非少陰病，以其有似水氣在裏的眞武湯證，因冒以少陰病下利，並列於此，以示鑒別，讀者可對照互參。

320.少陰病，得之二三日，口燥咽乾者，急下之，宜大承氣湯。

注解

少陰病，津液本虛，若傳裏為陽明病，則燥結異常迅急。二三日不過乍傳之時期，而即口燥咽乾，已大有津液欲竭之勢，故須急下救其津液，緩必無及，宜大承氣湯。

321.少陰病，自利清水，色純青，心下必痛，口乾燥者，急下之，宜大承氣湯。

注解

自利清水，色純青者，謂所下均是色純青的穢濁臭水。熱結於胃，故心下必痛，此即《溫疫論》所謂熱結旁流者是也。雖形似少陰病(指脈微細，但欲寐而言)而實系熱毒暴發於裏的疫證，病勢猛惡，邊下利清水，邊結實心下，熱亢津亡，災禍立至，口乾燥者，已見其端，故須急下之，宜大承氣湯。

【按】我昔年一夜，正在睡中，突然身如倒懸，昏冒不知所以，始以爲夢，嗣以腹痛欲便，方知是病，遂下利黑水樣便二三行，惡臭難聞。以後便沉昏不起，家人惶恐，乃請西醫注射藥針，次日頭腦稍清，但口燥咽乾、腹痛不已，因自擬服大承氣湯加甘草，得快下遂安。因所患與上證頗相似，故附此以供參考。此本屬陽明，與少陰無關，以其燥結迅速，勢當急下，與少陰轉屬陽明者相似，故並出於此，亦以少陰病冒之。

322.少陰病，六七日，腹脹、不大便者，急下之，宜大承氣湯。

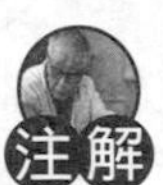
注解 已六七日腹脹不大便，本屬裏實可下之證，況有少陰的外觀，更應慮其津虛，急宜大承氣湯下之。

【按】津愈虛則促進熱實，熱實則益使津液耗損，以是虛者益虛，實者益實，精虛病實，勢難任藥了。故少陰轉屬陽明者，略見其端，即宜急下。以上三條，除第二條根本即屬陽明病外，前後二條，均屬少陰轉屬陽明的急下例。

323.少陰病，脈沉者，急溫之，宜四逆湯。

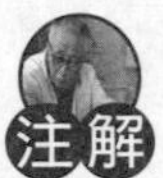
注解 脈沉主寒主飲，少陰病見此脈，急宜四逆湯溫其裏，緩則轉屬太陰，則吐利厥逆等重證隨之而至矣。

【按】少陰病始得之，反發熱脈沉者，可與麻黃附子細辛湯，解外亦兼溫中，今無熱而脈沉，則宜四逆湯急溫其裏，前後對照互參，才能看到古人辨證之精，和用藥之嚴。

324.少陰病，飲食入口則吐，心中溫溫欲吐、復不能吐，始得之，手足寒，脈弦遲者，此胸中實，不可下也，當吐之；若膈上有寒飲、乾嘔者，不可吐也，當溫之，宜四逆湯。

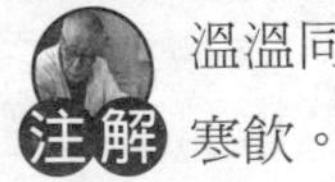
注解 溫溫同慍慍，可作噁心饋悶狀解。膈上有寒飲，即指胃中有寒飲。

病實於胸中，氣血受阻，故手足寒，脈弦遲，而現少陰病的外觀。上實則拒納，故飲食入口則吐，即不欲飲食，其人亦有心中溫溫欲吐、復不能吐的情狀，此爲胸中實，宜順其勢，以瓜蒂散吐之，不可誤爲食已即吐的大黃甘草湯證而下之。

若上證，其人只乾嘔而無物，亦無心中溫溫欲吐、復不能吐的情況者，此爲裏有寒飲，則不可誤爲胸中實而吐之，宜四逆湯以溫之。

【按】最後四逆湯溫之一段，亦少陰與太陰的併病，不過本條主要是就嘔之一證，爲示瓜蒂散證、大黃甘草湯證、和四逆湯證的鑒別法，即大黃甘草湯治食已即吐，雖有似瓜蒂散證，飲食入口則吐，但大黃甘草湯證，並沒有心中溫溫欲吐、復不能吐的情況。至於四逆湯雖亦治嘔，但不是飲食入口則吐，亦不是食已即吐，而只是乾嘔，是亦不難分辨。

325.少陰病，下利，脈微濇，嘔而汗出，必數更衣，反少者，當溫其上，灸之。

注解 少陰病，津血本虛，今轉屬太陰，下利且嘔而復汗出，則津液大量亡失，故脈微濇。中虛氣陷，故必使其數更衣，但津液內竭，雖數更衣，而利下反少。當溫其上者，暗示宜四逆輩溫在上的胃，不可以桃花湯固澀在下的腸也。灸之者，謂並宜灸之，輔助溫其胃。

【按】津液虛有因熱而致者，除其熱則治，亦有因胃氣沉衰而致者，必振興胃氣始治。後世醫家一見津液虛，即以溫藥爲戒，是但知其一，不知其二也。對本條亦謂陰虛(指津液、血液)不可用姜、附溫藥，而把當溫其上灸之，說是宜灸頂上百會穴，又何其可笑。試看厥陰篇中，大汗，若大下利而厥冷者，和霍亂篇中吐、利、汗出發熱惡寒、四肢拘急、手足厥冷者等條，較本條所述，則津液虛爲尤甚，但無一不用四逆湯者，此之宜四逆湯又復何疑？至於灸之，雖未明指何穴，我則謂宜取足三里。

少陰病(表陰證) 證治結要

少陰病和太陽病是在同一表位上，所反映出來的陰陽兩種不同的證。由於陰證多虛，維持在表的時間甚暫，一般二三日後即傳裏或半表半裏，而爲表與裏，或表與半表半裏的併病，若麻黃附子細辛湯、麻黃附子甘草湯、白通湯等均屬少陰病的發汗劑，即見於太陽病篇的桂枝加附子湯、桂枝去芍藥加附子湯等均屬少陰病的解表劑。不過前者宜於汗出，而此則宜於無汗者，不可不知。

胃爲水穀之海，氣血之源，人之病死，大多由於胃氣的衰敗，即是在太陰病這一階段，所以前於太陽病篇即有“傷寒醫下之，續得下利清穀不止，身疼痛者”急當救裏的說明。少陰病列出多條死證，亦以關係太陰病者爲多。太陰病篇曾說自利不渴者屬太陰，以其臟有寒故也，宜服四逆輩，而本篇所以出諸方，如附子湯、桃花湯、吳茱萸湯、眞武湯、通脈四逆湯、四逆湯等，亦均屬四逆輩，其有關於太陰病的證治甚明。何以有關太陰病的證治和死證，不出於太陰病篇而反出於此呢？其故有二：即 少陰病傳裏以傳太陰爲常，所列證治和死證，均有關於少陰轉屬爲太陰病者。 少陰病在表本不死但以其傳變迅速，二三日後即常轉屬太陰，便有死亡的可能，正是爲了警告醫家，一見少陰病，即不得輕忽視之，要抓緊時機解外，最好使之不傳太陰，既傳太陰更當急救其裏。

少陰病亦間有傳裏陽明者，以津虛血少的少陰病，若傳陽明，則燥結分外迅急，津液立有枯竭之患，故略見其端，即宜急下，不可因循常規，須注意之。

少陰傳入半表半裏，以傳厥陰爲常，而間有傳少陽者。但在本篇只有轉屬厥陰死證二條，以厥陰病篇列於最後，故未涉及其具體證治，若豬膚湯、黃連阿膠湯、甘草湯、桔梗湯等條，皆有關轉屬少陽病證治。至於苦酒湯、半夏散及湯、四逆散、豬苓湯等條，均屬於類似證治，則與少陰病無關。

解讀 胡希恕先生通過始終理會《傷寒》全書，悟得六經來自八綱，率先提出少陰屬表，與後世注家有明顯不同，是眞正闡明了少陰實質，亦是解讀六經的關鍵，故對本篇要細心體會。

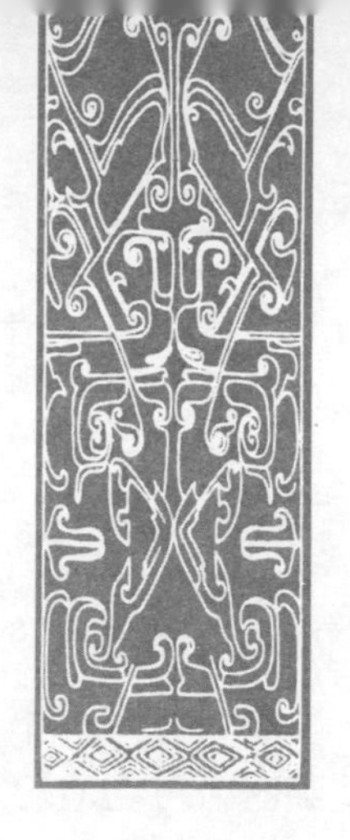

第六篇

辨厥陰病(半表半裏陰證)脈證並治

(起326條迄381條)

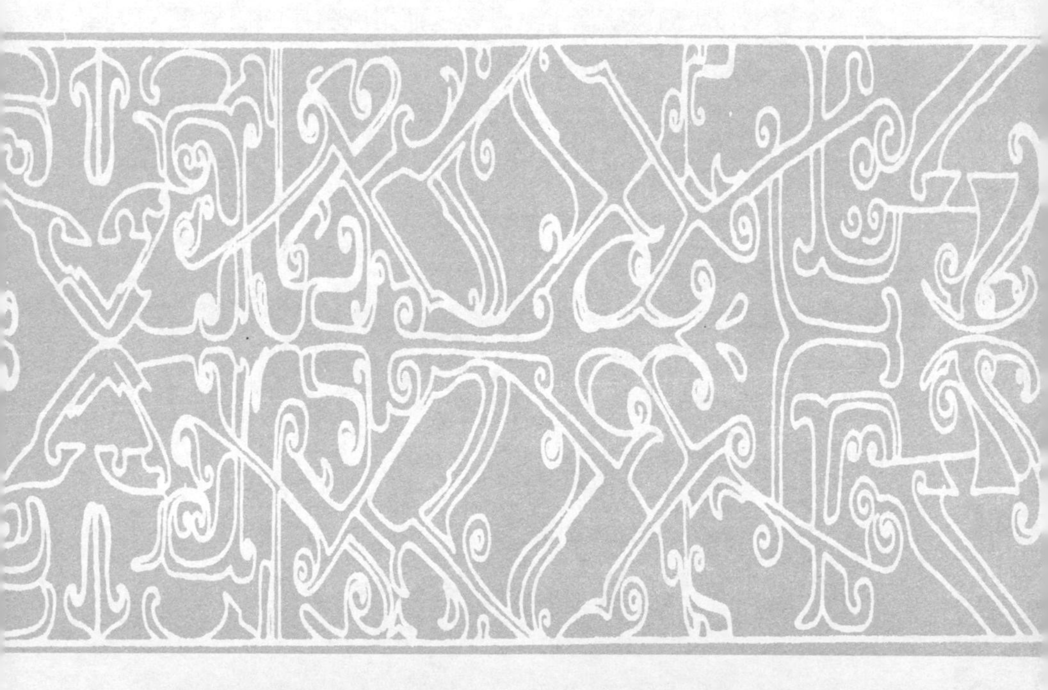

326.厥陰之為病，消渴，氣上撞心，心中疼熱，饑而不欲食，食則吐蛔，下之利不止。

注解 厥陰病，即是半表半裏的陰證，津液虛則引水自救，故消渴；上虛則寒自下乘，故使氣上撞心；熱爲寒隔，故心中疼熱；上熱下寒，故饑而不欲食；蛔迫於下寒，因上於膈，故食則吐蛔。半表半裏不可下，而陰證更不可下，若誤下之，則利不止。

【按】半表半裏爲諸臟器所在之地，證情複雜多變，若陽熱證，還有口苦、咽乾、目眩的共性，但亦不免失之空泛，須合柴胡湯證觀之，乃可看清少陽病的概要特徵。至於陰證，更難作出明確提綱，以上所述，亦只是對照少陽病的各證說的，即如少陽病，因熱則口苦、咽乾，而厥陰病，因虛故引水自救；少陽病，實結脇下，則胸脇苦滿，而厥陰病，以隔氣而虛，則寒自下乘，故氣上撞心；少陽病，只是熱煩，而厥陰病，則心中疼熱；少陽病，由於熱鬱，故嘿嘿不欲飲食，而厥陰病，上熱下寒迫蛔上隔，故食則吐蛔。這種對照說法，雖然說明了厥陰病的一些證候，但厥陰病的變化，並不限於此。

解讀 後世對厥陰病爭議最多，而對厥陰病的提綱更是爭論的焦點。胡老對此也歷盡心血，明確指出，厥陰病爲半表半裏陰虛寒證，其特點是上熱下寒。我們受胡老的啓發，通過臨床實踐，有了初步體悟，認識到柴胡桂枝乾薑湯證是厥陰病之一，同時通過應用本方及烏梅丸等體會到，表陰證可從汗從表解，裏陰證可從吐下解，邪有直接出處，半表半裏陰證則無直接出路，故最易寒鬱化熱，因多呈上熱下寒之證，消渴也不是實熱的消渴，又從“饑而不欲食，食則吐蛔”及下條的“厥陰病，渴欲飲水者，少々與之癒”認識到，厥陰病的消渴不是眞正的消渴，只是上熱下寒的形似消渴，及虛則引水自救之虛渴。而厥陰病的概念的主要特點應該是：除有類似於少陽病半表半裏證候外，尙有“寒多，微有熱，或但寒不熱”、上熱下寒兩大特點。

另外，理解厥陰病和少陽病，還要聯繫經方的形成史看，即經方的方證起源於神農時代，即以八綱爲基礎理論，而最先認識病位元的是表證，繼則爲裏證，認識表證及裏證亦是漫長的歷史過程，後來逐漸(大約在漢代？)才認識到半表半裏病位，因此至漢代《傷寒論》(確切說是《論廣湯液》)成書時，對半表半裏的認識難免不充沛，對少陽病及厥陰病認識欠清晰。胡老提出用排出法，正是遵循了經方發展史，正是說明了六經來自於八綱發展史。

327.厥陰中風，脈微浮為欲癒，不浮為未癒。

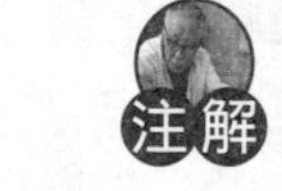

脈雖微而見浮，則病有從陰轉陽之象，故爲欲癒。若但微而不浮，則爲陰寒虛候，故爲未癒。中風如此，傷寒亦可類推。

328.厥陰病，欲解時，從醜至卯上。

329.厥陰病，渴欲飲水者，少少與之癒。

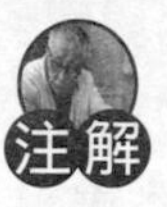

厥陰病，若其人渴欲飲水者，則可少少與之佳。

【按】厥陰之渴與少陰同，均屬虛故引水自救使然，多飲停蓄，當有厥利之變，故雖渴欲飲，亦宜少々與之佳。

篇中只以上四條以厥陰病三字爲題首，自此以下便無一冒之以厥陰病者，前後顯然不是論述同一主題，《玉函經》別爲一篇，題曰："辨厥利嘔噦病形第十"，審其內容，亦確是主述四病證和治，想必叔和當日，以爲三陰三陽篇後，出此雜病一篇，似屬不類，而厥陰病又只了了四條，且無具體證治，可能即是厥陰續文，乃合爲一篇。不過叔和亦未嘗無疑，故於《玉函經》仍按原書命題，留得後人研討。惜諸家不查，竟把四病的證治均看作是厥陰病，而與上述提綱交相附會，因把厥病說得極其怪異，令人無法理解，此又非叔和所料也。其實仲景此篇另有深意，約言之，可有以下三端。

(一) 胃者生之本，胃氣存則生，胃氣亡則死，故治病必須重視胃氣，因特取此與胃有關的四種常見病，示人以生死緩急之辨，和其具體的證和治，爲三陽三陰篇作一總結。

(二) 並亦正告醫家，表裏陰陽，賅括萬病，傷寒雜病，辨治無殊，試看桂枝湯、柴胡湯、梔子豉湯、白虎湯、承氣湯、瓜蒂散、四逆湯、吳茱萸湯等，均見於三陽三陰篇中的治劑，適證用之，亦治雜病也。

(三) 仲景論出《湯液》，六經名稱、提綱，以及一些照例條文，大都《湯液》原文，雖有疑問，亦均如實照錄，以存其眞，以供後人研究。厥陰病的四條，亦皆是也。於論厥諸條中，亦間有補充厥陰之文，尤其烏梅丸、當歸四逆湯等條，雖論治厥，但證屬厥陰，更不無暗爲厥陰證治略示其範，其所以不列於厥陰篇者，以與提綱文不相屬也。

解讀 胡老以上注解，正說明仲景書是由《湯液》論廣而來，與諸多考證相符，六經由八綱發展而來，這樣分析認識厥陰就有了大方向。不過値得注意的是，其一，胡老認爲當歸四逆湯屬厥陰病，有待進一步探討。其二，有關六經名及提綱，據楊紹伊考證顯示，六經名《湯液》已有，而六經提綱則爲張仲景弟子加入，更有待考證(參見《解讀伊尹湯液經》)。

330.諸四逆厥者，不可下之，虛家亦然。

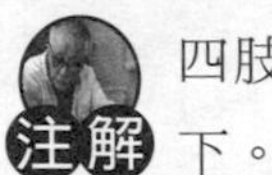

注解 四肢逆厥，多屬虛寒，故不可妄用下藥。虛家當然亦不可下。

【按】從本條以下至篇末，《金匱玉函經》別爲一篇題曰："辨厥利嘔噦病脈證治第十"，細按條文亦確是泛就以上各病，而論其各種不同證治，《金匱玉函經》的提法可能是對的，不過其中亦有關厥陰病證者，故仍合爲一篇而注解之。

331.傷寒先厥後發熱而利者，必自止，見厥復利。

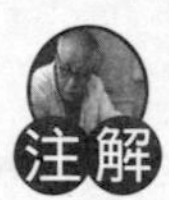

注解 傷寒先厥後發熱而利者，後發熱則利必自止，若熱去復厥，則亦必復利。

【按】厥利發熱往復，與少陽病寒熱往來，同是正邪分爭的形象，只以陰陽爲證不同，故爲候亦異。

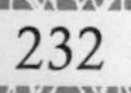

332.傷寒，始發熱六日，厥反九日而利。凡厥利者，當不能食，今反

能食者，恐為除中。食以索餅，不發熱者，知胃氣尚在，必癒，恐暴熱來出而復去也。後日脈之，其熱續在者，期之旦日夜半癒。所以然者，本發熱六日，厥反九日，復發熱三日，並前六日，亦為九日，與厥相應，故期之旦日夜半癒。後三日脈之，而脈數，其熱不罷者，此為熱氣有餘，必發癰膿也。

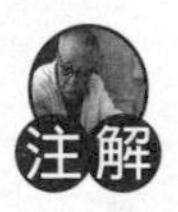

除中，謂除去中氣，即胃氣衰竭的意思。索餅，即素餅。

傷寒先發熱六日，厥反九日而且下利，凡厥利者，爲屬胃虛寒，胃虛有寒，一般當不能食，今其人反能食，恐爲除中惡候，因試以素餅，若食後不暴發熱者，知胃氣尚在，還能任食，則排出除中，其病必癒。唯恐暴熱來，出而複去，則爲除中必死也。後三日脈之，其熱續在者，可期之明日夜半癒。所以然者，本先發熱六日，而厥反九日，今復發熱三日，合前六日，亦爲九日，與厥相應，故可期之於明日夜半癒。若後三日診其脈仍數，而熱延續不已者，此爲熱氣有餘，雖不至於再作厥利，但必傷損血脈，而必發癰膿。

【按】此承上條，詳申厥熱往復，為正邪分爭之機，而歸重於胃也。此雖論厥，但屬厥陰。厥反九日而利，言外此後又復發熱而利止也。“凡厥利者”以下，至“恐暴熱來，出而復去也”一段，是一倒插筆。“食以索餅”當在厥利時期。後三日脈之，是指“復發熱”利止後三日脈之，不是指食索餅後三日脈之。“其熱續在者，”亦是說復發熱續在，而不是說食索餅發熱續在也。古文簡奧，讀者須細玩。

333.傷寒脈遲六七日，而反與黃芩湯徹其熱，脈遲為寒，今與黃芩湯，復除其熱，腹中應冷，當不能食，今反能食，此名除中，必死。

注解

傷寒脈遲六七日，而有厥利發熱往復證，醫不詳查，而反與黃芩湯以除其熱，不知脈遲爲寒，今與黃芩湯再除其熱，則腹中應冷，當不能食，今反能食，此名除中，必死。

【按】先發熱六日，厥利九日，能食者又恐除中，今脈遲反與黃芩湯以除其熱，而能食者，故必除中。

六七日後，應有下利二字，未言者，以黃芩湯已詳於前，此因略之，讀者互參自明。

334.傷寒先厥後發熱，下利必自止，而反汗出，咽中痛者，其喉為痹。發熱無汗，而利必自止，若不止，必便膿血。便膿血者，其喉不痹。

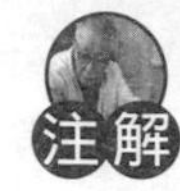

傷寒先厥後發熱，下利必自止。厥回利止，若發熱已，則爲欲癒。今反汗出，咽中痛者，爲熱有餘，上攻咽喉而爲痹也。

若發熱無汗，則利亦必自止，今利反不止者，亦爲有餘，熱隨利以下迫，故必便膿血，熱迫於下而不攻於上，故其喉不痹。

【按】熱進寒退，則厥利自止，若熱與厥應，乃屬順候，厥利止，而熱亦當解，此爲欲癒，熱不解則爲太過，亦非欲癒。

335.傷寒一二日至四五日而厥者，必發熱。前熱者後必厥，厥深者熱亦深，厥微者熱亦微。厥應下之，而反發汗者，必口傷爛赤。

注解 傷寒一二日至四五日驟然而厥者，先此厥時定必發熱，蓋前有盛熱津液耗傷者，後乃必厥，故後之厥深者，前之熱亦必深，後之厥微者，前之熱亦必微。此爲熱厥，本宜下其熱，粗工墨守傷寒治法，而反發其汗，傷津助熱，則必致口傷爛赤。

【按】厥有寒熱不同，本條所述即因熱所致的厥，故下熱則厥即治，不過此所謂下之，若前之四逆散證和後之白虎湯證均屬之，不是說宜大承氣湯以攻下，此與前之諸四逆厥者不可下的說法，並不矛盾。

336.傷寒病，厥五日，熱亦五日，設六日當復厥，不厥者自癒。厥終不過五日，以熱五日，故知自癒。

注解 傷寒病，若先厥五日，後發熱亦五日，設厥熱往復，則六日當復厥，若不厥者爲自癒，以厥終不過五日，而熱亦五日，厥熱相應，故知自癒。

【按】此論厥熱往復，與前之厥利發熱往復同，不過前則證較重，

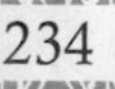

而此則證較輕。

337.凡厥者，陰陽氣不相順接，便為厥。厥者，手足逆冷是也。

注解 此所謂陰陽氣，當指靜脈與動脈而言，手足爲陰陽交會之處，若血液不充於此處，則陰陽不能於此處相順接，於是便爲厥，厥者，即手足自指端向上逆逆冷者是也。

【按】此論厥之成因，即其形象。厥之爲病，原因雖多，但凡厥者，均爲血不充於四末，則一也。

338.傷寒脈微厥，至七八日膚冷，其人躁，無暫安時者，此為臟厥，非蛔厥也。蛔厥者，其人當吐蛔。今病者靜，而復時煩者，此為臟寒，蛔上入其膈，故煩，須臾復止。得食而嘔，又煩者，聞食臭出，其人當自吐蛔。蛔厥者，烏梅丸主之。又主久利。

注解 氣血少故脈微而厥。至七八日更見一身膚冷者，則榮衛絕於外也。其人躁無暫安時者，則生氣欲盡之徵也，此爲臟氣衰竭的臟厥，非蛔厥也。蛔厥者，其人當自吐蛔，今病者靜，而後時煩者，此爲復有寒，蛔被寒迫上入其膈故煩，蛔得暖則安，故須臾則煩複止。裏有寒故得食而嘔，此時又煩者，以蛔聞食臭出，此其人所以當自吐蛔也。若此蛔厥者，烏梅丸主之。

【按】臟厥者，即臟氣衰竭而致之厥，多死。蛔厥只是臟中有寒，臟氣還未至衰竭，故可治。不過此所謂臟，當指胃臟，胃氣不振，精氣不生，不充於四末，則厥作矣。又治久利，當是方後語，《玉函》無此四字是也。

【烏梅丸方】

烏梅三百枚，細辛六兩，乾薑十兩，黃連十六兩，當歸四兩，附子(炮，去皮)六兩，蜀椒(出汗)四兩，桂枝(去皮)六兩，人參六兩，黃蘗六兩。

上十味，異搗篩，合治之，以苦酒漬烏梅一宿，去核，蒸之五斗米下，飯熟搗成泥，和藥令相得。内臼中，與蜜杵二千下，丸如梧桐子大。先食飲服十丸，日三服，稍加至二十丸。禁生冷、滑物、臭食等。

【方解】既用黃連、黃蘗解煩除熱，複用薑、附、辛、椒溫中驅寒，另以桂枝降其氣沖，人參、當歸補其氣血。妙在主用烏梅，漬之以苦酒，大酸大斂，既止渴，又固脫，故此治蛔厥上虛熱、下沉寒、而心下痞硬、氣上沖胸、心中煩熱、渴欲飲水、或嘔逆或下利者。

應當明確，烏梅丸方證屬厥陰病證。

339.傷寒熱少微厥，指頭寒、嘿嘿不欲食、煩躁，數日小便利、色白者，此熱除也。欲得食，其病為癒；若厥而嘔，胸脇煩滿者，其後必便血。

熱少故厥亦微，而只指頭寒，嘿嘿不欲食，煩躁，爲熱在半表半裏屬少陽柴胡證；若數日後小便利而色白者，爲熱已除；欲得食，則裏已和，故其病爲癒。若厥而且嘔，胸脇煩滿者，不但柴胡證未罷，並裏熱深而見厥，若不速治，其後必便血。

【按】此述熱厥，前半爲小柴湯證，後半爲大柴胡湯證，以詳見前及《金匱要略•婦人產後》篇，可互參。

340.病者手足厥冷，言我不結胸，小腹滿，按之痛者，此冷結在膀胱關元也。

言我不結胸，即自覺胸脇寬快毫無煩滿之苦。關元，在臍下三寸。病者手足厥冷，其人言我不結胸，當非因熱所致。今小腹滿而按之痛，爲冷結在膀胱關元可知，故此爲寒厥而非熱厥也。

【按】結上多熱，結下多寒，此亦診寒熱的一法，須知。

341.傷寒發熱四日，厥反三日，復熱四日，厥少熱多者，其病當癒；四日至七日，熱不除者，必便膿血。

傷寒發熱四日，厥反三日，復發熱四日，此厥少熱多，爲陽進陰退之象，故其病當癒；但從四日延至七日，而熱還不除者，此爲熱氣有餘，則必便膿血。

342.傷寒厥四日，熱反三日，複厥五日，其病為進。寒多熱少，陽氣退，故為進也。

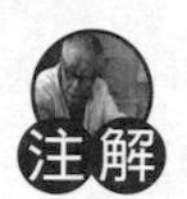

傷寒厥四日，而熱反三日，復厥又增爲五日，此寒逐見其多，而熱逐見其少，爲陽氣退，故病爲進也。

【按】厥熱往復爲正邪分爭，而歸重於胃，前已言之，其所以然的道理，尙有加一說明的必要：胃氣水穀之海，氣血之源，胃氣沉衰，則氣血虛，不充於四末，故手足厥，胃氣復振，則氣血充，故厥回而發熱。前之除中必死者，胃氣已敗故也；上之必便膿血者，胃氣過亢故也。

343.傷寒六七日，脈微，手足厥冷，煩躁，灸厥陰，厥不還者，死。

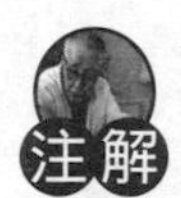

脈微，手足厥冷，煩躁者，即指338條的臟厥言。此爲臟氣衰竭重證，宜灸厥陰，若厥仍不還者，死。

【按】仲景未言應灸何穴，或謂宜灸太沖二穴，爲厥陰脈之所主，穴在足大趾下後二寸陷中，灸三壯，是否存疑待考。

344.傷寒發熱，下利厥逆，躁不得臥者，死。

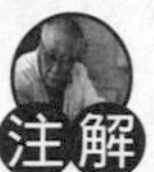

傷寒發熱，爲外邪盛，下利厥逆，爲精不守而胃氣復衰也。邪氣獨留，故躁不得臥，必死。

【按】此和下條，均述邪留精卻，而胃氣沉衰的死證。

345.傷寒發熱，下利至甚，厥不止者，死。

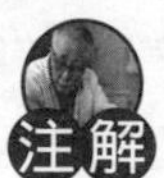

傷寒發熱，則外邪未去。下利至甚，則精氣爲虛，若更厥逆不止，則胃氣又復沉衰，精虛無汗，邪氣獨留，故死。

【按】以上二條均屬太陽與太陰合病或併病之類，精氣欲竭，胃氣復衰，而邪氣獨留，與陰陽交的死證頗相似。

346.傷寒六七日不利，便發熱而利，其人汗出不止者，死，有陰無陽故也。

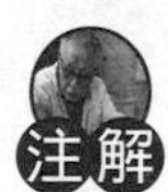

傷寒六七日前原本不利，今忽然發熱而利，若其人汗不止者，必死，此以精氣暴脫，而邪氣獨盛故也。

【按】陰指邪氣，陽指精氣，精脫邪留，故謂有陰無陽也。

347.傷寒五六日，不結胸，腹濡，脈虛復厥者，不可下，此亡血，下之死。

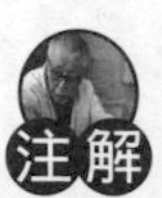

傷寒五六日，既不結胸，而又腹濡，則裏無實可知。脈虛復厥，更是津虛血少，即有大便難，亦不可下，因此爲亡血，若下之必虛脫而死。

【按】傷寒五六日，以傳少陽爲常，然亦間有傳厥陰者，本條所述，屬厥陰的虛厥也。

胡希恕先生認爲本條證屬厥陰，其治療方藥爲當歸四逆湯，多次論述認爲當歸四逆湯屬厥陰病證，有待探討。

348.傷寒發熱而厥，七日下利者，為難治。

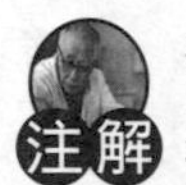

發熱而厥，已屬邪盛精虛，七日傳裏又復下利，胃氣漸趨不振，故爲難治。

【按】陰指邪，陽指精氣，精脫邪留，故謂有陰無陽。以上四條均論厥逆死證，後三條即《內經》所謂“陰陽交者”是也。仲景所論，尤有發揮，爲易于理解，今節錄《素問•評熱病論》原文略釋如下：

“今邪氣交爭于骨肉，而得汗出者，是邪却而精勝也，精勝則當能食而不復熱。復熱者，邪氣也，汗者，精氣也，今汗出而輒復熱者，是邪勝也。不能食者，精無俾也。病而留者，其壽可立而傾也。”大意是說，今病在表，則邪氣与精氣交爭于骨肉間，而得汗出者，是精勝邪也。精氣化生于胃，若果精氣勝，胃必不虛，則當能食。發熱者邪氣，若果邪却，則不當復熱，今汗出而復發熱，爲邪在而精越，是邪勝也。尤其不能食，則精氣的來源斷絕，精竭而病獨留，故其壽可立而傾也。陰指邪氣，陽指精氣，本來邪氣交爭時，精在內而邪在外，結果則邪留於內，而精越于外，陰陽形勢，恰好倒置，交易其位，故謂爲陰陽交也。

細審以上所述，陰陽交之所以爲死証，不只是汗出而復熱，而更爲重要的是胃虛不能食，因爲汗出復發熱，不過精氣虛，不足以驅邪，但不至于死，必不能食者，精氣來源斷絕，終至精竭邪留，乃致死耳。故若傷寒發熱，雖不汗出，但胃氣先衰，精氣下脫，其亦必死也。仲景即依此發揮以上諸條死證，讀者宜細玩。

349.傷寒脈促，手足厥逆，可灸之。

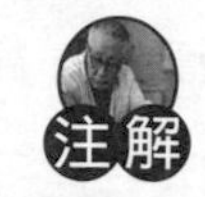

傷寒脈促，爲表未解。手足厥逆，爲裏虛血不足，故雖表不解，亦不宜發汗，可灸之，先回其厥，亦即先救裏，而後救表的定法。

促脈主表不解，參見前第21條。

350.傷寒脈滑而厥者，裏有熱，白虎湯主之。

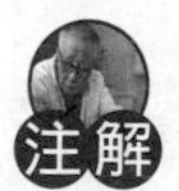

脈滑爲裏有熱，傷寒脈滑而厥者，由於裏熱所致，故以白虎湯主之。

【按】熱甚於裏，則精氣耗損，即《內經》所謂“壯火食氣”者是也，故亦可致厥，即前述的熱深厥深之厥。

351.手足厥寒，脈細欲絕者，當歸四逆湯主之。

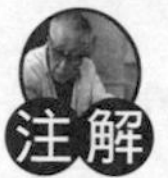

手足厥寒，脈細欲絕者，爲血虛于內，榮衛不利於外也，故以當歸四逆湯主之。

【按】此即347條所謂血虛之厥，而出其治也。

【當歸四逆湯方】

當歸三兩，桂枝(去皮)三兩，芍藥三兩，細辛三兩，甘草(炙)二兩，通草二兩，大棗(擘)二十五枚(一法十二枚)。

上七味，以水八升，煮取三升，去滓，溫服一升，日三服。

【方解】此即桂枝湯以細辛易生薑，而加當歸、通草，通草有通利血脈的作用，與當歸合用，補血行滯也，故此治內則血虛、外則榮衛不利、而脈細欲絕、手足厥寒者。

由胡希恕先生方解可知，本方治外邪裏飲證，故本方證當屬太陽太陰合病證。

352.若其人內有久寒者，宜當歸四逆加吳茱萸生薑湯。

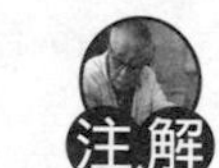

久寒者，當指積冷、疝瘕等證。此承上條言，若其人內有久寒，而手足厥冷，脈細欲絕者，則宜與當歸四逆加吳茱萸生薑湯。

【當歸四逆加吳茱萸生薑湯方】

當歸三兩，芍藥三兩，甘草(炙)二兩，通草二兩，桂枝三兩，細辛三兩，生薑(切)半斤，吳茱萸二升，大棗(擘)二十五枚。

上九味，以水六升，清酒六升和，煮取五升，去滓，溫分五服。

【方解】此於當歸四逆湯加溫中止嘔的吳茱萸、生薑，故治當歸四湯證，內有久寒而嘔逆者。

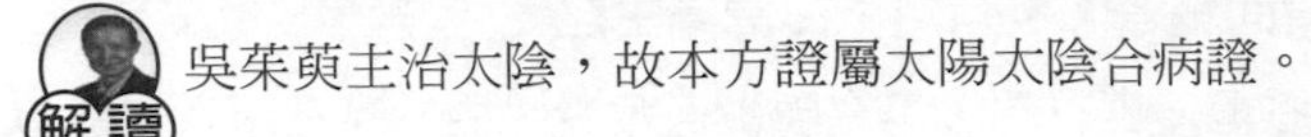

解讀 吳茱萸主治太陰，故本方證屬太陽太陰合病證。

353.大汗出、熱不去、內拘急、四肢疼、又下利、厥逆而惡寒者，四逆湯主之。

注解 大汗出，津液亡於外。熱不去，邪反留於內。腹內拘急，津虛並複有寒。四肢酸痛，外邪亦兼血鬱。中氣沉衰，因又下利，陽去入陰，故厥逆而惡寒，宜四逆湯主之。

【按】大汗出而又下利，厥逆惡寒，中氣沉衰，大有虛脫徵象，雖有表候，亦急宜救裏，若誤與桂枝湯以攻表，則禍變立至。

354.大汗，若大下利而厥冷者，四逆湯主之。

注解 大汗則津液亡於外，大下利則津液亡於內，以致津虛血少，故四肢厥冷，以四逆湯主之。

【按】津液亡失以至四肢厥冷，病已由陽入陰，虛脫即在傾刻，此時惟四逆湯溫中救裏的一策，胃氣一振，汗收利止，津液生，厥冷解矣。

355.病人手足厥冷，脈乍緊者，邪結在胸中，心下滿而煩，饑不能食者，病在胸中，當須吐之，宜瓜蒂散。

注解 邪結於胸中，氣血受阻，故手足厥冷。而脈乍緊，胃中有停滯，故心下滿。饑不能食、欲吐不能吐，故煩滿。此病在胸中，當須吐之，宜瓜蒂散。

【按】厥之爲證，原因很多，非陰證所獨有，本條所述，爲邪結胸中而致厥逆的證治。

356.傷寒厥而心下悸，宜先治水，當服茯苓甘草湯，卻治其厥，不

爾，水漬入胃，必作利也。

注解 《金匱》曰：“水停心下，甚者則悸”，故傷寒厥而心下悸者，此厥為胃中停飲所致，當先治水，宜服茯苓甘草湯，使水飲去而厥自已。雖說治水，反而能治其厥，若不知厥由水作，一味治厥，不但厥不能治，而水充斥胃中，更必作利。

【按】此述水飲所致之厥，雖說先治水，實亦治厥，由水漬入胃一語觀之，當有小便不利一症甚明，水不得下泄，故上漬入胃也。

357.傷寒六七日，大下後，寸脈沉而遲，手足厥逆，下部脈不至，咽喉不利，唾膿血，泄利不止者，為難治，麻黃升麻湯主之。

注解 寸脈沉遲下部脈不至，即促而沉遲的脈，為表未解而裏虛且寒之應；咽喉不利吐膿血者，為邪熱不得外解，而反壅逆於上也；手足厥逆，泄利不止者，津血不足，胃氣亦虛也；此乃正虛邪實，表裏俱困，已屬誤下的壞病，救表救裏，補虛攻邪，頗難措手，故謂難治，亦只有隨證用藥，以麻黃升麻湯主之。

【麻黃升麻湯方】

麻黃(去節)二兩半，升麻一兩一分，當歸一兩一分，知母十八銖，黃芩十八銖，萎蕤(一作菖蒲)十八銖，芍藥六銖，天門冬(去心)六銖，桂枝(去皮)六銖，茯苓十六銖，甘草(炙)六銖，石膏(碎，綿裹)六銖，白朮六銖，乾薑六銖。

上十四味，以水一斗，先煮麻黃一兩沸，去上沫，內諸藥，煮取三升，去滓，分溫三服，相去如炊三斗米頃，令盡，汗出癒。

解讀 胡老對本條的注解，原認為此為誤下所致的壞病，審脈與證，均不宜麻黃劑以發汗，其中必有錯簡，不釋，亦未做方解。但有的筆記作了注解，如上述，供讀者參考。

我們試做了方解和方證探討：從本條的症狀看屬寒熱交錯，病位在表、裏、半表半裏，病性屬於陰證。從方藥組成看，本方有越婢加朮湯和大青龍湯之意，但用乾薑不用生薑，又去大棗，又伍以知母、黃芩、麥冬、萎蕤等清裏上熱，故治表裏同病而發汗並不大。升麻“味甘辛，主解百毒，辟溫疾、瘴邪，”爲治咽喉痛的要藥。方中即用麻黃、升麻、桂枝發汗以解表，又用乾薑、白朮、茯苓、甘草溫中利水以止瀉；既以黃芩、知母、石膏除熱去煩，又以白芍、當歸、玉竹、天冬益血滋津，故本方所治咽喉不利、唾膿血、泄利等證，當屬表裏不解，邪鬱半表半裏，而呈寒熱虛實交錯者。因此它不同于麻黃湯發汗，而與柴胡桂枝乾薑湯、烏梅丸相類，似屬治療厥陰病的方劑，確否，亦僅供參考，有待探討。

厥陰病(半表半裏陰證)篇論厥小結

以上共二十八條，反複論述厥逆爲病的進退、生死變化和其有關的具體證治。其中陰陽寒熱虛實均有，每條均無厥陰病冠首字樣，各篇惟此獨異，其爲泛論類證甚明。注家固執循經發病的冗謬見，強行附會，反把厥陰病說的莫名其妙。厥之爲狀，即手足逆冷，致厥的原因雖多，但其所以爲厥，均由於陰陽氣(動靜脈)不相順接於手足。以是臟氣虛衰，尤其胃氣虛衰，因致血液不充於四末則厥，若亡津液、亡血液、或大汗出、或大下利、或由於熱耗、或由於病阻，均足以致厥。中醫講求辨證，厥以陽明的病徵出現者，則屬陽明之厥；厥以太陰病徵出現者，則屬太陰之厥；厥以少陽病徵出現者，則屬少陽之厥；厥以厥陰病徵出現者，則屬厥陰之厥。故厥無定性，因證而異，不要以爲厥陰病必厥、或厥均屬厥陰病也。

若厥熱往復，當然屬厥陰病的證候，此與少陽病的往來寒熱，都是正邪分爭的象徵，烏梅丸和當歸四逆湯條，亦均屬有關厥陰病的證治，他如死證諸條，如343條、347條等亦均屬厥陰病證，不可不知。

358.傷寒四五日，腹中痛，若轉氣下趨少腹者，此欲自利也。

注解 傷寒四五日，若腹中痛，而覺有氣轉動下趨於小腹者，此爲欲自下利的先兆。

【按】此暗示少陰病，因少陰病二三日後，以併發太陰病爲常，腹中痛、轉氣下趨少腹，即其預兆。

359.傷寒本自寒下，醫復吐下之，寒格，更逆吐下，若食入口即吐，

乾薑黃連黃芩人參湯主之。

注解 傷寒本自寒下者，謂其人下焦本自有寒，而今又患傷寒也。傷寒在表不可吐下，其人本自寒下，尤其不可吐下，醫者無知而復吐下之。寒格，指上熱下寒的爲證言，即是說其人下本有寒，今患傷寒，上又有熱，若更逆之以吐下，則下愈寒，而上愈熱，因致食入口即吐，宜以乾薑黃連黃芩人參湯主之。

【按】自358條以後均論下利證治，本條亦應有下利一證。通過實踐證明，則本方治胸中煩熱、吐逆不受食而下利者，確有驗，故本自寒下句，應有下寒且利的意思。又本方治嘔以熱亢不食爲主，與橘皮或半夏組成的方劑，以治水飲爲主者不同

【乾薑黃連黃芩人參湯方】

乾薑、黃連、黃芩、人參各三兩。

上四味，以水六升，煮取二升，去滓，分溫再服。

【方解】乾薑溫中而主嘔逆，人參健胃而主心下痞硬，黃連、黃芩解熱除煩，並治下利，故此治胸中有熱、胃虛有寒而胸中煩悶、心下痞硬、嘔逆或下利者。

這裡要特別注意，用六經提綱辨認本條方和證，本方證當符合厥陰病。

360.下利有微熱而渴、脈弱者，今自癒。

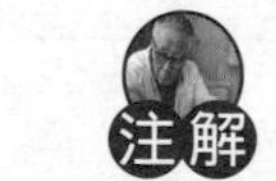

下利不渴者，爲裏有寒，今下利而渴，則爲裏有熱甚明。但身只有微熱，而脈又弱，是邪已衰，而熱漸退的爲候，故斷言曰：今之下利必自癒。

【按】此述熱利欲自癒的脈和證。

361.下利脈數，有微熱汗出，今自癒；設復緊，為未解。

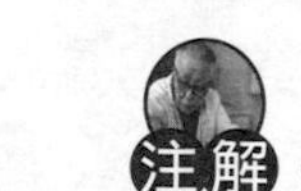

下利脈數爲有熱，但只微熱而有汗出，則熱共汗而外越，故知此利當自癒；假設脈數而復緊者，爲熱猶實，可肯定爲未欲解。

【按】由脈復緊爲未解觀之，則前之脈數當亦必復緩弱，此承上條說明熱利欲癒或否的脈證。

362.下利、手足厥冷、無脈者，灸之不溫，若脈不還，反微喘者，死。

注解 下利、手足厥冷以至無脈，爲陰寒極虛欲脫之候，宜急灸之。若仍手足不溫，而脈不還，反微喘者，此爲生機欲息，氣脫於上也，故死。

【按】此述陰寒下利的死證。

362(續).少陰負趺陽者，為順也。

注解 少陰脈以候腎，趺陽脈以候胃，少陰脈較趺陽脈弱者，爲少陰負于趺陽，在下利爲順候，因胃屬土，而腎屬水，利之爲病，大都胃土虛不能制腎水的緣故，今少陰負于趺陽，則胃土有權，而腎水歸源，故爲順候。

【按】此附會五行家言，不足取。

363.下利，寸脈反浮數，尺中自濇者，必清膿血。

注解 下利爲病在裏，脈當沉，今脈反浮數，乃熱邪亢盛之象。濇主亡血，尺中自濇，爲血亡失於下，下利見此脈，故知必便膿血。

【按】此述熱利便膿血的脈應。

364.下利清穀，不可攻表，汗出必脹滿。

注解 下利清穀，爲裏虛寒，即有表證，亦宜先救其裏，而不可攻表，若誤攻其表，汗出則益虛其裏，必脹滿不能食。

365.下利，脈沉弦者，下重也；脈大者，為未止；脈微弱數者，為欲自止，雖發熱不死。

注解 下利，脈沉弦爲裏急後重之應；脈大，爲邪熱盛，故爲未止；脈微弱爲邪已衰，雖脈還數而熱未已，則已可斷言爲欲自止，即暫發熱不久當已，必不至於死也。

【按】此述裏急後重的熱利證，即今所謂痢疾，而示其欲自止或否

的脈應。由於脈微弱數、不死觀之，則脈大實數則必死無疑。

366.下利，脈沉而遲，其人面少赤，身有微熱，下利清穀者，必鬱冒汗出而解，病人必微厥，所以然者，其面戴陽，下虛故也。

注解 下利脈沉而遲，爲陰寒在裏，但其人面少赤，身有微熱，已有陰去陽復形象，故雖下利清穀，則必鬱冒汗出而解，病人亦必微厥，所以然者，以其人面戴陽，而下虛，其欲自解，則必作戰汗等瞑眩反應。

【按】此論陰寒下利，陰退陽複必自癒。由於身微熱其面戴陽，知必自解，但其下虛，欲自解者，必發瞑眩，鬱冒汗出而微厥，即瞑眩狀也。

367.下利，脈數而渴者，今自癒；設不差，必清膿血，以有熱故也。

注解 脈數而渴爲裏有熱，往往熱隨下利排出而解，故謂今自癒。設不癒，則必便膿血，以熱久不去，傷及陰血故也。

【按】前半爲有熱下利的輕證，後半爲先利不癒，續便膿血的重證，此均常見的病(即先腹瀉，不癒則爲痢疾)。平時不愼飲食，裏有積熱者，往往因得自利而解。但積熱甚者，必進而便膿血，即先腹瀉不已，後爲痢疾者是也。

368.下利後，脈絕，手足厥冷，晬時脈還，手足溫者生，脈不還者死。

注解 下利後，即下利已止之後。下利雖止，而脈忽絕，手足厥冷，若周時脈還，手足復溫者，此爲病去，精力困乏形象，糜粥自養，當可恢復，故生。若晬時脈猶不還，乃心臟衰竭生氣已盡也，故死。

369.傷寒下利，日十餘行，脈反實者，死。

注解 傷寒下利，即病太陽傷寒而復下利之謂，其人發熱可知。下利日十餘行，其人當虛，而脈應微弱，今脈反實，爲邪盛之應，人虛邪盛，發熱不已，主死。

【按】下利頻數，發熱脈實，多難治，疫痢見此脈證更多凶，宜注意。

370.下利清穀，裏寒外熱，汗出而厥者，通脈四逆湯主之。

注解 下利清穀而厥爲裏寒，汗出屬外熱，因謂爲裏寒外熱，其實此汗出不是因熱而致，乃虛寒極於裏，而精氣外脫的惡候，故以通脈四逆湯主之。

【按】下利清穀而厥，並無脈微欲絕或脈不至，用四逆湯已足當之，而所以主通脈四逆湯者，只在汗出一證。下利清穀以至於厥，胃氣虛衰，血脈已不暢於四末，再如脫汗，脈當立絕，通脈之用，此正其時。

371.熱利下重者，白頭翁湯主之。

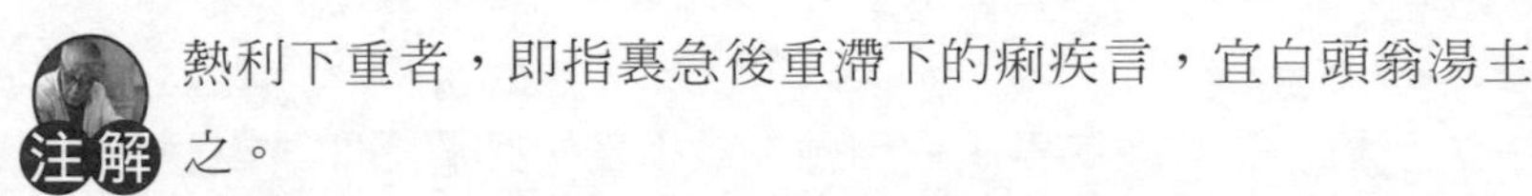

注解 熱利下重者，即指裏急後重滯下的痢疾言，宜白頭翁湯主之。

【按】熱痢裏急後重者，雖宜本方主之，但實踐證明，滯下甚者，宜加大黃有速效。

【白頭翁湯方】

白頭翁二兩，黃蘗三兩，黃連三兩，秦皮三兩。

上四味，以水七升，煮取二升，去滓，溫服一升，不癒更服一升。

【方解】四物均屬苦寒解熱止利藥，尤其白頭翁逐血止痛，更有作用於便膿血，故此治熱痢下重、煩熱、腹痛而便膿血者。

解讀 白頭翁湯方證，當屬陽明病證。

372.下利、腹脹滿、身體疼痛者，先溫其裏，乃攻其表，溫裏宜四逆湯，攻表宜桂枝湯。

注解 下利虛其裏而腹反脹滿，其爲虛滿而非實滿甚明。身體疼痛，爲太陽表證還在，此爲太陽太陰的表裏併病，法當先溫其裏，而後攻其表，溫裏宜四逆湯，攻表宜桂枝湯。

【按】表裏併病，裏實熱宜攻下者，宜先解表，而後攻裏。裏虛寒須溫補者，宜先救裏而後攻表，此爲定法，前於太陽病篇已屢言之，宜

互參。

373.下利，欲飲水者，以有熱故也，白頭翁湯主之。

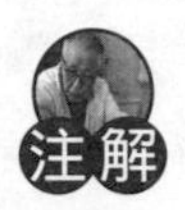

下利，渴欲飲水者，爲裏有熱，宜以白頭翁湯主之。

【按】前太陰病篇謂“自利不渴者，屬太陰，以其臟有寒故也，當溫之，宜服四逆輩”，可見渴與不渴爲辨熱利寒利的要徵。

374.下利，譫語者，有燥屎也，宜小承氣湯。

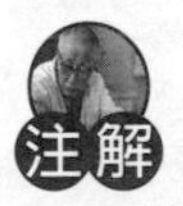

下利而譫語，爲裏實而有燥屎之候，宜以小承氣湯下之。

375.下利後，更煩，按之下心下濡者，為虛煩也，宜梔子豉湯。

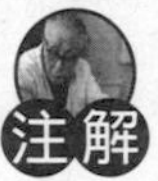

下利時本煩，下利癒，一時煩亦解，但以後復煩，按之心下虛軟無物，故肯定其爲虛煩，宜梔子豉湯解熱以止煩。

厥陰病篇下利證治小結

以上共十九條，統論下利的爲證，亦與前之論厥同，其中陰陽寒熱虛實俱有，即便陰寒下利，亦只能是厥陰轉屬太陰者，除乾薑黃連黃芩人參湯條外，其餘皆與厥陰病無關。

解讀 胡老師在這裏強調：“除乾薑黃連黃芩人參湯條外，其餘皆與厥陰病無關”。是說乾薑黃連黃芩人參湯證屬厥陰病，其他條所述不屬厥陰病。下利多見於陽明和太陰，以上條文所屬病證，以六經提綱量之自明。

376.嘔家有癰膿者，不可治嘔，膿儘自癒。

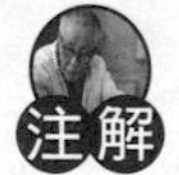

凡嘔吐者，若所吐有膿，乃內有癰膿的病變，依法當排膿，慎不可治嘔，膿排盡則嘔自癒。

377.嘔而脈弱、小便復利、身有微熱見厥者，難治，四逆湯主之。

注解 胃虛有飲，故嘔而脈弱。上虛不能制下，故小便復利。身有微熱，見厥者，陰寒甚於裏，虛陽拂鬱於外也，故知難治，亦只宜四逆湯主之。

【按】本條所述，乍看不似什麼有關生死的大證，其關鍵就在“身有微熱見厥”六字上面，虛寒在裏的陰證，以至於厥，反有微熱拂鬱在外，多屬殘陽欲脫之候，以是可征嘔而小便複利，亦不可視爲痰飲水氣一般的證候，大有上越下泄的虛脫形勢，此時惟有以四逆湯溫中救裏的一策，振起一分胃氣，便有一分生機，舍此更無別法。

378.乾嘔、吐涎沫、頭痛者，吳茱萸湯主之。

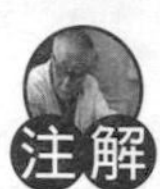

乾嘔只吐涎沫，胃虛有飲可知。而頭痛者，亦水氣上攻頭腦的爲證，以吳茱萸湯主之。

【按】頭痛、頭暈、眩冒多有水飲所致者，若嘔吐、或乾嘔、或噁心，本方均有奇效，此類病證常有，讀者試之。

379.嘔而發熱者，小柴胡湯主之。

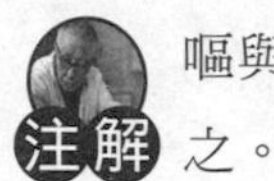

嘔與發熱同時並見者，屬少陽小柴胡湯證，故宜小柴胡湯主之。

【按】以上論嘔共四條，僅第377條或與厥陰病有關，但亦爲轉屬太陰者。

380.傷寒，大吐、大下之、極虛、復極汗者，其人外氣怫鬱，復與之水，以發其汗，因得噦，所以然者，胃中虛冷故也。

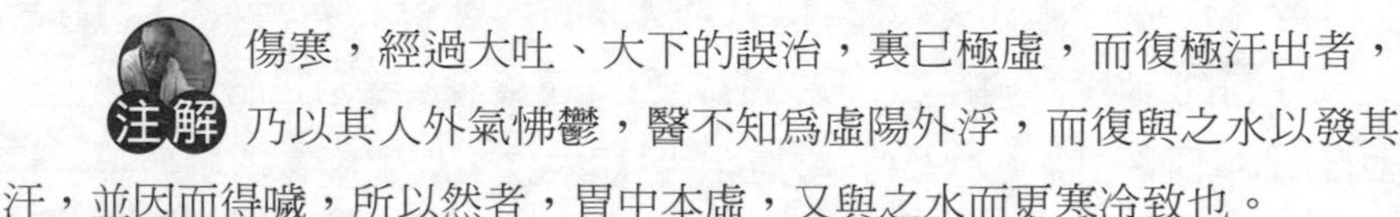

傷寒，經過大吐、大下的誤治，裏已極虛，而復極汗出者，乃以其人外氣怫鬱，醫不知爲虛陽外浮，而復與之水以發其汗，並因而得噦，所以然者，胃中本虛，又與之水而更寒冷致也。

【按】噦即呃，爲胃氣極虛證，與後世方書嘔、吐、噦作一類者不同。

381.傷寒，噦而腹滿，視其前後，知何部不利，利之即癒。

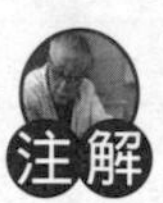

噦雖多虛，然亦有食、水停蓄之實者，若噦而腹滿，當審其前後二便，知何部不利，利之則腹滿與噦即癒。

【按】以上共二條論噦，噦固多虛，然亦有實證，不可不知。

厥陰病(半表半裏陰證)證治結要

半表半裏和表、裏一樣，均有陰和陽兩種不同的為證反映，前之少陽病，即這一病位上的陽證反映，而厥陰病，即這一病上的陰證反映。如於少陽病篇所述，由於半表半裏為諸臟器所在的關係，無論厥陰或少陽的為證均較複雜多變，要求如表、裏諸證一樣，作出一般概括的提綱，確不容易。若篇首厥陰之為病一條說明，亦只對照少陽病的一些證候，而比較地分析其寒熱虛實，依之以辨厥陰病還是很不夠的，即以338條和351條所述，其為厥陰病的證治，均很明顯，但除前條而有吐蛔的一證外，餘者又有什麼共同之處呢？

如上所述，則厥陰之辨，豈不大難？其實不然，半表半裏證，固較複雜多變，但表裏的為證單純易知，如發熱惡寒、脈浮、頭頂強痛的太陽病，和無熱惡寒、脈微細、但欲寐的少陰病，此病在表易知也；胃家實的陽明病，和腹滿而吐、食不下、自利益甚、時腹自痛的太陰病，此病在裏亦易知也。凡病即不屬表，又不屬裏，當然即屬半表半裏，故臨床診病，只若除外表裏，其為陽證者，即屬少陽病；其為陰證者，即屬厥陰病。傷寒論六經的排列次序，雖不得確知著書人的用意何在，但三陽篇和三陰篇，均把半表半裏置於最末，我們認為這多少有意義示人以辨六經之道。

至於有關厥、利、嘔、噦諸條的論述，其中陰陽、寒熱、虛實均有，非專論厥陰病者甚明。惜後世注家，大都固執循經發病的偏見，因和少陰病一樣，把全篇所有證治，均歸主於各該經病，牽強附會，自圓其說，因而表裏不分，陰陽不辨。《傷寒論》傳世已千數百年，但於三陰病證的眞實面貌，猶遠無知者，謂為注家的臆說，有以致之，亦不為過。

厥陰病為在半表半裏，法宜和以解之，但和劑須配伍溫性亢奮藥，和溫性有強壯作用的血分藥，如烏梅丸、當歸四逆湯等屬之。

厥陰病的提綱由於不夠賅括，不足為辨該病的特徵，有如前述，但它確屬厥陰病的一種證。依其證候的分析，對於厥陰的為病，還可有所理解(如解說)。若把厥、利、嘔、噦諸病的論述都當作是厥陰病的說明，那便無法理解了。假設讀者心中對於仲景辨證施治的方法方式有個明確概念，知厥陰病即是半表半裏的陰證，那就不會魚魯不分，也不會認爲陰證亦有實熱實、半表半裏亦可吐下。故謂讀仲景書者，首宜弄清其辨證施治的方法體制，詳見概論，茲不重贅。

解讀 胡希恕老師對厥陰病的概念及證候特點已論述清晰，對厥陰病的治則有所明確，強調法宜和以解之，但和劑須配伍溫性亢奮藥，和溫性有強壯作用的血分藥，這一治則是正確的，但所舉當歸四逆湯值得深入探討。

胡老師指出，厥陰病與少陽病同屬半表半裏證，這是以八綱析六經大原則，是臨床辨證大方向，是非常重要的，不過通過仲景全書和臨床體驗，半表半裏證，不論是少陽病還是厥陰病，都有上熱下寒這一共同特點，分析厥陰病提綱及治療方證更可明確。首先看厥陰病提綱：“厥陰之爲病，消渴，氣上撞心，心中疼熱，饑而不欲食，食則吐蛔，下之利不止。”“消渴、心中疼熱”爲上熱；“饑而不欲食，食則吐蛔，下之利不止”是下寒。再看厥陰病方證烏梅丸方證之證明顯爲上熱下寒，烏梅丸的方藥組成爲上熱下寒，其黃連、黃柏清上熱；附子、乾薑、川椒、人參、細辛、當歸等溫下寒，這是判斷厥陰病方證的主要方法。就是在這一原則特點指導下，臨床常用柴胡桂枝乾薑湯證、半夏瀉心湯證、甘草瀉心湯證等過程中，逐漸悟到它們屬厥陰病證，從而亦進一步明確厥陰病特點。胡老師指出，治厥陰病配溫性有強壯作用的血分藥，對治下寒是適宜的，烏梅丸中有當歸亦說明這點，不過從仲景全書看溫性強壯血分藥更多用於裏虛寒的太陰，加于烏梅丸中的當歸，稱溫下寒強壯補血，當治厥陰下寒，而謂溫太陰裏寒當亦無誤，此聯繫小柴胡湯更易明瞭，黃芩、柴胡清上熱，人參、甘草、大棗、生薑、半夏皆溫中治下寒、裏寒，治屬太陰，而把小柴胡湯認作和解，主治少陽，而不稱少陽太陰合病，可知主在清上熱，溫下寒，謂爲和解少陽，大家已習以爲常。這樣分析，當歸四逆湯上熱下寒不明顯，而應歸屬太陽太陰合病爲是，是否妥當有待進一步探討。

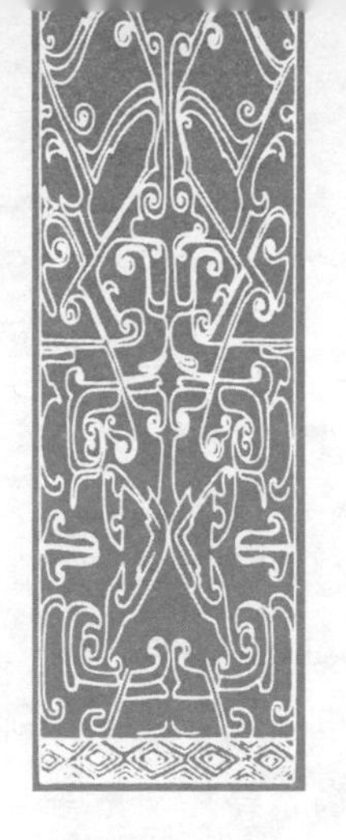

附篇一

辨霍亂病脈證並治

(起382條迄391條)

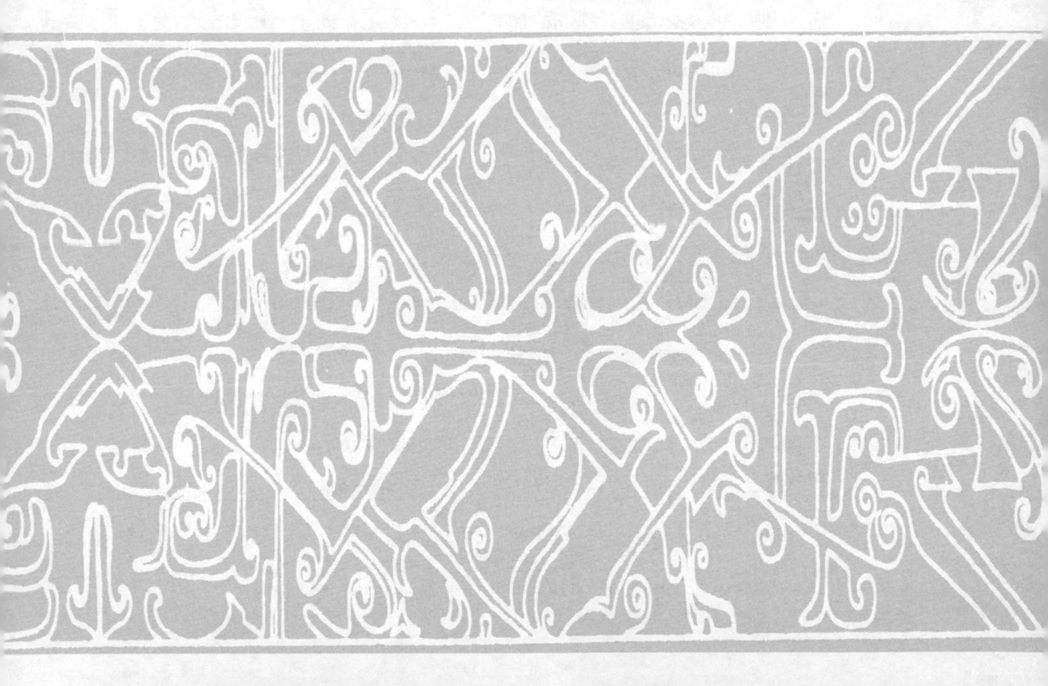

382.問曰：病有霍亂者何？答曰：嘔吐而利，此名霍亂。

注解 此設問答以說明霍亂的爲病，大意是說：嘔吐下利同時發作的病，即名之爲霍亂。霍亂爲一種烈性傳染病，上吐下瀉爲其主要證候，故首先提出，以示其爲病特徵。

解讀 古人把凡見又吐又瀉者，稱之霍亂，當然亦包括了現今傳染性霍亂，但亦有不是傳染性霍亂者。

383.問曰：病發熱、頭痛、身疼、惡寒、吐利者，此屬何病？答曰：此名霍亂。霍亂自吐下，又利止，復更發熱也。

注解 病發熱、頭痛、身疼、惡寒，雖形似太陽傷寒，但同時吐下者，乃是霍亂。霍亂則自吐下，又吐利止，復更發熱者，則裏和表未和，言外即可作傷寒處理也。

【按】由本條看，則霍亂的發作，當不外表裏合病之屬，以裏多現太陰病的重證，故此病亦多先宜救裏。霍亂重證，則發熱而吐利，輕證則吐利而不發熱，若但不利而吐者，則尤輕也。

384.傷寒，其脈微濇者，本是霍亂，今是傷寒，卻四五日，至陰經上，轉入陰必利。本嘔下利者，不可治也；欲似大便，而反失氣，仍不利者，此屬陽明也，便必硬，十三日癒，所以然者，經盡故也。

注解 霍亂吐利劇甚，傷人最烈，今傷寒，而見微濇之脈，即由於前之吐利而致氣血、津液虛衰的結果。這是吐利已止，而表邪未解的階段，故謂本是霍亂，今是傷寒。

卻於四五日時，又復轉入太陰而下利，本由於霍亂吐下利，精氣已虛衰，胃氣還未恢復，再轉入太陰而下利，便不可救治了。

假如四五日時，其人似欲大便，而反失氣，仍不下利者，此已轉屬陽明，大便必硬，十三日當癒，所以然者，以經盡故也。

【按】霍亂吐利止，可有二因：一者體液虛竭，無可吐利而止，若脈微濇而復下利，爲虛脫死證。二者胃氣漸復，病去而止，此常發爲一時的津虛燥結證，但終歸由於胃氣復興，津液漸復而癒。四五日爲此病

的生死關頭，十三日爲病癒恢復期。

解讀 關於經盡、十三日癒，是約略之詞，不是經脈相傳的概念。章太炎先生認爲：《傷寒論》六經不同於《內經》之十二經脈之含義；並認爲柯氏《論翼》謂："經爲徑界"，然仲景本未直接用經字，太陽等六篇，並不加經字。六經傳變是《傷寒論》中病證傳變的一種形式……王叔和強引《內經》一日傳一經之說，謬誤也，因仲景並無是言，且以陽明篇有云："陽明居中，土也，無所復傳"，可見陽明無再傳三陰之理。更觀太陽篇中，有云二三日，有云八十九日者，甚至有云過經十餘日不解者，何嘗日傳一經耶？並贊柯氏"曾謂仲景六經各有提綱，非定以次相傳"，其語甚確。致於病情傳變之期限，章太炎先生則認爲"欲作再再經者，此以六七日爲一經，猶女子月事以一月爲經，乃自其期候言，非自其形質言矣"。

384(續).下利後，當便硬，硬則能食則癒。今反不能食，到後經中，頗能食，復過一經能食，過之一日當癒；不癒者，不屬陽明也。

注解 霍亂吐利止，由於津液大量亡失，大便當硬，大便硬若能食，則胃氣已復，津液還，大便自調，而外邪亦當自已，故病當癒。

若大便硬，而反不能食，則胃氣還未復，過六七日其人頗能食，似胃爲已復之象，但由於前之不能食，而忽然頗能食，深恐除中之變，尚難確斷爲欲癒。若至十二日其人仍能食，是眞胃氣復，故肯定當於十三日癒。

若大便硬，又能食，至十三日還不癒者，此已無關乎胃氣，爲不屬於陽明，當於別經求治爲是。

【按】此承上條，更就屬陽明的欲癒證，必須能食者，方屬順候。但便硬之初不能食，到後經頗能食，延至復過一經仍能食，亦爲順候，均當於十三日癒。若當癒而不癒，能食利止，則裏已和，當隨證於他經求治，而不屬於陽明病了。

385.惡寒脈微而復利，利止，亡血也，四逆加人參湯主之。

注解 惡寒脈微而複利者，謂霍亂吐利止後，則惡寒脈微，不久而又複下利也。利止，即指先病霍亂的吐利止。亡血，謂霍亂吐利期中，體液耗泄過甚，吐利雖止，胃氣未複津血大虛也。以是則惡寒脈微，今又複利，宜以四逆加人參湯主之。

【按】本條是述霍亂吐利之後，而惡寒脈微不去，複又下利，即前所謂本是霍亂，今是傷寒者是也。不過前雲本嘔吐下利者，不可治也，而此又謂四逆加人參湯主之，前後頗似矛盾。蓋前雲爲脈微澀，而此只脈微而不澀，雖雲亡血，但手足不厥，亦不下利清穀，當未至虛竭死候。此正補充前文，霍亂吐利後，複轉太陰下利者，雖多不可治，但亦有四逆加人參湯證，不可不知。

【四逆加人參湯方】

甘草(炙)二兩，附子(生用，去皮，破八片)一枚，乾薑一兩半，人參一兩。

上四味，以水三升，煮取一升二合，去滓，分溫再服。

【方解】此於四逆湯加補中益氣的人參，故治四逆湯證心下痞硬而津血虛者。

四逆加人參湯方證，當屬太陰病證。

386.霍亂，頭痛、發熱、身疼痛、熱多欲飲水者，五苓散主之；寒多不用水者，理中丸主之。

注解 嘔吐下利的霍亂病，亦形似傷寒而有頭痛、發熱、身疼痛等表證，若熱多而渴欲飲水者，乃外邪裹水的爲患，宜五苓散兩解其表裏；若寒多而不渴者，此爲臟寒，雖有表證，亦急當救裏，宜以理中丸主之。

【按】吐利而渴者，只是水氣在裏的爲患，故以五苓散兩解表裏；吐利不渴者，屬太陰，以其臟虛寒，當先救裏，故以理中丸溫中以補虛，此霍亂的正證正治，但用丸不如用湯有捷效。

【理中丸方】

人參、乾薑、甘草(炙)、白朮各三兩。

上四味，搗篩，蜜和為丸，如雞子黃許大。以沸湯數合，和一丸，研碎，溫服之，日三服，夜二服。腹中未熱，益至三四丸，然不及湯。湯法：以四物依兩數切，用水八升，煮取三升，去滓，溫服一升，日三服。

【方解】甘草、乾薑溫中緩急以止嘔，人參、白朮健胃利水而治利，故此治胃虛寒有飲、心下痞硬、嘔吐下利而急迫者。

解讀 理中丸方證屬太陰病證。

387.吐利止，而身痛不休者，當消息和解其外，宜桂枝湯小和之。

注解 吐利止，謂服理中丸後，霍亂吐利即止，使裏已和。而身疼不休者，爲外未解也。故當和解其外，宜桂枝湯小和之，言外不可大量用，而使汗出多也。

【按】吐利後津液大傷，雖身疼痛宜桂枝湯以解外，但亦不可使大汗出，故囑宜桂枝湯小和之，言外宜小量服也。

388.吐利汗出、發熱惡寒、四肢拘急、手足厥冷者，四逆湯主之。

注解 既吐且利，而又汗出，津液亡失至速，以至組織枯燥，四肢拘急，血脈不充，手足厥冷，雖發熱惡寒，亦宜舍表而救裏，四逆湯主之。

【按】裏虛寒、吐利汗出、津液欲竭者，必須四逆輩振興胃氣，則吐利止而汗出收，穀氣充則津液亦當自復也。

389.既吐且利，小便復利，而大汗出，下利清穀，內寒外熱，脈微欲絕者，四逆湯主之。

注解 既吐且利，小便復利而大汗出，則津液亡失於上下內外。胃虛多寒，故下利清穀；津耗血少，故脈微欲絕。內寒外熱者，亦同上條有發熱惡寒的表證在也。脈微欲絕，虛脫已甚，雖有外邪，法當救裏，四逆湯主之。

【按】此條和上條均論霍亂、吐利、津液虛脫的陰寒重證，乘其生機未至斷滅，急以四逆湯溫中逐寒，胃氣一振則吐利止，穀氣布，津血生矣。不過本條脈證，屬虛脫重證，可見于西醫所謂脫水的險惡症候，本條脈微欲絕虛脫更甚，用通脈四逆湯，較四逆湯當更合宜，讀者試探討之。

390.吐已下斷，汗出而厥，四肢拘急不解，脈微欲絕者，通脈四逆加豬膽汁湯主之。

注解 此承前之吐利、汗出、發熱惡寒、四肢拘急、手足厥冷者，四逆湯主之而言，意思是說：服四逆湯後，雖吐利均止，但汗出而厥，四肢拘急不解，而脈反有微細欲絕之勢，因以通脈四逆加豬膽汁湯主之。

【按】古文詞句簡練，論中凡謂不解，大多暗示依法服藥後，而還不解的意思。本條即是說，服四逆湯後，雖吐利治，但仍汗出而厥，四肢拘急不解，由於更見脈微欲絕，續在虛衰、惡化甚明，故易以通脈四肢加豬膽汁湯治之。

【通脈四逆加豬膽汁湯方】

甘草(炙)二兩，乾薑三兩(強人可四兩)，附子(生，去皮，破八片)大者一枚，豬膽汁半合。

上四味，以水三升，煮取一升二合，去滓，內豬膽汁，分溫再服，其脈即來。無豬膽，以羊膽代之。

【方解】豬膽汁爲一有力的苦味亢奮藥，苦入心，當更有作用於心衰。加於通脈四逆湯，故治通脈四逆湯證沉衰更甚，而脈微欲絕、或脈不出者。

豬膽汁苦寒，主治在陽明，故本方證屬太陰陽明合病證。

391.吐利發汗(熱)，脈平，小煩者，以新虛不勝穀氣故也。

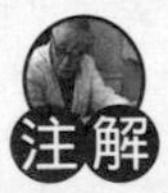

發汗當是發熱，否則便不可理解了。霍亂新癒，以不慎飲食，又復吐利發熱，但脈平而不微厥，知非轉入太陰，只小

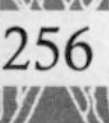

有煩，則胃不和耳。其爲新虛，不勝穀氣，亂用飲食所致甚明，減食即瘉，故不出方。

解讀 本篇集中論述霍亂證治，從全篇來看霍亂以太陰裏和陽明裏證多見，亦有兼見表證者，臨床以六經辨證和辨方證治療，多能得心應手。1926年上海霍亂大流行，章太炎用經方治療取得全勝。

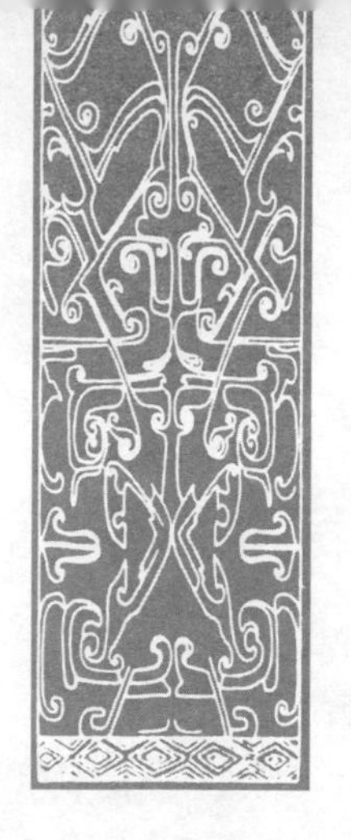

附篇二

辨陰陽易差後勞復病脈證並治

(起392條迄398條)

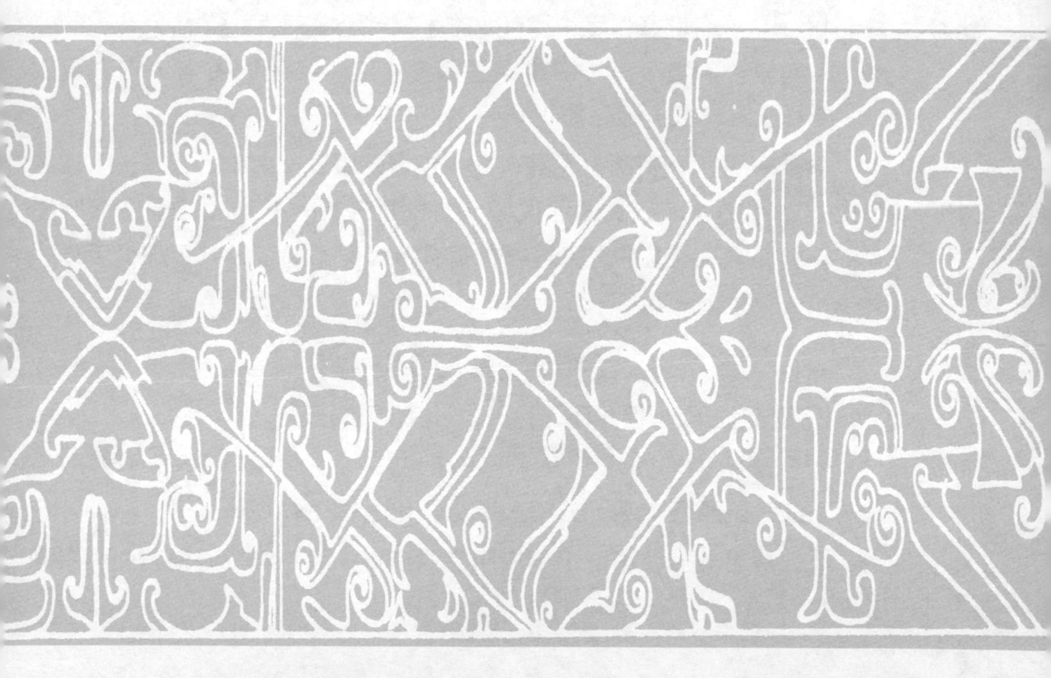

392.傷寒陽易之為病，其人身體重、少氣、少腹裏急、或引陰中拘攣、熱上沖胸、頭重不欲舉、眼中生花、膝脛拘急者，燒褌散主之。

注解 傷寒病新癒，餘熱未盡，若男女相交，則男病可傳之女，女病可傳之男，謂爲陰陽易。其人身重爲有濕；少氣、少腹裏急爲有水，或引陰中拘攣、膝脛拘急者，水不滋於下也；熱上沖胸者，水和熱伴氣上沖也；頭重不欲舉、眼中生花者，亦皆水熱沖逆、冒眩之爲候也，燒褌散主之。

【按】傷寒新癒，身猶帶菌，男女相交或可傳染，但治之以燒褌散，事近怪誕，令人難以理解，姑存以待證。

【燒褌散方】

婦人中褌，近隱處，取燒作灰。

上一味，水服方寸匕，日三服，小便即利，陰頭微腫，此為癒矣。婦人病取男子褌燒服。

解讀 關於燒褌散，1973年長沙出土的《漢墓帛書》也有記載，近亦有個案報導論述有效驗，其科學性有待考證。

393.大病差後，勞復者，枳實梔子豉湯主之；若有宿食者，內大黃如博碁子五六枚，服之癒。

注解 凡大病新癒後，猶未完全恢復健康者，由於不善攝生，或過勞、或過食因而復發者，則爲勞復。若其人心煩悶腹脹滿者，宜枳實梔子豉湯主之；若更有宿食，大便不通者，宜更加大黃以下之。

【枳實梔子豉湯方】

枳實(炙)三枚，梔子(擘)十四個，豉(綿裹)一升。

上三味，以清漿水七升，空煮取四升，內枳實、梔子，煮取二升，下豉，更煮五六沸，去滓，溫分再服，覆令微似汗。

【方解】此於梔子豉湯加消脹滿的枳實，故治梔子豉湯證而腹脹滿者。

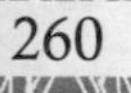

【梔子大黃湯方】

梔子(擘)十四個，大黃(如博棋子大)五、六枚，枳實五枚，豉一升。

上四味，以水六升，煮取二升，分溫三服。

【方解】此於枳實梔子豉湯加通便的大黃，故治枳實梔子豉湯證而大便不通者。

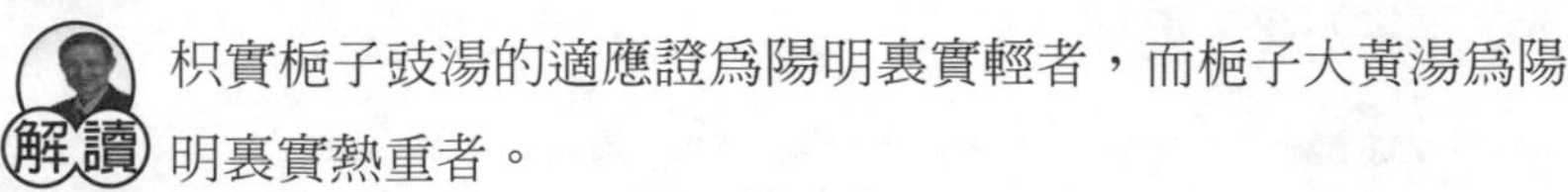

解讀 枳實梔子豉湯的適應證爲陽明裏實輕者，而梔子大黃湯爲陽明裏實熱重者。

394.傷寒差以後，更發熱者，小柴胡湯主之；脈浮者，以汗解之；脈沉實者，以下解之。

注解 傷寒癒以後，由於調理無法，而更發熱者，宜小柴胡湯主之；若脈浮者，爲病在表，宜汗以解之；若脈沉實者，爲傷食，宜下以解之。

【按】發熱無其它表、裏證，多屬小柴胡湯證，宜注意。脈浮宜汗，脈沉實宜下，均當依證用藥，自在言外。

395.大病差後，從腰以下有水氣者，牡蠣澤瀉散主之。

注解 《金匱要略》曰：“諸有水者，腰以下腫，當利小便”，用牡蠣澤瀉散，以利小便也。

【牡蠣澤瀉散方】

牡蠣(熬)、澤瀉、蜀漆(暖水洗，去腥)、葶藶子(熬)、商陸根熬、海藻(洗，去鹹)、栝樓根各等分。

上七味，異搗，下篩為散，更於臼中治之，白飲和服方寸匕，日三服，小便利，止後服。

【方解】牡蠣、栝樓根潤燥止渴，餘皆逐水利尿之品，故治腰以下有水氣、渴而小便不利者。

解讀 本方證爲水飲在下而屬裏陽明熱者。

396.大病差後，喜唾久不了了，胸上有寒，當以丸藥溫之，宜理中丸。

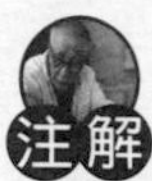

大病差以後，而喜唾久不了了者，胃虛有寒飲也，當與理中丸，溫胃以逐飲。

本條述證爲裏虛寒太陰證。

397.傷寒解後，虛羸少氣，氣逆欲吐，竹葉石膏湯主之。

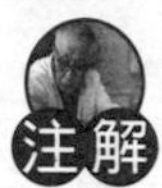

傷寒病已解後，精氣大傷，津液亡失太多，而致胃虛有熱，故虛羸少氣。中虛停飲，因而氣逆欲吐者，竹葉石膏湯主之

【竹葉石膏湯方】

竹葉二把，石膏一斤，半夏(洗)半升，麥門冬(去心)一升，甘草(炙)二兩，粳米半升，人參二兩。

上七味，以水一斗，煮取六升，去滓，內粳米，煮米熟，湯成去米，溫服一升，日三服。

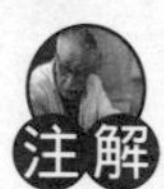

此於麥門冬湯去大棗之甘壅，而加下氣解熱的竹葉、石膏，故治麥門冬湯證氣逆甚而煩渴者。

解讀

本方實是白虎加人參湯變方，竹葉苦辛平，大寒，清表裏之熱，加強石膏清陽明熱而有止煩作用；人參、半夏健胃止吐逆，並能生津液而佐以除煩；麥門冬重在生津清熱，故本方證爲陽明裏熱而津虛者，而屬陽明太陰合病證。

398.病人脈已解，而日暮微煩，以病新差，人強與穀，脾胃氣尚弱，不能消穀，故令微煩，損穀則癒。

注解

病人脈已解，謂平脈，無浮、沉、遲、數等病脈之意。脈解病亦當解，而於日暮微煩者，乃以大病新愈未久，家人強與之食，脾胃氣尚虛弱，不能消化所進食物，積食生熱，故日暮時發微煩，此宜減其食量，使胃無所積則癒。

本篇共七條，所述是六經辨證治療過程中，常遇到的病情變化及應對治療方法，以六經八綱分析，當可解明各條文。

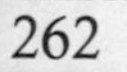

名醫家珍系列 9

讀懂傷寒論

MZ009

出　版　者：文興出版事業有限公司
地　　　址：407臺中市西屯區漢口路2段231號
電　　　話：(04)23160278　　傳　　　眞：(04)23124123
E-mail：wenhsin.press@gmail.com
網　　　址：http://www.flywings.com.tw
發　行　者：中華海峽兩岸中醫藥合作發展交流協會
臺灣辦事處：807高雄市三民區民壯路47號
電　　　話：(0912)743212
北京辦事處：北京市朝陽區建國門外大街16號東方瑞景三號樓2102
電　　　話：010-65691798

主　　　編：馮世綸
編　　　者：胡希恕名家研究室
馬家駒、馮學功、馮世綸、劉觀濤、邱紹隆、陳建國
張舒君、張立山、張長恩、胡　耀、郭小平、段治鈞
陶有強、鮑艷舉、梁克瑋、李怡萱
發　行　人：黃世杰、梁克瑋
發行顧問：李豐裕、陳憲法、吳義德、黃文興
總　策　劃：黃世勳、李怡萱
執行監製：賀曉帆、許宣宇
美術編輯／封面設計：呂姿珊 (0926)758872
文字校對：邱紹隆

總　經　銷：紅螞蟻圖書有限公司
地　　　址：114臺北市內湖區舊宗路2段121巷19號
電　　　話：(02)27953656　　傳　　　眞：(02)27954100
初　　　版：西元2013年5月
定　　　價：新臺幣250元整
ISBN：978-986-6784-20-0 (平裝)

國家圖書館出版品預行編目 (CIP) 資料

讀懂傷寒論 / 馮世綸主編 . -- 初版 . -- 臺中市 :
文興出版出版 ; 高雄市 : 中華海峽兩岸中醫藥合
作發展交流協會發行 , 2013.05

面 ; 公分 . -- (名醫家珍系列 ; 9)

ISBN 978-986-6784-20-0(平裝)

1. 傷寒論 2. 注釋

413.321 102008554

文興出版事業
名醫家珍系列
文興出版事業
名醫家珍系列
文興出版事業
名醫家珍系列
文興出版事業
名醫家珍系列
文興出版事業
名醫家珍系列
文興出版事業
名醫家珍系列
文興出版事業
名醫家珍系列
文興出版事業
名醫家珍系列
文興出版事業
名醫家珍系列
文興出版事業
名醫家珍系列
文興出版事業
名醫家珍系列
文興出版事業
名醫家珍系列
文興出版事業
名醫家珍系列
文興出版事業
名醫家珍系列
文興出版事業
名醫家珍系列
文興出版事業
名醫家珍系列
文興出版事業
名醫家珍系列
文興出版事業
名醫家珍系列
文興出版事業
名醫家珍系列
文興出版事業
名醫家珍系列
文興出版事業
名醫家珍系列
文興出版事業
名醫家珍系列
文興出版事業
名醫家珍系列
文興出版事業
名醫家珍系列
文興出版事業
名醫家珍系列
文興出版事業
名醫家珍系列
文興出版事業
名醫家珍系列
文興出版事業
名醫家珍系列
文興出版事業
名醫家珍系列

文興出版事業
名醫家珍系列
文興出版事業
名醫家珍系列
文興出版事業
名醫家珍系列
文興出版事業
名醫家珍系列
文興出版事業
名醫家珍系列
文興出版事業
名醫家珍系列
文興出版事業
名醫家珍系列
文興出版事業
名醫家珍系列
文興出版事業
名醫家珍系列
文興出版事業
名醫家珍系列
文興出版事業
名醫家珍系列
文興出版事業
名醫家珍系列
文興出版事業
名醫家珍系列
文興出版事業
名醫家珍系列
文興出版事業
名醫家珍系列
文興出版事業
名醫家珍系列
文興出版事業
名醫家珍系列
文興出版事業
名醫家珍系列
文興出版事業
名醫家珍系列
文興出版事業
名醫家珍系列
文興出版事業
名醫家珍系列
文興出版事業
名醫家珍系列
文興出版事業
名醫家珍系列
文興出版事業
名醫家珍系列
文興出版事業
名醫家珍系列
文興出版事業
名醫家珍系列
文興出版事業
名醫家珍系列
文興出版事業
名醫家珍系列
文興出版事業
名醫家珍系列
文興出版事業
名醫家珍系列
文興出版事業
名醫家珍系列